돌봄제공자를 위한 교육 및 지지 프로그램

연구 • 실천 • 정책

한국 로잘린카터 케어기빙 연구소
김윤정 • 조경진 공역

圖書出版 하나醫學社

Translation from English language edition:
Education and Support Programs for Caregivers
by Ronald W. Toseland, David H. Haigler and Deborah J. Monahan

목 차

발간사

고려사이버대학교에 로잘린카터 케어기빙 연구소 (Rosalynn Carter Institute for Caregiving, RCI) 한국지부를 설립한 지도 이제 2년여 시간이 흘렀습니다. 그동안 RCI-Korea는 미국 RCI와 공동으로 케어기빙 전문교육과정을 개발하였고 여러분들의 관심과 참여 속에 많은 수료생들을 배출하고 있습니다.

케어기빙 전문교육과정은 자신의 가족 혹은 가족 이외 다른 이를 돌보는 사람들을 위해 개발되었습니다. 과거 그 어느 때보다 평균수명이 길어진 지금, 우리 인생에서 누구나 한번쯤은 자녀를 돌보거나 부모를 돌보거나 또는 배우자를 돌보는 시기를 경험하게 됩니다. 특히 고령화가 진행될수록 돌봄제공은 우리 인생길에서 누구나 당면하게 되는 생애과업이 되었습니다. 그런데 지금까지 우리는 누군가를 돌보는 것에 대해 배운 적이 없습니다. 돌보는 일은 가족에 대한 사랑만 있으면 누구나가 할 수 있는 일이라고 생각해 온 것입니다. 그러나 많은 연구들은 돌봄제공으로 인해 가족과 돌봄제공자가 신체적 심리적 경제적 부담을 떠안게 된다는 것을 밝히고 있으며, 지치지 않고 돌봄제공의 역할을 꾸준히 감당하기 위해서는 돌봄제공자에 대한 교육과 훈련 그리고 지지가 필요하다는 것을 보여주고 있습니다.

RCI-Korea가 이번에 출간하는 책은 2011년 발간한 돌봄제공자 지원프로그램 매뉴얼에 이은 두 번째 역서로서, 미국 RCI 연구소에서 발간한 케어기빙 시리즈물 가운데 돌봄제공자를 위한 교육 및 지지 프로그램에 대한 유일한 책입니다. 미국에서는 지난 20년간 돌봄제공자를 위한 교육 및 지지 프로그램을 꾸준히 개발해 왔으며, 지금은 많은 임상적 경험과 연구물이 축적된 상태입니다. 이 책에서는 이런 축적된 연구결과를 통해 교육과 훈련, 실천과 연구, 정책과 옹호 측면에서 돌봄제공자를 위한 개입 프로그램이 향후 나아가야 할 방향을 제시하고 있습니다. 이미 케어기빙 전문교육과정을 통해 많은 수강생들이 바로 나 자신이 케어기버라는 것을 인식하게 되었고, 내가 왜 그렇게 힘들었는지, 내 죄책감의 근원이 무엇인지, 보다 잘 돌보기 위해서는 어떻게 해야 하는지를 배우게 되었습니다. 이제 한걸음 더 나아가 이 책에서 보여주고 있는 미국의 경험을 통해 돌봄제공자와 관련된 우리나라의 현실을 점검하고 향후 나아가야할 방향을 찾을 수 있기를 바랍니다.

그간 RCI-Korea가 성장할 수 있도록 적극적인 지지와 지원을 아끼지 않은 조지아사우스웨턴 주립대학교의 켄달 블랜챠드 총장과 미국 로잘린카터 케어기빙 연구소 리사 이슴 소장께 감사의 마음을 전합니다. 또한 무엇보다도 케어기빙에 대한 연구와 지원을 시작하고 우리 발자취의 한걸음 한걸음을 지켜봐 주며 응원해 주신 로잘린 카터 여사께 깊은 감사를 드립니다. 로잘린 카터 여사가 시작한 케어기버 지원사업이 우리 고려사이버대학교를 통해 한국과 동아시아 전역으로 퍼져나가기를 기원합니다.

고려사이버대학교 총장 **김 중 순**

한국 번역본 출판을 기념하며

이 책은 미국의 돌봄제공자를 위한 교육 및 지지 프로그램을 소개한 책이다. 그 알찬 내용을 한국 번역본을 읽는 독자들에게 소개하기 앞서, 먼저 로잘린카터 케어기빙 연구소(RCI)와 긴밀하게 협력을 해온 고려사이버대학교, 그리고 그 결실인 RCI-Korea에게 깊은 감사의 뜻을 전하고자 한다. 우리 두 기관은 각자 선 자리에서, 각자의 나라에서 고령인구와 만성질환자를 돌보는 돌봄제공자를 위한 서비스를 제공한다는 점에서 깊은 인연을 맺고 있다. RCI-Korea는 미국의 RCI와 공동개발한 한국 최초의 돌봄제공 교육과정인 케어기빙 전문교육과정을 제공하고 있다. 이것은 매우 의미있는 출발점이다. 이러한 노력은 한국에서 시작되어 국제적인 차원으로 확산될 것이며, 돌봄제공자를 위한 서비스 역시 국제적 협력을 통해서 많이 개선될 것으로 믿는다. 이 책은 한국의 돌봄제공자들에게, 그리고 한국의 돌봄상황을 연구하는 연구자들에게, 지지 프로그램을 실천하는 현장의 실천가들에게 소중한 지침이 될 것이다. 이 책이 한국의 돌봄제공자들의 어려움을 헤아리고 지원해 주는 데 초석이 될 수 있기를 바란다.

로잘린 카터

서문

1987년에 출범한 로잘린카터 케어기빙 연구소(RCI)는 설립 당시부터 돌봄제공자의 엄청난 노고를 사회에 알리는 작업을 해왔습니다. 저는 지속적으로 돌봄제공을 하는 가정에서 성장했습니다. 우리 가족구성원 중에는 심한 병환이 들거나 장애가 생기는 경우도 있었고, 또 나이가 들면서 쇠약해지는 어른들이 있었으니, 돌봄에 대한 저의 관심은 지극히 개인적인 것입니다. 제 고향인 조지아(Georgia)주의 플레인즈(Plains)에서는, 미국의 다른 지역사회와 마찬가지로, 가족 중 누군가가 아프게 되면 가족구성원이나 이웃이 돌봄을 제공해야 할 책무가 있다고 모두들 믿었습니다. 누군가를 사랑과 존중으로 주의 깊게 돌본다는 것은 매우 노동집약적이며 개인에게는 많은 희생을 요구하는 일입니다. 이런 일을 하는 사람들은 우리나라의 보건전달체계에서 가장 중요하지만 제일 인정받지 못하는 집단입니다.

RCI가 시작되었을 때, "돌봄제공"은 미국의 보건관련 언어에서 존재하지 않은 용어였습니다. 돌봄제공이라는 것이 존재한다는 것은 분명 비밀은 아니었지만, 그저 삶의 일부로 받아들여지는 사항이었습니다. 새로 문은 연 케어기빙 연구소의 방향과 주안점을 결정할 때, 우리는 우리 지역의 가족돌봄제공자와 전문돌봄제공자를 불러 자신들의 이야기를 털어놓아달라고 부탁했습니다. 이들이 만성질환자나 장애인, 또는 어르신을 어떻게 돌보고 있는지를 설명하는 것을 보면서 저는 그들의 경험이 곧 나의 경험과 같다는 것을 알게 되었습니다. 그들에게 돌봄제공이란 매우 의미있고 또 많은 보람을 주는 일이었지만, 또한 걱정과 스트레스, 그리고 소외의 감정을 동반한다고도 했습니다. 대부분은 준비가 미처 되어 있지 않은 상태에서 돌봄을 시작했고, 과부하가 걸려서 힘들어하고 있었습니다. 저는 깨달았습니다. 돌봄제공이라는 새로운 "분야"에서 가장 중요한 이슈는 사랑하는 가족을 소리없이 지속적으로 돌보는 사람들을 지원하는 정책과 프로그램을 더 깊이 이해해야 하는 것이라는 것을 말입니다.

RCI는 돌봄제공자 교육과 지원에 항상 앞장서 왔습니다. 1990년에서부터 2005년까지 우리는 조지아주에 CARE-NET이라는 돌봄제공자 연대 네트워크를 구축했습니다. 돌봄제공자 연대는 지역사회의 지도자와 돌봄제공자 지원서비스를 계획하고 조율하는 당사자들을 연결해주는 일을 해왔습니다. 우리 연구소의 대표적 프로그램인 「당신도 돌보고 나 자신도 돌본다 (Caring for You, Caring for Me): 가족돌봄제공자와 전문돌봄제공자를 위한 교육과 지원(Education and Support for Family and Professional Caregivers)」는 5주 프로그램으로 1998년도에 처음 출판되었으며 2007년에 2판을 찍어냈습니다. 2009년에는 조지아사우스웨스턴대학교(Georgia Southwestern State University)에 돌봄전문 교육과정을 설립하여 수료증을 수여하기도 했습니다. 학부과정으로 제공되고 있는 이 학제 간 교육과정은 18학점으로 구성되어 있는 케어기빙 전문가 과정입니다. RCI가 하는 모든 일들, 즉 돌봄제공자 연대 지원, 돌봄전문 교육과정의 제공, 근거기반 개입프로그램을 소개하는 정기학술대회 개최, 서울에 소재한 고려사이버대학교와 함께 한국의 돌봄제공자를 위한 교육과정개발 등은 돌봄제공자를 지원하고자 하는 저의 개인적인 신념을 담고 있습니다.

미국 베이비부머 세대의 고령화가 20년 이내에 고령인구를 두 배로 늘릴 것이라는 전망입니다. 이런 변화와 더불어, 정신질환자와 발달장애인의 탈시설화, 여성 노동인구의 증가, 핵가족화와 가족의 분산화, 병원 역할의 변화 등은 돌봄제공을 우리 시대의 가장 중요한 사안으로 부각시키게 될 것입니다. 돌봄제공은 연구의 영역에서, 정책의 영역에서, 그리고 전문가 훈련과 실천의 영역에서 새롭고도 매우 중요한 위치를 차지하게 되었습니다. 이는 우리 사회뿐만 아니라 전 세계적으로도 그렇습니다.

돌봄제공이라는 분야를 지금 검토하면서 알 수 있는 것은, 돌봄제공이란 지역사회의 장기 돌봄에 핵심이 되는 구성요소라는 점 그리고 돌봄제공을 수행하는 사람들에게는 이들의 건강을 위협하는 위험요소라는 점입니다. 공중보건의 입장에서 진행된 새로운 연구들은 다음과 같은 사안을 중시합니다: 돌봄제공자와 돌봄수혜자 집단에 대한 주목, 이들의 건강을 위협하는 요인을 추적하고 감찰하기, 위험수위와 관련된 요인들을 이해하기, 그리고 돌봄수혜자와 돌봄제공자 모두에게 최적의 개입프로그램을 개발하고 그 효과성을 입증하는 것 등입니다.

이런 작업에서 축적된 지혜가 바로 스프링거의 케어기빙 시리즈에 반영되어 있습니다. 이 시리즈는 21세기 미국에서 시행되고 있는 돌봄제공을 보여주는 일련의 초상화입니다. 아주 많은 미국인들은 돌봄제공자였던 적이 있거나, 현재 돌봄을 제공하고 있거나, 또는 앞으로 돌봄을 제공할 사람들입니다. 돌봄에 대한 사회적인 요구가 증가하고 있는 가운데, 돌봄제공자의 일을 이해하거나 지원하지 않고서는 우리 어르신들, 혹은 질병이나 장애 때문에 제약을 받고 살아가는 많은 사람들이 양질의 삶을 누릴 수 없을 것입니다. 사려 깊은 계획, 똑똑한 정책, 충분히 민감한 개입프로그램을 세우지 않으면 가족돌봄제공자, 간병인, 전문돌봄제공자들이 수행해야 하는 일이 매우 어렵고 부담스러워질 위험이 있습니다. 이런 일이 절대로 발생되어서는 안됩니다.

이 시리즈를 읽는 독자들은 가족돌봄제공자와 전문돌봄제공자를 위한 지원이 개선되었고 또한 가까이 있음을 알게 될 것이며, 희망 또한 갖게 될 것입니다. 돌봄제공 분야는 성숙해졌고, 이 시리즈가 보여주듯 효과적이고도 바람직한 정책과 프로그램을 세우게 하는 엄격하고도 합리적인 연구결과들을 탄생시켰습니다. 저는 이 책들이 연구기반을 문서화하고 실천방안을 주도하며 미국의 모든 돌봄제공자를 지원하는 보다 효과적인 정책으로 인도해갈 수 있기를 바랍니다.

로잘린 카터

편집위원명단

Sharon Ritchie, PhD
Graduate School of Education and Information Studies
University of California, Los Angeles

Mona Newsome Wicks, PhD, RN
Associate Professor and Director, PhD Nursing Program
University of Tennessee Health Science Center

Kevin Brazil, PhD
Department of Clinical Epidemiology and Biostatistics
Faculty of Health Sciences
McMaster University, Ontario Canada

Donald W. Bower, PhD
Professor, Child and Family Development and Human Development Specialist
Cooperative Extension Service
College of Family and Consumer Sciences
University of Georgia

Vicki L. Schmall, PhD
Gerontology Specialist & President
Aging Concerns
West Linn, Oregon

Earl E. Shelp, PhD
President, Interfaith CarePartners, Inc.
Houston Texas

이 책의 편집자 소개

로날드 W. 토슬랜드,
철학박사, 알바니 소재 뉴욕 주립대학교 사회복지학과 노년학연구소장 겸 교수이다.

데이비드 H. 헤이글러,
교육학박사, 조지아주의 오글소프에서 살면서, 케어기빙 분야에서 독립적으로 상담을 하고있으며, 사회복지사 자격증(LMSW)을 소지하고 있다. 2004년 5월 조지아 대학에서 은퇴하기 전에는 조지아 사우스웨스턴 주립대학의 로잘린 카터 케어기빙연구소 부소장을 역임하였다.

데보라 J. 모나한,
철학박사, 미국 뉴욕 시러큐스 대학의 사회복지학과 교수이다. 데보라 역시 대학노년학센터 교수 연합에 소속되어 있으며, 미국노년학회 회원이다.

이 책의 저자들

Carole Cox, PhD
Graduate School of Social Service, Fordham University,
New York, NY, USA

Timothy R. Elliott, PhD
Department of Educational Psychology,
College of Education and Human Development,
Texas A&M University (TAMU), College Station, TX, USA

Robert L. Glueckauf, PhD
Department of Medical Humanities and Social Sciences,
Florida State University (FSU) College of Medicine,
Tallahassee, FL, USA

David H. Haigler, EdD
Rosalynn Carter Institute for Caregiving,
Georgia Southwestern State University, Americus, GA 31709

Meridean L, Maas, PhD, RN, FAAN
College of Nursing, The University of Iowa,
Iowa City, IA, USA

Kimberly P. McClive-Reed, LMSW, PhD
Institute of Gerontology, School of Social Welfare at the Universtiy at Albany-State University of New York, Albany NY, USA

Kathryn B. McGrew, PhD
Department of Sociology and Gerontology, Scripps Gerontology Center, Miami University, Oxford, OH, USA

Deborah J. Monahan, PhD
School of Social Work, Syracuse University, Syracuse, NY 13244, USA

Maryam Navaie DrPH
Advance Health Solutions, LLC, La Jolla, CA, USA

La Tonya Noël, MA, MSW, PhD
Florida State University (FSD) College of Social Work, Tallahassee, FL, USA

Tamara L. Smith, PhD
Department of Sociology, Westfield State College, Westfield, MA, USA

Janet P. Specht, PhD
College of Nursing, The University of Iowa, Iowa City, IA, USA

Ronald W. Toseland, PhD
Institute of Gerontology, School of Social Welfare, University at Albany, 135 Western Ave, Albany, NY 12222

제 1장 | 서론

데보라 모나한, 데이비드 헤이글러, 로날드 토슬랜드
(Deborah J. Monahan, David H. Haigler and Ronald W.Toseland)

평균수명의 연장으로 인해 대부분의 사람들은 자신의 배우자나 부모 중 적어도 한 사람 이상을 돌봐야 하는 상황에 놓이게 되었다. 돌봄이란 우리 생애 전반에 걸쳐 많은 영향을 주었거나 혹은 개별적인 의무감을 느끼는 사람들에 대해 우리가 할 수 있는 타고난 관대함의 발로라고 할 수 있다. 비록 돌봄에 대한 공식적인 계약 의무가 존재하는 것은 아니지만 부모자식 간의 책임 그리고 배우자 간의 책임이 돌봄이라는 행위에 내재되어 있다. 일반적으로 사람들은 돌봄을 제공하는 것에 대한 강한 도덕적 의무감을 느낀다. 그러나 돌봄을 제공하는 이유는 개인이나 가족마다 다르며, 무엇을 의무라고 인식하고 실제 어느 범위까지 행할 것인가 하는 것은 각자가 가진 돌봄에 대한 기대와 욕구에 의해 결정된다. 의무감 때문이든 선천적 관대함 때문이든, 취약한 누군가에게 돌봄을 제공한다는 것은 신체적, 정신적, 재정적 부담을 수반한다. 개인과 가족이 돌봄제공의 책임을 이해하고 이를 보다 효과적으로 잘 감당할 수 있도록 돕기 위해 지난 20년간 돌봄제공자를 지원하는 사회적 교육적 프로그램이 지속적으로 등장하였다. 돌봄을 제공하는 사람들은 자신의 역할을 보다 효과적으로 수행하고 그 역할에 덜 압도당하도록 도와주는 전략과 정보에 대해 갈급해 하며, 바로 이 같은 배경에서 가족돌봄제공자를 위한 프로그램이 발달된 것이다. 이 책에서는 가족돌봄제공자에 대한 지지 및 교육적 개입의 효능을 보여주는 연구결과들을 살펴보고자 한다.

*돌봄제공자를 위한 교육 및 지지 프로그램: 실천과 연구 및 정책에 대한 함의*는 존슨엔존슨(Johnson & Johnson)과 로잘린카터 케어기빙 연구소(The Rosalynn Carter Institute for Caregiving, 이하 RCI)가 공동으로 추진하는 돌봄제공에 대한 다양한 쟁점과 관심을 정리한 총서 중 하나다. 총서 가운데서 이 책은 돌봄제공자를 보조하기 위한 교육 및 지지 프로그램에 초점을 둔 유일한 것이다. 이 주제가 선정된 것은 돌봄제공자가 이용할 수 있는 프로그램이 확산되고 있다는 점 때문이기도 하지만, 동시에 이 프로그램들을 가능한 가장 효과적인 방식으로 발전시키고 제공하기 위해서는 우리의 능력을 키워야 할 필요성이 있다는 것을 인식했기 때문이기도 하다. 특히 이 주제는 2000년 노인법(Older Americans Act, Public Law 106-501)에 근거하여 노인청(Administration on Aging)이 재정을 지원하고 있는 전국 가족돌봄제공자 지원프로그램(the National Family Caregiver Support Program)의 설립과 관련되어 있다. 미국 노인법 2000을 통해 이전보다 훨씬 더 많고 폭넓은 재정적 기반이 마련되었고, 이로 인해 지역단체들이 프로그램을 개발하여 제공할 수 있게 되었다. 이 책은 돌봄제공자를 위한 교육과 훈련 및 지지 프로그램에 대해 지금까지 알려진 것은 무엇인지 그리고 어떤 지식들이 그러한 프로그램의 계획과 실행과 평가를 위해 필요한지를 살펴보기 위한 것이다.

우리는 각 장의 주제를 구성한 후, 전문성에 근거하여 분야별로 인지도가 있는 저자를 섭외하였다. 저자들은 (1) 미국 아틀란타의 카터센터에서 열린 전문가 패널 미팅에 참여하여 간단한 발표를 하고, (2) 각자가 담당한 부분을 집필하도록 요청받았다. 전문가 패널 미팅동안 저자들은 자신이 담당한 장에 대해 짧게 발표를 했고, 이어서 발표한 부분에 대해 모든 저자들이 함께 토론했다. 이와 같은 형식은 각 장을 집필하는 데 있어 상호연관성을 높여줄 수 있는 아이디어를 제공할 뿐 아니라 제시된 자료들에 대해 질문할 수 있는 기회도 제공했다. 따라서 이 책의 각 장들은 개별 담당 저자의 전문성뿐만 아니라 전문가 패널에 참여한 모든 사람들의 지혜와 지침의 종합이라고 할 수 있다. 서론에서는 미국의 가족돌봄제공자에 대한 인구학적 자료와 돌봄제공의 추세를 검토한다. 이와 함께 돌봄공자들을 위한 다양한 교육 및 지지 프로그램의 분석에 대한 개관과 개입 프로그램을 검토하기 위한 개념적 틀 그리고 각 장에 대한 소개를 하고자 한다.

돌봄제공자는 어떤 사람들인가?

미국연방정부가 진행한 돌봄제공에 대한 조사(NAC & AARP, 2005)에 따르면, 18세 이상 미국인 4천4백만 명이 지역사회에 거주하는 거동이 불편한 성인에게 보조나 지원을 무급으로 제공하고 있는 것으로 나타났다. 이들이 수행하는 돌봄제공역할에는 재정적인 도움, 장보기, 가사보조, 옷 입기나 목욕과 같은 개인적인 서비스 등 수많은 과업들이 포함되어 있었다. 돌봄제공자는 여성(61%)들이 남성(39%)보다 월등히 많았으며, 58%가 18세와 49세 사이였고, 돌봄을 제공하면서 전일제 혹은 시간제 취업까지 병행한 사람이 59%였다. 만약 자녀나 성인가족을 돌보는 무급의 가족돌봄제공자까지 포함한다면, 미국 돌봄제공자의 수는 6천5백70만 명에 이를 것으로 추정된다(NAC, AARP & Metlife,

2009). 돌봄제공자는 주당 18-21시간의 돌봄을 제공한다. 그리고 4가구 중 1가구가 돌봄제공에 참여하고 있다(Arno, Levine & Memmott, 1999; NAC, AARP & Metlife, 2009). 돌봄제공은 배우자가 일차적으로 담당하며, 배우자가 없거나 불가능할 경우, 성인자녀가 담당한다(Cantor, 1999). 케인과 펜로드(Kane & Penrod, 1995)에 따르면, 돌봄제공자의 대다수가 아내와 남편, 딸 그리고 장애인 부모를 둔 아들이다.

미국 보건복지부 노인청(Administration on Aging in the Department of Health and Human Services, 2004)의 자료에 따르면, 전체 가구 중 23%는 50세가 넘은 친척이나 친구를 돌보는 사람이 최소 한 명 이상 있는 것으로 나타났다. 이 통계는 지역사회 돌봄의 80%가 가족돌봄제공자들에 의해서 수행되고 있다는 것을 지적해준다. 가족돌봄제공자연합(the Family Caregiver Alliance)과 전국가족돌봄제공자협회(the National Family Caregiver Association)가 피터 아르노(Peter Arno)와 함께 측정한 가족돌봄제공서비스의 시장가치는 연간 미화 약 3,060억 달러에 달하며(Feinberg, Wolkwitz & Goldstein, 2006), 이 수치는 최근 에버케어(Evercare)와 전국가족돌봄제공연합(the National Alliance for Family Caregiving)에 의한 조사(2009)에서 3,750억 달러로 상향조정되었다. 이 같은 비용은 브루스 블라덱(Bruce Vladeck, 2005)이 말한 '수명연장이 초래한 경제적 함의'와도 관련되어 있다.

전국돌봄제공자연합(NAC)과 미국퇴직자협회(AARP, 2004)의 보고서에 따르면 돌봄제공자의 대다수가 자신의 친척을 돕고 있는데, 전국 표본(총 1,247) 중 21%에 해당하는 가구에서 최소 한 사람 이상의 돌봄제공자가 있는 것으로 나타났다(대략 22,901,800 가구); 이들의 평균 돌봄제공 연수는 4.3년이며, 돌봄제공자의 절반 정도는 일상생활동작을 보조하는 등의 힘든 과업을 수행하고 있었다. 또한 대부분의 돌봄제공자들은 자신의 친척을 돌보는 일을 무급으로 감당하는 반면, 소득수준이 높은 돌봄제공자나 과도한 부담을 지닌 돌봄제공자들은 유급 돌봄을 이용하는 경향이 있었다. 돌봄제공에 대한 정보를 어디서 구하는지 물었을 때, 29%는 인터넷을 통해, 28%는 의사에게, 15%는 가족이나 친구 그리고 10%는 다른 건강관련 전문가들에게 묻는다고 응답했다. 돌봄제공자가 누구에게 도움을 요청하는가는 서비스 전달 측면에서 매우 중요한 쟁점이며, 이 책이 강조하는 것은 지지적 교육 프로그램이다.

가족돌봄제공자연합과 주입법자전국회의(National Conference of State Legislatures)는 미국연방정부의 노인청로부터 재정지원을 받아, 50개 주에서 공공재정으로 운영되는 프로그램 150개를 조사하였는데, 그 결과에 따르면 다음의 세 가지 경향이 나타났다. 첫 번째 경향은 보다 나은 결과를 산출하기 위한 돌봄제공자 사정과 돌봄계획 및 서비스 전달부문이 지속적으로 발전하고 개선되고 있다는 것이다. 두 번째 경향은 가족돌봄제공자를 지원하는 서비스들이 소비자 중심으로 선회하고 있다는 것인데 여기에는 돌봄욕구와 관련된 상품과 서비스를 가족들이 구매할 수 있도록 돕는 대안적 서비스가 포함된다. 세 번째 경향은 최대한 시설입소를 늦추기 위해 고령화 관련 조직들과 보건체계 간의 협력이 증가하고 있다는 것이다. 이러한 경향이 갖는 함의는 앞으로 소개되는 장에서 논의될 것이다.

1984, 1989, 1994, 1999년의 전국장기요양서베이 자료로 공식적 비공식적 돌봄과 가족돌봄제공자 및 돌봄수급자의 특성을 분석한 결과(Spillman & Black, 2005), 연구자들은 1984년과 1994년 사이에 개별 보조서비스를 받는 지역사회 거주 노인들에 대한 공식적 돌봄이 급격히 감소했다는 것을 발견했다(1994년 43%에서 1999년 34%로 감소). 이 같은 공식적 돌봄의 감소에 따라, 비공식적 돌봄에 전적으로 의존하고 있는 노인의 비율이 1994년 57%에서 1999년에는 이보다 많은

2/3(66%)로 증가하였다. 노인들을 위한 공식적 돌봄의 감소는 배우자 이 외는 돌봄을 제공할 사람이 아무도 없는 장애인이나, 75세 이상의 노인 그리고 장애정도가 가장 높은 사람들에게 부정적인 영향을 끼친다.

돌봄제공의 결과와 지지프로그램의 등장

지지적 교육 프로그램은 돌봄제공으로 인해 나타나는 긍정적 결과와 부정적 결과 둘 다에 대한 대응책으로 등장하게 되었다. 돌봄제공자들 가운데는 돌봄제공의 책임을 더 효과적으로 수행하는 방법을 습득할 목적으로 프로그램을 찾는 사람들이 있다. 이들은 돌봄제공에 대해 긍정적이며, 미래를 대비하는 사람들이라고 할 수 있다. 이들은 돌봄제공의 역할에서 만족을 경험한다. 적극적으로 대처하는 이들의 능력은 활기를 갖고 돌봄제공의 역할을 수행하도록 할 뿐 아니라 당면한 문제를 슬기롭게 해결할 수 있도록 함으로써 돌봄제공의 책임을 충족시킨다. 이러한 돌봄제공자들에게는 자신의 역할을 효과적으로 수행할 수 있게 하는 것을 배운다는 것 자체가 상당한 개인적 만족감을 주는 것이다. 대부분의 돌봄제공자들은 돌봄제공의 과업을 잘 다루고 있으며, 돌봄제공이라는 새로운 역할을 문제로 인식하지 않는다. 이와 같은 가족은 탄력적인 가족이라고 볼 수 있다(McCubbin, McCubbin, & Thompson, 1993). 가족탄력성에 대한 모델은 많은 가족들이 위기 시에 균형(equilibrium)을 유지함으로써 가족구성원의 돌봄이라는 난제에 대응한다는 것을 알 수 있게 해준다. 이런 가족은 더 강한 단결과 유연성을 보여주며, 개방된 의사소통을 할뿐만 아니라 그들의 문제해결을 위해 지역사회자원을 더 많이 활용한다(Walsh, 1996).

그러나 제아무리 탄력적인 가족이라 하더라도 때로는 지칠 수 있으며,

돌봄제공으로 인한 부정적 결과를 경험할 수도 있다. 그런 가족들은 *누가 어떻게* 돌봄을 제공해야 하는가에 대해 의견을 달리 할 수도 있고, 이로 인해 갈등을 경험하기도 한다. 게다가 돌봄제공의 과업 중에는 신체적 정신적 고갈을 초래하는 과업들도 있는데, 이럴 때 자기 자신을 어떻게 돌보아야 하는지에 대해서 판단을 내리기가 어려워진다. 자기 자신이나 가족 또는 자신의 직업에 충분한 시간을 할애하지 못할 경우, 자신이 돌봄제공자가 되기 전에 누렸던 생활로부터 정서적으로 고립되는 것을 경험하기도 한다. 처음에는 돌봄제공이 부담으로 느껴지지 않지만 시간이 지나면서 점차 부담스러워지고, 이는 예상치 못했던 정서적 긴장을 초래한다.

만약 돌봄제공자가 죄의식을 가지고 있거나 자기 자신을 향해 혹은 다른 가족원이나 전반적인 상황에 대해 분노를 가지고 있다면, 정서적 긴장을 다루기는 더욱 복잡하고 어려워진다. 가족들은 대개 돌봄제공을 위해 경제활동시간을 줄이거나 휴직을 하게 되고 이로 인해 재정적 문제를 경험하게 된다. 때로는 예상치 못한 추가 비용까지 발생하는데, 예를 들면 질병에 수반되는 물리치료나 의료비, 약제비 또는 보험금 지급이 지연되거나 보험처리와 관련된 어려움들이 발생하면 경제적 부담이 증가한다(Toseland, & Smith, 2001). 돌봄제공으로 인해 발생하는 긴장은 결국 심리적 문제나 건강상의 문제를 유발할 수 있으며, 이 때문에 전문적인 교육 및 지지 프로그램이 필요해진다. 교육적 개입이나 심리교육적 개입은 바로 이와 같은 가족의 부담을 완화하고 가족의 기능을 증진시키기 위해 고안된 것이다(Biegel & Schulz, 1999).

가족돌봄제공에 영향을 미치는 인구학적 경향

최근 나타나고 있는 몇 가지 인구학적 추세들은 가족돌봄제공과 관련하여 중요한 함의를 갖는데, 여기에는 (1) 수명의 증가 (2) 만성질환의 증가 (3) 기억손상이 있는 65세 이상 인구 비율의 증가 (4) 보건비용의 증가 (5) 인구 다양성의 증가가 포함된다. 미연방 고령화 통계기관포럼(Federal Agency Forum on Aging-Related Statistics)이 정리한 *미국 노인들: 안녕의 지표(Older Americans: Indicators of Well-being)*에 대한 보고서는 미국인들이 과거의 그 어떤 시기보다도 더 오래 살고 있으며, 65세와 85세 모두 기대여명이 증가했다는 것을 지적하고 있다 (2004년과 2006년 보고서 참조).

[그림 1. 1] 65세와 85세의 성별에 따른 기대 여명 (1900-2001)

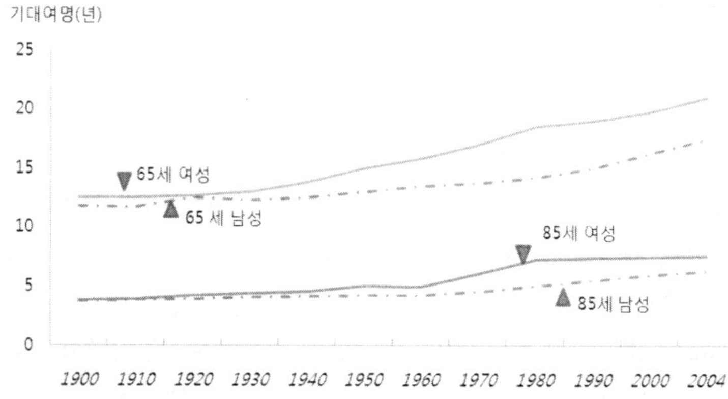

참조 : 본 자료는 미국에 거주하는 인구임.
출처 : Center for Disease Control and Prevention, National Center for Health Statistics, National Vital Statistics System

현재의 사망률 수준으로 볼 때 65세까지 생존한 사람들은 평균 18.7년을 더 살 것이라 예상된다. 반면 85세까지 생존한 사람들의 기대여명은 여성의 경우 7.2년 남성의 경우 6.1년이다. 그러나 올샨스키와 그 동료들(Olshansky, Goldman, Zheng, & Rowe, 2009, page 858)은 생존, 기대여명 그리고 미국 인구의 노화에 대한 정부의 공식적인 예측이 심각하리만치 과소평가되었다고 주장한다. 수명이 연장된 만큼 퇴화의 위험성에 더 많이 노출되는 부작용이 생겨나게 되고, 이는 결국 사회서비스와 보건 서비스에 대한 필요성을 증가시킨다. 예를 들면 발달장애 특히 다운 증후군을 가진 사람들 역시 더 오래 살게 되며, 그만큼 가족돌봄제공에 대한 수요는 증가하게 될 것이다[그림 1.1]

두 번째 경향은 만성질환, 즉 장기적이며 치료가 거의 되지 않는 질병의 증가를 들 수 있는데, 이는 장수로 인한 위험성 증가를 반영하는 것이다. 심장병, 뇌졸중, 암 그리고 당뇨는 가장 흔하고 비용이 많이 드는 만성질환이다. 만성질환은 삶의 질에 부정적인 영향을 미치며, 기능을 떨어뜨릴 뿐 아니라 지역사회내에서 생활하는 것을 불가능하게 만들고, 가족 돌봄이 필요하게끔 만든다. [그림 1.2]는 65세 이상 인구 중 만성질환을 가진 사람들의 비율을 나타낸 것이다.

[그림 1. 2] 65세 이상 인구 중 성별에 따른 만성질환자의 비율 (2005–2006)

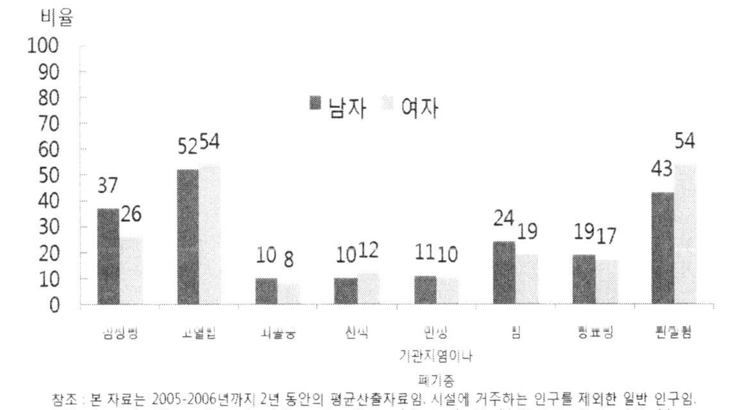

참조 : 본 자료는 2005-2006년까지 2년 동안의 평균산출자료임. 시설에 거주하는 인구를 제외한 일반 인구임.
출처 : Center for Disease Control and Prevention, National Center for Health Statistics, National Health interview Survey

[그림 1.3] 65세 이상 인구 중 연령별 성별에 따른 보통 또는 심각한 기억손상자 비율(2002)

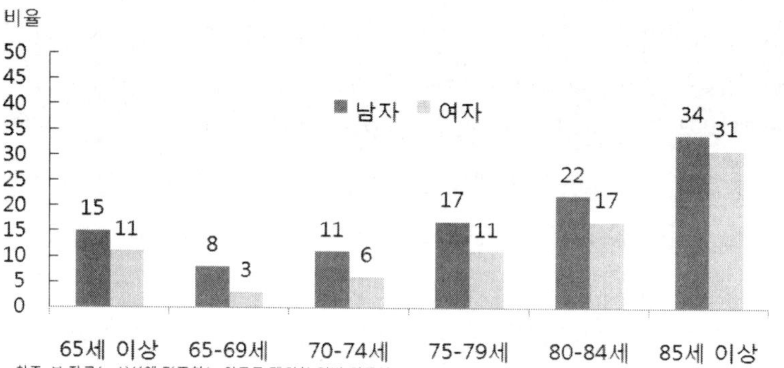

참조: 본 자료는 시설에 거주하는 인구를 제외한 일반 인구임.
"보통 또는 심각한 기억손상"이라 함은 단기 혹은 장기 기억테스트를 합하여 20개 중 4개 이하의 단어를 기억해 낸 경우를 말한다. 단기 혹은 장기 기억 테스트 중 어느 하나라도 거절한 사람은 분석에서 제외하였다. 한편, 대리 응답 시 기억력이 나쁘다고 평가된 사람은 '보통 또는 심각한 기억손상'에 포함시켰다. [미국의 노인들] 2000년 판에는 몇 가지 방법론적인 변경이 있었기 때문에 종단적 경향을 추론 하기는 어렵다.
출처 : 건강과 은퇴 연구 (Health and Retirement Study)

세 번째 인구학적 경향은 65세 이상 인구 중 경미하거나 심각한 기억손상을 가진 사람의 비율이 증가하고 있다는 것이다[그림 1.3]. 기억능력은 일반적인 인지기능의 필수요소로서, 노인들이 독립적으로 생활할 수 있도록 해 준다. 따라서 인지기능이 저하되면 (예를 들어, 기억 손상이 생기면), 다른 사람의 보조 없이는 일상생활이 어렵게 되는데, 이 때 이들의 일상생활을 보조하는 사람은 대개 가족구성원이다. 이 같은 이유로 가족돌봄제공자에 대한 초기 작업의 대부분은 심각한 기억력 문제나 인지적 손상을 가진 친척을 돌보는 돌봄제공자의 욕구를 이해하는 것에 방향이 맞춰져 있었다.

네 번째 경향은 보건비용의 증가를 꼽을 수 있다. 여기에는 삶의 질과 건강 상태에 따른 비용 상승뿐 아니라 서비스 이용과 돌봄에 대한 접근 비용의 증가도 내포되어 있다. 보건비용이 상승한다는 것은 결국 여러 다른 욕구들을 해결하는 데 할당할 수 있는 자원의 양이 부족해진다는 것을 의미한다. 가구 소득 중 보건비 지출이 차지하는 비율은 노인과 그의 가족돌봄제공자가 부담하는 보건비용을 가늠하게 해주는 하나의 지표다[그림 1.4 참조].

[그림 1.4] 연령별 소득수준별로 살펴본 가구소득 중 자부담 보건비가 차지하는 비율 (65세 이상 인구 1997, 2004)

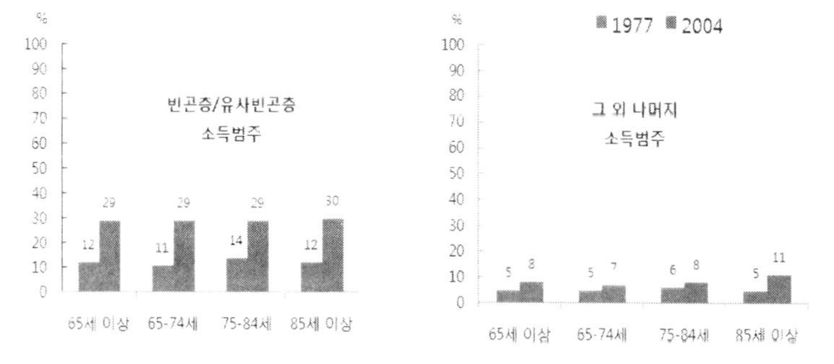

참조: 본 자료는 시설에 거주하는 인구를 제외한 일반 인구임. 여기서 말하는 '자부담 보건비'에는 개별 의료보험료를 제외한다. 자부담 보건비 산정에 자부담 보험료를 포함시키면, 보건비에 지출되는 연간 가구소득의 비율이 증가할 것이다. 가구수입이 빈곤선의 125% 이하인 경우를 "빈곤층/유사빈곤층"으로 분류하였고, 그 외는 모두 "그 외 나머지" 범주로 분류하였다. 자부담 지출이 없는 사람들의 경우 소득에 대한 자부담 비용의 비를 0으로 설정하였다.
출처: Agency for Healthcare Research and Quality, Medical Expenditure Panel Survey (MEPS) and MEPS predecessor surveys

다섯 번째 경향으로는 미국 인구집단의 다양성 증가를 꼽을 수 있다. 이는 취약한 집단을 찾아내고 그들만의 특별한 서비스 욕구를 충족시켜야 하는 전문가들에게는 심각한 도전이기도 하다. 2050년에 이르면, 미국 노인인구의 33~39%는 소수집단[1) 구성원으로 이루어질 것이다(Federal Interagency Forum on Aging-Related Statistics, 2008; Markides & Miranda, 1997). 소수집단 돌봄제공자들은 소득과 교육수준이 낮고, 백인 돌봄제공자들 보다 건강상태가 좋지 않은 경향이 있기 때문에(Pruchno & Burant, 1997), 그들의 욕구는 더 클 것

1) 미국 사회에서 말하는 소수자 또는 소수집단은 인종적으로 구분되는 집단 (예, 아프리카계 미국인, 아시아계 미국인 등)이나 민족적으로 구분되는 집단(예, 히스패닉계 미국인, 한국계 미국인 등), 또는 성적 경향성이 다른 집단(게이 또는 레즈비언) 등을 일컫는다(역자주).

이며, 좀 더 형편이 나은 집단들과는 상황이 많이 다를 것이다. 따라서 이러한 돌봄제공자를 위한 개입 프로그램을 개발할 때는 돌봄제공의 문화적 규범에 대한 민감성을 가져야 한다. 교육적 지지적 프로그램에 소수집단 돌봄제공자들을 성공적으로 모집하기 위해서는 더 세심한 접근이 필요할 것이며, 프로그램의 효과를 평가하기 위한 평가도구의 개발뿐만 아니라 측정 유형에 대한 주의가 필요하다(Toseland & Smith, 2001; Toseland & McCallion, 1997).

교육적 지지적 프로그램의 범위

돌봄제공자를 지지하기 위해 개발된 다양한 프로그램들은 단기 혹은 장기 돌봄을 제공하는 돌봄제공자의 부담을 덜어주기 위해 지난 20년에 걸쳐 꾸준히 발전해왔다. 이들 중 상당수의 프로그램은 돌봄제공에서 벗어날 수 있는 시간이나 휴식을 제공한다. 이들 프로그램은 주로 공공, 영리, 비영리 부문의 사회 서비스들이 혼합된 것으로, 대개는 간호사나 사회복지사, 교육자 그리고 다른 보건서비스 공급자 등과 같은 전문가에 의해 개발된 것이다. 일반적으로 휴식 프로그램은 돌봄제공자에게 자유로운 시간을 제공하는 반면, 지지집단은 교육적 훈련과 함께 전문가가 아닌 동료 돌봄제공자에 의해 정서적 지지를 제공받을 수 있다. 프로그램에 따라서 어떤 것은 지역사회를 기반으로 한 단독 프로그램으로 제공되지만 또 어떤 것은 기존의 병원 프로그램 내에서 추가적으로 제공되기도 하며, 이 두 가지를 모두 혼합한 형태로 제공되는 경우도 있다. 또한 상당수의 프로그램들은 원격으로 진행되는데, 어떤 경우는 전화상으로 확인하고 안심시키거나 의뢰서비스를 제공하지만 경우에 따라서 어떤 프로그램은 컴퓨터를 이용하여 온라인상으로 의뢰나 보조를 지원하기도 한다. 또한 가족돌봄제공자에 대한 구체적인 기술훈련을 제공하는 경우도 있고, 정보와 의뢰 서비스를 제공하는 데 주력하는 프로그램도 있다. 이 책의 각 장에서는 이와 같은 돌봄제공자를 위한 교육적 지지적 프로그램을 고찰하고 분석할 것이다. 다음은 이 책의 구성에 대한 설명이다.

개념적 틀

개념적 틀은 개입 프로그램의 다양한 구성요소를 분석하는 데 있어서 연구자와 임상가를 안내해주는 역할을 한다. 이 책은 돌봄제공자에 대한 다양한 지지적 교육 프로그램과 그 설계구조 및 실행 방법들을 소개하는 내용을 담고 있으며, 이것을 분석하기 위해 선택된 개념적 틀은 정책과 옹호뿐만 아니라 전문적 실천과 연구 및 교육의 현재와 향후 방향이라는 관점에서 고려된 것이다. 대부분의 장에서는 다음의 4가지 질문에 대하여 돌봄제공자를 위한 지지적 교육적 프로그램을 분석하였다.

1. 돌봄제공의 실제 경험은 돌봄제공자 개입에 대한 전문적 지식에 어떤 유의미한 시사점을 주는가?
2. 돌봄제공자를 위해 고안된 개입 프로그램들의 효과성과 효능에 대하여 기존의 임상연구가 주는 시사점은 무엇인가?
3. 특화된 교육 및 훈련 프로그램은 돌봄제공자들이 자신의 역할과 책임을 습득하는 방식과 관련하여 어떤 시사점을 주는가?
4. 허약하거나 만성질환을 가진 성인에 대한 사회서비스 제공을 위해 돌봄제공자를 위한 옹호나 사회정책이 지원할 수 있는 것은 무엇인가?

이와 같은 개념적 틀을 사용함으로써, 우리는 프로그램의 효능을 좀 더 비판적으로 평가 할 수 있고, 이들을 대신하거나 새로운 개입을 개발하려는 교육자와 임상가 그리고 연구자들을 도울 수 있을 것이다.

이 책의 구성

2장에서 마리암 네비(Maryam Navaie)는 "돌봄제공자 교육 및 지지 프로그램의 접근성: 접근이 어려운 돌봄제공자에게 접근하기":에 대해 논한다. 저자는 비록 가족돌봄제공자가 자신이 사랑하는 사람에게 엄청난 양의 돌봄을 제공하지만 실제로 그들은 그 과업과 관련된 공식적 훈련을 거의 받지 못했으며, 이는 결국 스트레스를 증폭시킨다는 점을 주지하고 있다. 저자는 교육 및 지지 프로그램에 대한 차별적 접근성 때문에 돌봄제공자들이 서비스를 받지 못하고 있으며, 이로 인해 돌봄수혜자에게 부정적 결과가 초래될 수 있다고 말한다. 또한 저자는 교육 및 지지 프로그램이 가족돌봄제공자에게 제공될 수 있도록 지속적인 노력을 해야 하며, 보다 창조적이고 맞춤화된 서비스 전달을 통해, 접근이 어려운 수많은 돌봄제공자들과 서비스를 제공받지 못하고 지지받지 못하는 돌봄제공자들이 프로그램에 참여할 수 있도록 해야 한다고 결론짓고 있다.

3장 "돌봄제공자 교육 및 지지 프로그램의 활용패턴"에서 데보라 모나한(Deborah Monahan)은 활용패턴에 대한 연구가 서비스 욕구를 이해하는 데 어떤 도움을 줄 수 있는지를 기술하고 있다. 저자는 프로그램의 활용정도가 저조한가 과도한가는 프로그램의 수요, 질, 만족도 그리고 궁극적으로는 돌봄제공자의 특별한 서비스 욕구에 대해 시사하는 점이 많다고 한다. 3장은 교육 및 지지 프로그램에 참여하는 사람들은 누군지, 어떤 특별한 개입이 사용되고 있는지, 프로그램 참여의 의미는 무엇인지 등과 같은 주제를 다루고 있다. 저자는 머지않아 베이비부머들이 퇴직하게 되고 그들 중 일부는 만성질환을 갖게 될 것이며, 이에 따라 지지적 교육 서비스를 필요로 하는 노인돌봄제공자의 발생률과 보급률이 증가할 것이라고 추정한다. 또한 저자는 전문적인 서비스의 확장을 저해하는 요인들이 계속 존재하는 상황에서는 돌봄부담의 대부분이 가족구성원과 기타 비공식적 돌봄체계에 의해 흡수될 수 밖에 없다는 점을 환기시킨다.

4장에서 티모시 엘리엇(Timothy Elliot)은 “가족돌봄제공자에 대한 교육 및 지지 프로그램: 보건 시나리오별 실천의 현주소”에 대해 논의한다. 그는 미국에서의 가족돌봄제공은 만성질환자의 경험과 적응에 직접적으로 악영향을 미치는 몇 가지 중요한 사회적 변화 속에서 발생하고 있다고 주장한다. 보건비용의 급격한 상승, 노년인구의 증가, 만성질환의 증가, 기대여명의 증가 등이 여기에 포함된다. 그는 가족돌봄제공자들이 광범위한 문제를 경험하고 있는데, 그 문제들은 돌봄제공과 관련된 도구적 과업에 관한 것이라기보다는 오히려 가족생활과 자원 그리고 책임을 관리하는 측면에서의 문제들이며, 건강상태에 따른 역할 변화에서의 문제들이라고 주장한다. 지역사회 및 가정을 기반으로 한 프로그램을 고찰하면서 그는 전화상으로 제공되는 문제해결기반 개입이 가족돌봄제공자와 돌봄수혜자에게 유익하다고 결론짓는다. 또한 그는 교육적 욕구와 훈련에 대한 욕구는 시간의 흐름에 따라 더욱 증가할 수도 줄어들 수도 있고, 돌봄제공자의 여정을 구성하는 역동적인 과정에 의해 영향을 받을 수 있다는 점을 언급하고 있다.

5장에서는 캐롤 콕스(Carole Cox)가 “돌봄제공자 교육 및 지지 집단 진행에서의 민족, 문화 및 성별 이슈의 역할”에 대해 논의한다. 저자는 민족집단은 그들의 가치, 신념, 행동규범을 좌우하는 하나의 공통된 문화로 묶여있다는 것을 주지한다. 저자에 따르면 "문화는 돌봄제공의 경험에 의미를 부여하며, 돌봄제공자 지지집단 같은 개입 역시 문화의 영향을 받는다." 민족성과 문화는 교육 및 지지집단 내에서 각 개인들이 지각하고 교류하는 방식을 구성한다. 저자는 돌봄제공자가 권위, 힘, 성별관계를 어떤 방식으로 보는가를 임상가들이 이해해야 한다고 강조한다. 왜냐하면 이런 인지방식은 교육 프로그램의 참여율에 영향을 미치기 때문이다. 예를 들어 저자는 프로그램을 진행하는 전문가들이 반드시 성역할이나 돌봄제공에 대한 자신의 개입에 대해 본인 스스로가 어떻게 생각하고 있는지를 잘 인지하고 있어야 하는데, 이는 프로그램을 진행하는 전문가 자신의 편견과 태도가 돌봄제공자 교육 및 지지 프로그램에 대한 남성의 참여에 영향을 미치지 않도록 하기 위함이라고 말하고 있다.

6장에서 메리딘 매스(Meridean Mass)와 자넷 스펙트(Janet Specht)는 "돌봄제공자 지지 집단: 동료, 전문가 또는 동료와 전문가가 공동 진행하는 집단"을 고찰한다. 그들은 성공적인 지지집단 프로그램 및 지도자의 특성에 대하여 기술하고 있다. 그들은 지지집단이 동료에 의해 진행되든 전문가에 의해 진행되든 간에 효과적인 지도력의 열쇠가 되는 것은 곧 진행자 훈련과 돌봄제공자의 참여, 그리고 돌봄제공자의 욕구에 초점을 맞추는 것이라고 말한다. 그들은 집단 지도자들이 집단 내에서 수용적인 분위기와 개방적인 의사소통을 증진시킴으로써 돌봄제공자들로 하여금 자신의 현재 상황을 이해하고 반추해 볼 수 있도록 도와야한다고 주장한다. 이것은 돌봄제공자가 자신의 욕구를 찾아낼 수 있도록 하고, 대처기술을 강화하며, 문제해결기술을 사용하도록 함으로써 돌봄제공자의 욕구를 충족시킬 수 있도록 해 줄 때 가능하다.

7장 "원격보건(telehealth)[2]과 가족돌봄제공: 연구, 교육, 정책 및 임상분야에서의 발전"에서 로버트 글루에카우프(Robert Glueckauf)와

라 토냐 노엘(La Tonya Noël)은 가족돌봄제공자를 지원하는 원격보건의 역할을 고찰한다. 저자들은 원격통신기술의 진보가 가족돌봄제공자들이 지닌 정보, 교육, 그리고 지지에 대한 욕구를 충족시킬 수 있는 대안적인 방법을 어떻게 제공할 수 있는가에 대해 논의한다. 점차적으로 돌봄제공자들은 인터넷을 통해 돌봄수혜자의 의료적 상황에 대한 정보를 얻고 그들의 대처기술과 정서적 안녕을 향상시키기 위한 전략을 얻고자 한다. 정보통신기술에 친숙한 베이비부머들은 인터넷을 통해 돌봄제공과 지원에 대한 정보를 얻는 것을 선호하며, 이들에게 컴퓨터와 인터넷은 돌봄제공에 관한 정보와 지지를 얻을 수 있는 하나의 자원이 된다. 따라서 저자들은 컴퓨터와 인터넷을 사용하는 방법에 대해 돌봄제공자를 교육하는 추가적인 노력을 기울일 것을 권고하고 있다.

8장에서 케서린 맥그류(Kathryn McGrew)는 "교육과 지지의 성과 지속성: 개념적 틀"에 대해 논의한다. 저자는 돌봄제공자에 대한 교육과 지지 프로그램의 성과를 지속시키는 것이 교육 및 지지 프로그램의 임상적 실천이나 연구, 교육, 정책과 옹호에서 가장 중요한 것임에도 불구하고, 가장 적게 주목을 받아 왔다고 주장한다. 저자에 따르면 프로그램의 소비자, 공급자, 후원자들은 프로그램에 대한 그들의 투자가 긍정적이고 지속적인 방식으로 나타나기를 원한다. 저자는 단기성과는 시간이 흘러도 그것을 유지할 수 있는 경우에만 유익하다는 것을 언급하고 있으며, 중장기 성과를 얻기 위해 돌봄제공자들이 교육 및 지지 프로그램의 즉각적이고 긍정적인 성과를 어떻게 유지할 수 있는가에 대해 논의한다. 또한 모든 돌봄제공자 교육 및 훈련 프로그램이 반드시 거쳐야 할 여섯가지 지속성 테스트를 기술함으로써 저자는 변화의 노력을 유지하고 만들어내기 위한 틀을 제시한다.

2) 건강 관련 서비스를 원격으로 제공하는 것을 말한다(역자주).

9장에서 로날드 토슬랜드(Ronald Toseland), 타마라 스미스(Tamara Smith), 킴벌리 맥클리브-리드(Kimberly McClive-Reed)는 돌봄제공자 교육 및 지지 프로그램에 대한 효과성 평가의 중요성을 고려한다. 저자들은 돌봄제공자 교육 및 지지 프로그램을 평가할 때 반드시 살펴보아야 할 여덟 개의 도메인을 논의하는데, 여기에는 목표, 배경과 이론, 참가자, 설계, 돌봄제공자 프로그램의 구체적 명시, 측정과 척도, 데이터 분석 그리고 인간 대상 연구의 윤리적 차원이 포함된다. 그들은 라자러스와 폴크만(Lazarus & Folkman, 1984)의 스트레스, 측정(appraisal), 대처이론과 같은 이론적 관점이 돌봄제공자, 돌봄수혜자 또는 돌봄제공자 지지망 내의 다른 사람에게 미치는 프로그램의 영향을 측정할 수 있는 메카니즘을 제공한다고 지적한다. 돌봄제공자의 산출을 측정하기 위해 표준화된 측정방법을 이용할 수 있지만, 경우에 따라서는 표준화되지 않은 측정이 돌봄제공자 지지 프로그램의 목적을 잡아내는 유일한 옵션이 될 수도 있다는 사실을 저자들은 인식하고 있다 (예를 들면, 참여자가 지역사회 서비스와 자원에 대해 얼마나 알고 있는지에 대해 자료를 수집할 경우). 데이터 분석에 대한 논의에서 그들은 기초선 비교, 표본의 차등적 감소(differential attrition), 이상치(outliers), 변형(transformations), 종단적 자료 분석에 대한 접근, 불확실한 (censored) 자료에 대한 분석적 접근을 고찰한다. 토슬랜드와 동료들은 향후 돌봄제공자 지지집단에 대한 평가에서 힘(power)과 표본의 크기에 관한 쟁점이 고려되어야 한다는 것을 제안하고 있다.

마지막 10장은 결론 부분으로서, 돌봄제공자를 위한 교육 및 지지 프로그램의 현재와 미래의 방향에 대한 제언을 담고 있다. 제언 영역은 다음의 네 가지이다: (1) 전문 임상 실천 (2) 교육과 훈련 (3) 연구 (4) 정책과 옹호. 이들의 제언이 21세기 돌봄제공자와 돌봄수혜자가 받게 될 지지와 교육 프로그램을 향상시킬 것이라고 기대한다.

종합하자면, 이 책의 각 장들은 돌봄제공자 교육 및 지지집단 개입을 어떻게 계획하고, 실행하고, 평가할 것인가를 이해하는 데 도움을 준다. 저자들은 돌봄제공자 교육 및 지지 프로그램의 현재 경향과 임상적 실천에 대한 개관을 제공할 뿐 아니라 21세기 돌봄제공자 교육 및 지지 프로그램에 관한 향후 임상적 실천과 연구, 정책과 옹호에 대한 설득력 있는 제안을 하고 있다.

참고문헌

Administration on Aging. (2004). Compassion in action. Washington: United States Department of Health and Human Services.

Arno,P., Levine,C., &Memmott, M. M. (1999). Economic value of informal caregiving. Health Affairs, 18(2), 182-188.

Biegel, D., &Schulz, R. (1999). Caregiving and caregiver interventions in aging and mental illness. Family Relations, 48(4), 345-355.

Cantor, M. (1991). Family and community: Changing roles in an aging society. The Gerontologist, 31(3), 337-346.

Caregiving in the U.S. (2004). National alliance for caregiving (Bethesda) and AARP (Washington). Funded by MetLife Foundation. Bethesda: National Alliance for Caregiving.

Caregiving in the U.S. (2005). National alliance for caregiving (Bethesda) and AARP (Washington). Funded by Metlife. Bethesda: National Alliance for Caregiving.

Caregiving in the U.S. (2009). National alliance for caregiving (Bethesda), and AARP(Washington). Funded by Metlife. Bethesda: National Alliance for Caregiving.

Evercare(United Health Care) and National Alliance for Caregiving(NAC). (2009). The Evercare Survey of the Economic Downturn and its Impact on Family Caregiving. Bethesda: Minnetonka.

Federal Interagency Forum on Aging-Related Statistics (2004). Older Americans 2004: Key Indicators of Well-Being. Retrieved from the Federal Interagency Forum on Aging-Related Statistics: http://www.agingstats.gov/agingstatsdotnet/main_site/default.aspx

Federal Interagency Forum on Aging-Related Statistics (2006). Older Americans 2006: Key Indicators of Well-Being. Retrieved from the Federal Interagency Forum on Aging-Related Statistics: http://www.agingstats.gov/agingstatsdotnet/main_site/default.aspx

Federal Interagency Forum on Aging-Related Statistics. (2008). Older Americans update 2008: Key indicators of well-being. Federal Interagency Forum on Aging-Related Statistics. Washington: Government Printing Office.

Feinberg, L. F., Wolkwitz, K., & Goldstein, C. (2006). Ahead of the curve: Emerging trends and practices in family caregiver support. Washington: Family Caregiver Alliance and AARP.

Kane, R. A., & Penrod, J. D. (1995). Family caregiving in an aging society: Policy perspectives. Thousand Oaks: Sage.

Lazarus, R., & Folkman, S. (1984). Stress, appraisal and coping. New York: Springer.

Markides, K., & Miranda, M. (1997). Minority aging and health: An overview. In K.S. Markides & M. R. Miranda (Eds.), Minorities, aging, and health (pp. 1-14). Thousand Oaks: Sage Publishers.

McCubbin, H. M., McCubbin, M., & Thompson, A. (1993). Resiliency in families: The role of family schema and appraisals in family adaptation to crises. In T. H. Brubaker (Ed.), Family relations: Challenges for the future (pp. 153-177). Newbury Park, CA: Sage Publishers.

Olshansky, S. J., Goldman, D. P., Zheng, Y., & Rowe, J. W. (2009). Aging in America in twenty-first century: Demographic forecasts from the MacArthur foundation research network on an aging society. The Milbank Quarterly, 87(4), 842-862.

Pruchno, R., Patrick, H., & Burant, C. (1997). African-American and white mothers of adults with chronic disabilities: Caregiving burden and satisfaction. Family

Relations, 46(4), 335-346.

Spillman, B. C., & Black, K. J. (2005). Staying the course: Trends in family caregiving. Washington: The Urban Institute and AARP.

Toseland, R., & McCallion, P. (1997). Trends in Caregiving Intervention Research. Social Work Research, 21(3), 154-164.

Toseland, R. W., & Smith, T. (2001). Supporting caregivers through education and training. Washington: U.S. Administration on Aging and U.S. Department of Health and Human Services.

Vladeck, B. C. (2005). Economic and policy implications of improving longevity. Journal of the American Geriatrics Society, 53(9), S304-S307.

Walsh, F. (1996). The concept of family resilience: Crisis and challenge. Family Process, 35, 261-281.

제 2장 | 돌봄제공자 교육 및 지지 프로그램에 대한 접근성 : 접근이 어려운 돌봄제공자들에게 다가가기

마리암 네비

(Maryam Navaie)

사랑하는 가족을 돌보고 있는 가족돌봄제공자들은 대부분 돌봄에 대한 공식적인 훈련을 받지 못한 채 그 역할을 수행하고 있다 (McDonald, Stetz, & Compton, 1996; Navaie-Waliser et al., 2001; Navaie-Waliser, Feldman, et al, 2002). 돌봄제공자에 대한 훈련이나 지지가 부족할 때 돌봄제공자의 고통은 가중되기 마련인데 (Knight, Lutzky, & Macofsky-Urban, 1993; Gallo, Reichel, & Andersen, 1995; Schmall, 1995), 최근 연구에 따르면, 가족돌봄제공자는 돌봄제공에 대한 상당한 수준의 불안을 경험하고 있으며 (Hennessy, John, & Anderson, 1999; Miller, Shewchuk, Elliot, & Richards, 2000; Silliman, Bhatti, Khan, Dukes, & Sullivan, 1996), 본인이나 환자의 심리적 욕구에 어떻게 대처해야 하는지를 몰라 어려움을 느끼기도 한다(Hennessy et al., 1999). 또한 이차적인 지원체계나 공공보건체계와 어떻게 소통해야 하는지, 의사결정은 어떻게 내려야 하는지에 대해 염려하며(Hennessy et al., 1999; Silliman et al., 1996), 투약관리와 같은 돌봄 과제를 수행할 준비가 되어 있지 않다고 스스로 느끼고 있다(Miller et al., 2000).

가족돌봄제공자의 자신감과 능력을 증진시키기 위해서는 돌봄을 제공하는 데 필요한 기술을 훈련하는 것이 필요하다. 기존 연구들을 살펴보면, 가족돌봄제공자들이 교육 및 지지 프로그램에 대한 관심과 욕구를 가지고 있지만(National Alliance for Caregiving and American Association for Retired Persons, 1997; Navaie-Waliser et al., 2001; Navaie-Waliser, Feldman, et al., 2002), 관련 프로그램에 실제로 참여하는 가족돌봄제공자는 겨우 30~60% 정도에 그치고 있다(Anderson et al., 2000; Boothroyd, Kuppinger, Evans, Armstrong, & Radigan, 1998; Gallagher-Thompson, Solano, Coon, & Arean, 2003; Laditka, Pappas-Rogich, & Laditka, 2001; Morgan, Semchuk, Stewart, & D'Arcy, 2002; Pedlar & Smyth, 1999). 더욱이 프로그램에 접근하게 된 경로도 제 각각이며 어떤 경우는 접근 자체가 매우 어려운 실정이다(Braithwaite, 1998). 욕구를 가지고 있는 돌봄제공자에게 필요한 서비스가 전달되지 못한다면 이는 결국 돌봄제공자나 돌봄수혜자 뿐만 아니라 장기적인 돌봄체계에까지 부정적인 결과를 초래할 수 있다. 돌봄자원이 줄어들고 있는 상황에서, 가족돌봄제공자에 대한 지지와 교육적 개입이 이를 필요로 하는 표적 집단에 제대로 도달되지 않는다는 것은, 첫째, 돌봄제공자들로 하여금 지지받지 못하고 더욱 고립되어 있다고 느끼게 할 뿐 아니라 둘째, 이들에게 전적으로 의존하고 있는 돌봄수혜자들 마저 더욱 취약하게 만들어 결국에는 그렇지 않아도 부족한 자원을 무심하게 낭비하는 결과를 초래한다.

이 장의 목적은 세 가지로 나뉜다. 첫째, 포괄적인 문헌 고찰로서 (a) 가족돌봄제공자 교육 및 지지 프로그램의 효과, (b) '접근이 어려운

(Hard-to-Reach)' 가족돌봄제공자에 대한 다양한 조작적 정의, (c) 접근이 어려운 가족돌봄제공자들의 공통된 특성 등을 중심으로 고찰한다. 둘째, 돌봄제공자 교육 및 지지 프로그램의 접근 가능성을 저해하는 요소들에 대해 살펴본다. 셋째, 돌봄제공자 교육 및 지지 프로그램의 접근성을 높이기 위한 제언을 실천과 연구, 교육과 훈련 그리고 정책과 옹호의 측면으로 나누어 제시하고자 한다.

문헌고찰

가족돌봄제공자 교육 및 지지 프로그램의 이점

지난 20년간의 연구를 메타 분석한 결과, 가족돌봄제공자에 대한 교육 및 지지적 개입은 다음의 세 가지로 분류된다. (a)심리사회적 지지집단 프로그램-돌봄과업의 기초가 되는 지식과 돌봄제공자로 하여금 자신의 책임을 잘 수행할 수 있도록 돕는 것에 일차적인 초점을 맞춘 프로그램이 여기에 속한다. (b)교육적 기술훈련 프로그램-돌봄제공자가 돌봄수혜자의 상태를 호전시킬 수 있도록 돕는 것으로, 예를 들면 일상생활기능, 행동관리, 인지적 자극, 사회적 기술의 측면들이 포함된다. 또한 돌봄제공자가 문제를 좀 더 쉽게 해결할 수 있도록 돕거나, 돌봄을 관리하고, 스트레스를 관리하며, 휴식하는 법을 배우고, 삶의 만족을 경험하도록 돕는 것도 여기에 포함된다. (c)가족치료 또는 개인 심리치료 프로그램-돌봄제공자의 정서 및 정신적 건강을 향상시키는 데 초점을 두고 다양한 상담전략(예를 들면, 인지행동 vs. 정신역동, 에도 상담 vs. 인지행동, 문제해결 vs. 정서표현, 전문가상담 vs. 동료상담)을 활용해 당면한 문제를 극복하도록 돕는 프로그램이다(Acton & Kang, 2001;

Brodaty, 1992; Bourgeois, Schulz, & Burgio, 1996; Farran, 2001; Glueckauf, Ketterson, Loomis, & Dages, 2004; Sorensen, Pinquart, & Duberstein, 2002; Toseland, & Rossiter, 1989; Visser-Meily, van Heugten, Post, Schepers, & Lindeman, 2005; Whittier, Scharlach, & Dal Santo, 2005).

대부분의 돌봄제공자에 대한 교육 및 지지적 개입은 몇 가지 유형의 돌봄제공자 지지전략이 혼합된 것이다. 기존 연구에 대한 고찰을 통해 우리가 알 수 있는 것은 돌봄제공자가 교육이나 훈련, 지지 프로그램에 참여함으로써 질병의 진행과정과 증상을 이해하고, 사회적 고립감을 줄이며, 돌봄제공의 기술적 문제나 감정적 문제를 다룰 수 있는 능력과 대처기술이 향상되고, 돌봄과제 수행과 관련한 자신감을 높이게 된다는 점이다. 이 뿐 아니라 의사소통과 문제해결기술을 개선하고, 우울감을 낮추며, 돌봄수혜자의 문제행동이나 불안, 분노를 좀 더 잘 다룰 수 있게 되며, 돌봄제공자의 긴장과 부담을 줄여 삶의 질을 개선시키기는 데도 유익하다(Belmin, Hee, & Ollivet, 1999; Brodaty, 1992; Buckwalter et al., 1999; Corbeil, Quayhagen, & Quayhagen, 1999; Corcoran & Gitlin, 1992; Gerdner, Hall, & Buckwalter, 1996; Gitlin, Corcoran, Winter, Boyce, & Hauck, 2001; McMillan et al., 2006; Mohide et al., 1990; Ripich, 1994; Robinson & Yates, 1994; Sorensen, et al., 2002; Teri, 1999). 가족돌봄제공자에 대한 교육 및 지지 프로그램은 돌봄을 제공하는 사람의 기술과 지식 그리고 대처 능력을 직접 향상시킴으로써, 궁극적으로는 이들에게 전적으로 의존하고 있는 돌봄수혜자들에게도 유익을 가져온다(Whittier et al, 2005).

접근이 어려운 돌봄제공자에 대한 조작적 정의

문헌을 살펴보면, 누가 접근하기 어려운 가족돌봄제공자인가에 대한 다양한 조작적 정의를 발견할 수 있다. 일반적으로는 프로그램 전달과정 중 하나 이상의 단계에서 접촉하기 어려운 사람을 의미하지만, 여러 차례의 노력에도 불구하고 접촉을 하지 못한 경우만 아니라면 접근이 어려운 돌봄제공자라고 보지는 않는다. 돌봄제공자 교육 및 지지 프로그램의 전달과정은 세 단계로 나눌 수 있다. 아래 [그림 2. 1]에는 각 단계와 그 단계에서 직면하게 되는 고유의 도전들이 제시되어 있다. 이 도전들은 프로그램이 얼마나 성공적으로 (1) 돌봄제공자를 찾아내며, (2) 돌봄제공자를 모집하고 (3) 돌봄제공자들이 꾸준히 프로그램에 참여할 수 있도록 하는가를 포함한, 돌봄제공자와의 접촉성공여부에 영향을 미친다.

[그림 2 .1] 접근이 어려운 돌봄제공자를 정의하기: 개념적 모델

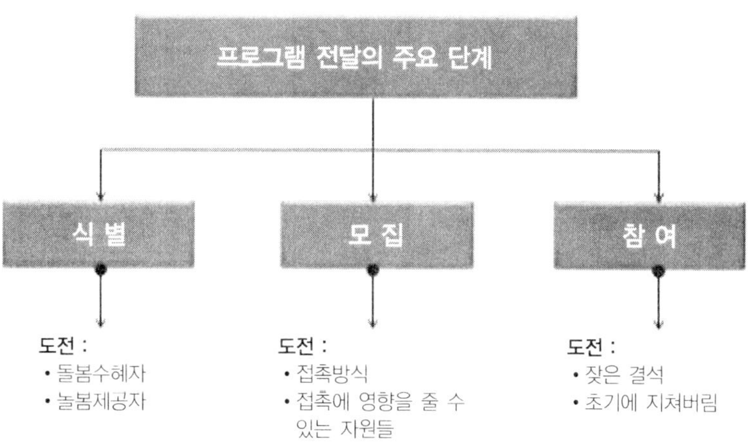

일반적으로 돌봄제공자를 식별해내는 단계에서는 돌봄을 받고 있는 사람들을 통해서 그들을 돌보고 있는 주가족돌봄제공자(primary family caregiver)나 부가족돌봄제공자(secondary family caregiver)를 찾아내게 된다. 그러므로 만약 돌봄을 받는 사람, 즉 돌봄수혜자가 자신의 돌봄제공자에 대한 정보를 제공해 주지 않는 다면, 바로 이런 경우를 두고 접근이 어려운 돌봄제공자라 이름 붙일 수 있다(Coe & Neufeld, 1999). 반면 돌봄수혜자가 인지적 손상을 가진 사람이라거나 어떤 특정 상황 하에 있는 경우라면, 돌봄수혜자를 통해서가 아니라 돌봄제공자나 혹은 돌봄을 연결하고 조직하는 담당자에게 직접 접근할 수도 있다. 그러나 연구들에 따르면, 공식적 공급자들이 이미 서비스 제공의 대상이 되는 돌봄제공자를 찾아냈다고 확신하는 경우에서 조차도, 돌봄제공자에게 접근하는 것은 쉽지 않다(Hoffmann, 2002; Kutner, 2001). 최근에는 친구나 가족에게 무급으로 돌봄을 제공하고 있음에도 불구하고 스스로를 돌봄제공자로 여기지 않는 사람들을 지칭하여 연구자, 임상가, 정책입안자들은 "숨겨진(hidden)" 또는 "인지되지 않은(unacknowledged)" 돌봄제공자라는 용어를 사용하고 있다. 그런데 연구에 따르면, 돌봄제공자라는 용어에 대해 공통적인 이해가 부족하고 이 때문에 많은 사람들이 돌봄제공의 책임을 맡고 있음에도 불구하고 스스로를 돌봄제공자라고 인식하지 못하는 것으로 나타난다(Kutner, 2001; National Alliance for Caregiving & Center for Productive Aging, 2003; Navaie-Waliser et al., 2001). 다양한 돌봄제공 활동을 하는 사람들 중 약 15% 정도가 스스로를 가족돌봄제공자라고 인정하지 않고 있다(Hoffmann, 2002; Kutner, 2001). 이처럼 '돌봄제공자' 라는 용어로부터 단절되어 있는 돌봄제공자의 수가 무시할 수 없는 수준이라는 것은 그 만큼 많은 사람들이 돌봄제공자라는 용어 자체를 생소하게 여기고 있을 뿐 아니라, 돌봄제공자라 이름 붙여지는 것을 싫어하고, 자신이 하는 일에 이름을 붙이는 것 또는 자신에게 따라 붙는 꼬리표 같은 용어를 거부한다는 것을 말해준다(National Family Caregiver

Association & National Alliance for Caregiving, 2001). 대부분의 연구에서 발견된 바에 따르면, '돌봄제공자'라는 용어가 사용될 때 그 용어가 지칭하는 집단은 숨겨진 유급 돌봄제공자 집단이라는 것이다 (National Family Caregiver Association & National Alliance for Caregiving, 2001). 그리고 이들 드러나지 않은 돌봄제공자들 가운데 상당수는 남성이며, 소수인종 혹은 소수민족 출신의 돌봄제공자이다 (Kutner, 2001). 자기를 '돌봄제공자'라고 스스로 규정하는지 아닌지는 돌봄제공의 역할을 수행할 수 있도록 도와주는 자원들을 스스로 찾아 나서는가 아닌가를 예측할 수 있게 해주는 가장 강력한 요인 중 하나이다(Hoffmann, 2002; National Family Caregiver Association, 2001). 따라서 자신이 돌봄제공자라는 것을 스스로 인식하지 못한다면 돌봄제공과 관련하여 자신에게 필요한 교육이나 지원 서비스를 찾을 가능성이 낮아지는 것이다.

돌봄제공자를 찾아 식별해낸 후에는 프로그램 참여자를 모집하고, 프로그램에 지속적으로 참여하도록 해야 하는 과제가 남아있다. 모집단계에서 어떤 접촉방식을 사용하는가 하는 것은 프로그램이 얼마나 효과적으로 돌봄제공자에게 전달될 수 있는가에 영향을 미친다. 돌봄제공자 교육 및 지지 프로그램에서 가장 흔하게 사용되는 모집방식은 전화, 면대면 만남, 뉴스레터, 돌봄제공자나 돌봄수혜자의 집으로 배달되는 인쇄물, 그리고 첨단기술을 기반으로 한 것이다. 기존 연구들을 보면, 가장 효과적인 모집전략은 직접 사람을 만나는 것이며, 가장 성공률이 낮은 것이 우편으로 인쇄물을 배포하는 것이다(Sorensen et al., 2002). 모집전략에 대한 선택은 재정적 여건 및 다른 자원의 제약 정도에 따라 결정된다. 불행히도 비용이 저렴한 모집방법은 접근이 어려운 돌봄제공자들과 접촉할 수 없게 되는 결과를 낳는다. 그러나 모집의 성공여부는 단지 모집수단을 어떤 것으로 사용하느냐 하는 것 뿐 아니라 돌봄제공자의 태도에 의해서도 좌우된다. 특히 돌봄제공자가 서비스를 찾게 되는 것은 자신의 신체, 정서 및 건강상의 변화에 대해 스스로 어떻게 평가하는가에 따라 좌우되며, 돌봄수혜자의 건강상의 위험을 돌봄제공자 자신이 통제할 수 있는가 하는 것과도 관련된다(Brown, Chen, Mitchell & Province, 2007; Murphy, 2007). 머피와 동료들의 연구(Murphy, et al, 2007)에 따르면, 도움이 필요하다는 생각을 하던 차에 마침 이용 가능한 서비스가 존재한다는 것을 알게 되었을 때 지지 프로그램에 참여하고자 하는 돌봄제공자의 의지가 생겨나는 것이다. 그러므로 시의 적절성이 곧 성공적인 모집에 주요한 역할을 하는 셈이다.

[그림 2.2] 돌봄제공자 교육 및 지지 프로그램 중 일반적인 서비스 전달의 모형

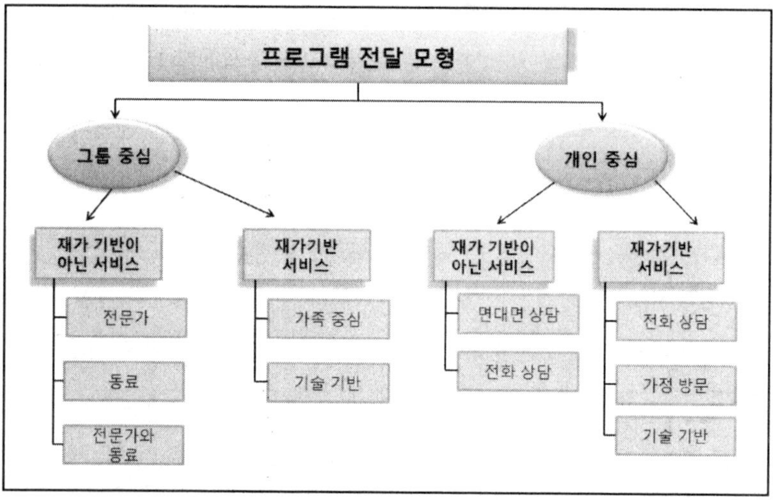

일단 누가 가족돌봄제공자인지 어디에 있는지를 알아내고 이들을 성공적으로 모집한 후에는 돌봄제공자가 지속적으로 프로그램에 참여할 수 있도록 도와야 한다. 전달과정의 마지막 단계인 참여단계는 한 주 또는 수 주 동안 지속될 수 있는데(Sorensen et al., 2002), 프로그램 회기와 진행 기간에 따라 어떤 돌봄제공자는 꾸준히 참여하는 반면, 어떤

사람은 결석을 하게 되거나 빨리 지쳐버려 접근이 어려운 돌봄제공자가 되버리기도 한다. [그림 2. 2]와 같이, 교육 및 지지 서비스가 사용하고 있는 여러 가지 서비스 전달방식 가운데서 가족돌봄제공자에게 접근하는 것을 더욱 어렵게 하는 것은 재가 기반의 서비스가 아닌 경우인데, 이는 지속적인 프로그램 참여를 저해함으로써 실행상의 장애를 초래한다(Acton & Kang, 2001; Brown et al., 1999; Chambers & Connor, 2002; Colantonio, Cohen, & Pon, 2001; Rosswurm, Larrabee, & Zhang, 2002).

접근이 어려운 돌봄제공자들의 공통적 특성

많은 돌봄제공자 교육 및 지지 프로그램이 당면한 과제는 접근이 쉽지 않은 돌봄제공자들에게 서비스를 확대하는 것이다. 이 문제에 대해 더 잘 이해하기 위해서는 접근이 어려운 돌봄제공자들이 어떤 공통된 특성을 가지고 있는가를 살펴보는 것이 도움이 될 것이다. 문헌을 고찰해보면, 접근이 어려운 돌봄제공자의 공통된 특성은 다음의 네 가지 영역으로 구분된다: (a) 사회 인구학적 특성 (b) 사회 및 환경적 맥락 (c) 서비스 전달체계 요인들 (d) 정신건강 및 신체건강상의 특성. 비록 특성들을 4가지로 구분해 놓긴 했지만, 중요한 것은 이들 요인들이 서로 밀접히 연관되어 있다는 점이며, 그렇기 때문에 돌봄제공자로 하여금 교육 및 지지 프로그램에 참여할 수 있도록 만들거나 혹은 참여하겠다고 결정내리게 하기까지는 쉽게 극복할 수 없는 복잡하고 다양한 이슈들이 얽혀 있다는 점을 인식해야 한다.

사회 인구학적 특성

문헌에 따르면, 접근이 어려운 돌봄제공자는 주로 소수인종/민족이며, 빈곤층이고, 55세 이하며, 직업을 가지고 있고, 여성보다는 남성인 경우가 많다고 한다.(Anderson et al., 2000; Bullock, Crawford, & Tennstedt, 2003; Coe & Neufeld, 1999; Colantonio et al., 2001; Cox, 1999; Eaves, 1999; Gallagher-Thompson et al., 2003; Houde, 2001; Kramer, 2002; Laditka et al., 2001; National Alliance for Caregiving & Center for Productive Aging, 2003) 왜 이러한 특성들이 돌봄제공자 교육 및 지지 프로그램에 참여하는 것을 저해하는 요인이 되는지에 대해서는 광범위한 설명이 제시되어왔다. 인종적 혹은 민족적 소수자들에 대한 연구에 따르면, 혼란변수(confounding factors)[3]를 통제할 경우, 인종이나 민족 그 자체가 서비스 이용률에 유의미한 영향을 주지는 않는다. 오히려 문화적 규범이나 가족 간 친밀성 및 지원 정도와 같은 인종적 민족적 행동특성이 서비스 이용과 관련된 다른 요인들을 대신하는 것으로 보인다(Scharlach, Giunta, Chow, & Lehning, 2008). 또한 보건체계와 공적 돌봄서비스 공급자들에 대한 불신이 크고, 두려움이나 언어장벽이 클수록 프로그램 참여에 대한 결정에 더 많은 영향을 준다(Cox, 1999; Monahan, Greene, & Coleman, 1992). 취업상태에 있는 돌봄제공자들(대개 55세 이하)은 전체 근로자의 15%이상을 차지하는 것으로 나타나는데(Wagner,1997), 이들의 경우는 돌봄제공의 책임과 직장 의무를 양립해야하는 어려움이 프로그램 참여를 가로막는 첫 번째 이유로 손꼽힌다(National Alliance for Caregiving & Center for Productive

3) 독립변수와 종속변수에 부분적으로 영향을 미침으로써 인과적 추론을 방해하는 요소를 의미한다. 허위변수라고도 한다(역자주).

Aging; 2003).

남성 돌봄제공자는 전체 돌봄제공자의 약 30%에 이르며, 배우자 돌봄의 36%를 차지한다(Kramer, 2002; Kramer & Lambert, 1999). 남성 돌봄제공자는 여성에 비해 공적 서비스의 지원을 요청하는 경향이 훨씬 높은 반면(Brown, Chen, Mitchell, & Province, 2007), 교육 및 지지 프로그램에 참여하는 비율은 여성보다 훨씬 낮다(Kaye & Apppelgate, 1990; National Family Caregiver Association, 2000). 따라서 돌봄제공자 교육 및 지지 프로그램과 관련해서는 남성이 여성보다 접근하기도 더 어렵고 참여하기도 더 어렵다. 서비스 이용에 대한 성별 차이를 연구한 논문은 상대적으로 적은 편이다(National Family Caregiver Association & National Alliance for Caregiving, 2001; National Alliance for Caregiving & Center for Productive Aging, 2003; Navaie-Waliser, Spriggs, & Feldman, 2002), 그러나 남성성과 관련된 성역할에 대한 이슈(Brown, Chen, Mitchell, & Province, 2007)와 남성 돌봄제공자에게 붙는 낙인(National Family Caregiver Association & National Alliance for Caregiving, 2001; National Alliance for Caregiving & Center for Productive Aging, 2003; Navaie-Waliser, Spriggs, & Feldman, 2002), 그리고 부정적인 자기 이미지 등이 남성들로 하여금 자신을 돌봄제공자라고 인정하게 할 가능성을 낮춘다(Hirsh, 1996). 그러므로 남성인 경우 돌봄제공자 프로그램의 참여율이 더 저조하다(Houde, 2001). 칼라산티와 킹(Calasanti& King, 2007)의 관찰연구에 따르면, 남성들은 대부분 돌봄을 제공할 때 직장에서 업무를 하듯 자신의 감정을 일과 분리한다. 반면, 여성들은 돌봄제공을 전 생애에 걸친 성역할의 자연스러운 연장으로 생각한다. 돌봄을 제공할 때 나타나는 이와 같은 성차는 남성 돌봄제공자들이 다른 사람에게 도움을 요청하는 것을 방해할 수도 있는데 그 이유는 성역할

사회화가 남성들에게 독립의 가치나 기술에 대한 자부심을 심어주었기 때문이다. 남성 돌봄제공자들의 프로그램 참여 가능성을 낮추는 또 다른 요인으로는 돌봄제공자가 멀리 살거나 돌봄과 취업을 병행하는 데서 오는 어려움 등이 있다.

사회적 환경적 맥락

접근이 어려운 가족돌봄제공자의 사회적 환경적 맥락을 살펴보면, 이들은 대부분 자신 외에 다른 돌봄제공자가 가족 내에 없으며, 사회적으로 고립되어 있고, 농어촌에 거주하며, 돌봄수혜자와 동거하지 않고, 교통수단도 없는 장거리 돌봄제공자라는 공통점이 있다(Anderson, et al., 2000; Bruce & Paterson, 2000; Buckwalter, Davis, Wakefield, Kienzle, & Murray, 2002; Houde, 2001; Morgan et al., 2002; National Family Caregivers Association, 2000). 교육 및 지지 프로그램에 접근하는 데 영향을 미치는 이와 같은 사회 환경적 맥락들을 고려해 볼 때, 가족돌봄제공자는 다중적인 장애물을 극복해야 하는 어려움을 안고 있음이 분명하다. 예를 들어 주돌봄제공자가 의존할 수 있는 이차적인 지원 시스템이 없다는 것은 이들을 선택의 여지가 없는 상황에 처하게 한다. 그를 대신하여 돌봄을 제공해 줄 다른 사람이 없기 때문에 교육에 참여할 수 없게 되며, 마찬가지로 사회적으로 고립되었다는 것은 농어촌에 살면서 적합한 교통수단이 없는 것과도 관련된다.

서비스 전달체계 요인

연구문헌에 의하면, 서비스 전달체계상의 요인들 역시 가족돌봄제공자의 교육 및 지지 프로그램에 대한 접근성과 관련 있는 것으로 나타난다. 예를 들면, 가용자원에 대한 돌봄제공자의 일반적인 인식부족, 프로그램이 몇 주에 걸쳐 진행된다는 점, 문화적 측면에 대한 민감성이 부족한 서비스, 재가 기반이 아닌 서비스 전달방식 등이 그것이다(Bruce & Paterson, 2000; Colantonio et al., 2001; Gallagher-Thompson et al., 2003; Laditka et al., 2001; Morgan et al., 2002; National Family Caregiver Association & National Alliance for Caregiving, 2001; Whittier, et al., 2005).

전국적으로 돌봄제공자 교육 및 지지 프로그램이 상대적 급성장세를 보이고 있지만, 많은 돌봄제공자들은 이를 자원으로 인식하지 못하고 있다. 프로그램에 대한 마케팅이 충분하지 않거나 전략적이지 못하기 때문에 모든 돌봄제공자에게 제대로 이 프로그램이 전달되지 않고 있는 것이다. 돌봄제공자가 교육 및 지지 프로그램에 접근하는 것을 어렵게 만드는 또 다른 전달체계상의 요인은 일정한 기간 동안 특정 빈도로 참여하도록 요구하는 구조적 설계라고 할 수 있다. 연구에 따르면, 더 길게 더 자주 만날수록 프로그램에 참여하는 돌봄제공자들은 지속적으로 참여하기가 어렵고 더 많이 지치게 된다. 특히 재가 서비스가 아닌 경우 더욱 그렇다(Boothroyd, et al., 1998; Botsford, 1994; Bruce & Paterson, 2000; Colatonio et al., 2001; Eaves, 1999; Gallagher-Thompson et al., 2003; Monahan et al., 1992; Morgan et al., 2002; National Family Caregiver Association & National Alliance for Caregiving, 2001).

정서적 신체적 건강 특성

접근이 어려운 돌봄제공자들 사이에서 공통적으로 발견되는 특성에는 가족돌봄제공자의 정서 및 신체적 상태(disposition)와 관련된 것들도 있다. 통상적으로 가족돌봄제공자들은 주당 평균 20시간 이상의 돌봄을 제공하는데, 이들 중 많은 사람들이 심한 부담감을 느낀다(National Alliance for Caregiving and American Association for Retired Persons, 1997; Navaie-Waliser, Feldman, et al., 2002). 부담감을 많이 느끼는 돌봄제공자는 스트레스 수준이 높고 지원 프로그램이나 혹은 다른 유형의 프로그램에 참여할 시간적 여유가 부족하다(Barusch & Spaid, 1991; Colatonio et al., 2001; Laditka et al., 2001; National Family Caregiver Association & National Alliance for Caregiving, 2001). 접근이 어려운 돌봄제공자들에게서 발견되는 또 하나의 공통점은 지원 프로그램에 참여하기 위해 자신이 돌보고 있는 사람을 혼자 남겨둔다는 것은 이들에게 불가능하다는 점이며, 또 그렇게 하기를 원하지도 않는다는 것이다(Farran & Keane-Hagerty, 1994). 세 번째로는 돌봄제공자 자신의 신체적 건강이다. 연구에 따르면 허약한 돌봄제공자 일수록 지원프로그램에 더 많이 참여하는 것으로 나타났는데 이는 아마도 자신이 계속 돌봄을 제공할 수 있을 것인가에 대한 염려 때문일 수 있으며, 이 사람들을 프로그램에 참여하도록 동기를 부여하는 것도 역시 그 때문인 것으로 보인다(Scharlach, Giunta, Chow, & Lehning, 2008).

교육 및 지지 프로그램에 접근하는 것을 방해하는 요인들

앤더슨과 뉴만(Anderson & Newman, 1973)이 제안한 '건강서비스의 활용(health service utilization)에 대한 행동주의 모델' 은 교육 및 지지 프로그램으로의 접근을 방해하는 요인을 연구하는 데 유용하다. 이 모델은 세 묶음의 요인들로 서비스 활용성을 검토하는데, 그 세 가지는 기성(predisposing), 조력(enabling), 욕구(need)이다.

*기성요인*은 돌봄제공자 개인의 인적 속성을 말하는데, 이는 프로그램과 서비스 접근에 대한 돌봄제공자의 선호에 영향을 주는 것으로서 다음과 같은 것들이 프로그램 접근을 방해하는 인적 특성에 포함된다.

- 남성
- 중년 및 그 이하 연령대의 돌봄제공자
- 소수인종 또는 소수민족 출신
- 의료체계와 공적 돌봄서비스 공급자들에 대한 부정적 혹은 불신하는 태도: 대개 차별을 경험했을 경우 이런 태도가 나타남
- 문화적 신념들(전통적인 가치와 규범)
- 모국어가 영어가 아님

*조력요인*은 앞서 살펴본 돌봄제공자의 성향이나 인적 특성과 달리 교육 및 지지 프로그램의 접근에 영향을 미치는 환경적 요소들을 말하는데, 다음과 같은 경우일 때 교육 및 지지 프로그램에 대한 접근을 방해하는 것으로 나타난다.

- 돌봄체계가 단절되어 있어서 돌봄제공자에게 교육 및 지지 프로그램을 연계해 주지 못함
- 돌봄제공자가 농어촌 지역에 거주하고 있음
- 돌봄을 제공받는 사람의 돌봄 요구가 높음
- 돌봄제공자가 시간제 또는 전일제로 취업해 있음
- 이차적인 돌봄제공자 지원체계가 부족함
- 교통수단을 확보하기가 어려움
- 프로그램에 참여하는 동안, 대신 돌봐줄 대안적 돌봄 확보가 불가능함
- 돌봄제공자와 수혜자가 동거하지 않음

- 이용 가능한 프로그램에 대해 알지 못함
- 보건체계와 개별 직원들의 기타 특성

*욕구요인*은 돌봄제공자로 하여금 교육 및 지지 프로그램에 등록하여 지속적으로 참여하도록 결정내리는 것을 "동기화하는 힘(motivating force)"에 관련된 것으로, 프로그램에 대한 접근을 방해하는 가장 대표적인 욕구요인들은 다음과 같다.

- 주관적으로 느끼는 돌봄제공에 대한 부담감이 매우 높음
- 우울 수준이 높음
- 건강이 좋지 않으며 특히 거동이 불편함
- 부족하거나 부적절한 지식 및 기술을 가짐
- 돌봄을 받는 사람의 기능적 의존성이 높음

향후 방향 : 실천, 연구, 교육/훈련 그리고 정책에 대한 함의

임상가, 연구자, 평가자, 프로그램 기획자, 정책입안자 및 옹호자들이 가족돌봄제공자의 기여가 얼마나 소중한지를 지속적으로 깨달아 가고 있으므로, 모든 돌봄제공자, 특히 충족되지 않은 욕구가 많은 '접근이 어려운' 돌봄제공자를 포괄할 수 있도록 하기 위해, 아웃리치와 지원 노력을 그 대상에 맞게 잘 재단하고 초점을 더 잘 맞추어야 한다. 이 장에서 살펴본 기존 연구들은 '접근이 어려운' 돌봄제공자에게 다가가기 위해 노력하는 것이 가족돌봄제공자에 대한 교육 및 지지 프로그램이 직면한 도전들을 극복할 수 있게 한다는 통찰을 얻게 해준다. 비록 실천, 연구, 교육/훈련 그리고 정책/옹호의 측면에서 고려할 수 있는 여러 가지 방향이 있지만 여기서는 보다 즉각적으로 실행할 수 있는 것들로 선

별하여 논의하고자 한다.

실천을 위한 함의

기존의 증거나 지식에 근거하여, 실천에서의 권장사항을 다음과 같이 정리해 볼 수 있다. 이 가운데 몇 가지는 이미 실천을 향상시키기 위해 실행되고 있는 것들이다(Whitter et al. 2005).

1. 돌봄제공자를 위한 교육 및 지지 프로그램이 있다는 것을 보다 널리 알리기 위해 다양한 마케팅 전략을 사용해야 할 필요가 있다. 프로그램에 참여하지 않는 '접근이 어려운' 돌봄제공자들은 대부분 이용 가능한 프로그램이 있는지 조차 알지 못한다. 돌봄제공자에게 가장 효과적인 마케팅 전략으로는 매체를 통한 메시지 전달하기, 이 때 "당신 자신을 돌보세요" 보다는 "도움을 구하세요"에 초점을 둔 메시지가 효과적이다; "비공식적 돌봄제공자"라는 성별로 구분 짓는 부정적 느낌의 언어보다는 "가족 돌보기(family caring/ family care)"라는 구체적인 언어를 사용하기; 부정적 비판이라고 인식될 수 있는 "하지 마세요"라든가 "해서는 안됩니다" 등의 표현을 피하기; 편안하고 확신에 찼으며 역량을 강화하는 캠페인 톤을 사용하기; 전화, 메일, 팩스, 웹사이트를 포함한 다양한 수단으로 접촉하기 등이 포함된다(Atlee, 2001).
2. 돌봄제공자 교육 및 지지 프로그램에 초점을 둔 마케팅 및 홍보는 소수인종 혹은 소수민족 출신의 돌봄제공자 참여를 증가시키는 것을 목적으로 삼아 그들에게 문화적으로 적합한 메시지를 전달할 때 효과적일 것이다. 소수 인종/민족의 경우는 돌봄에 관여하는 사회적 관계망이 더 광범위하다고 볼 수 있는데, 이에 따라 친족이 아닌 돌봄제공자(예를 들어, 친구)를 인식하고 이들까지 포함하는 내용의 메시지를 전

달하는 것이 필요할 것이다.

3. 돌봄제공자에 대한 서비스나 교육 프로그램은 더 잘 조직된 개입체계의 일부분으로 제공될 때 더 효과적이라는 것은 많은 문헌들이 제안하고 있는 바이다. 따라서 파편화되고 단절된 서비스 전달방식보다는 기존의 서비스에 추가하여 전달되는 모델이 접근하기 어려운 돌봄제공자들의 참여를 높일 수 있는 방법이 될 것이다. 게다가 서비스나 서비스 전달모델이 모든 돌봄제공자에게 매력적인 것은 아니기 때문에 가능하면 가정을 기반으로 제공되는 서비스를 포함하고, 유연한 스케줄을 갖는 등, 보다 다양한 형태로 서비스를 제공하는 것이 중요하다.
4. 돌봄제공자의 거주지 위치가 교육 및 지지 프로그램의 접근성에 영향을 미친다는 점을 고려할 때 농어촌 지역에 거주하는 가족돌봄제공자들의 경우는 서비스 접근이 매우 어렵다. 그러므로 지역사회를 기반으로 프로그램을 제공함으로써 접근이 어려운 돌봄제공자에게 참여의 기회를 제공할 수 있다.
5. 택시 승차 바우처나 프로그램에서 지원하는 승합차 등, 교통수단을 지원하는 것이 접근하기 어려운 돌보제공자의 프로그램 참여를 용이하게 하는 방법이 된다.
6. 성인 주간보호나 재가돌봄 같은 일시보호서비스는 가족돌봄제공자에게 단기간의 휴식을 제공하고 접근이 어려운 돌봄제공자가 교육 및 지지 프로그램에 참여할 수 있는 가능성을 높인다.
7. 아웃리치 활동을 하는 동안 "돌봄제공자"라는 용어나 활동에 대한 정의를 제공하지 않은 채 그 용어를 사용하는 것은 피해야 한다. 그렇지 않으면, 숨겨진 혹은 알려지지 않은 돌봄제공자들이 자기 스스로를 돌봄제공자라고 인정할 확률을 낮출 수 있다(Pickett-Schenk, 2003). 프로그램 참여의 대상이 되는 돌봄제공자를 찾아내고 확인하기 위해 어떤 용어를 선택하는 것이 가장 적절한 것인가 하는 문제는

그리 쉬운 일이 아니다. 예를 들어, 국제적으로 조명받는 한 돌봄제공자 교육 및 지지 프로그램은 "케어러(carer)"라는 용어를 사용함으로써 돌봄제공자들에게 프로그램을 성공적으로 전달할 수 있었으나 (Loyd & Carson, 2005; Stoltz, Uden, & Willman, 2004), 미국에서 그런 용어가 잘 받아들여질 것인가에 대해서는 확언할 수 없다.

연구에 대한 함의

접근이 어려운 돌봄제공자와 관련하여 향후 연구가 필요한 영역은 다음과 같다:

- 접근하기 어려운 돌봄제공자들에게 각각의 서비스 전달 단계(예를 들면, 찾아내기, 모집, 등록 및 참여)에 따라 다른 전략들을 사용할 때 나타나는 효과성
- 자신을 돌봄제공자라고 인식하는 것이 돌봄제공 행동에 영향을 미치는 정도: 돌봄제공자로 분류되는 것이 자신에게 이익이라고 보는가, 위험이라고 생각하는가? 자신을 돌봄제공자로 인식하고 자기 스스로를 돕기 위한 행동을 취할 수 있도록 하기 위해 가장 좋은 전략은 무엇인가? 자신을 돌봄제공자라고 인정하지 않음으로 인해 발생하는 건강상의 위험이나 부정적인 사회적 영향이 있는가? 무슨 요인들이 스스로를 돌봄제공자라고 인정하는 데 영향을 미치는가?
- 성별을 통제한 대규모의 개입 프로그램 효과성. 자신을 돌봄제공자라고 인식하고 인정하려는 성향 그리고 교육 및 지지 프로그램에 참여하는 수준 등을 포함하여 남성 돌봄제공자 집단의 산출에 대한 연구
- 교육 및 지지 프로그램의 참여수준이 돌봄을 받는 사람들의 건강과

안녕에 가져오는 이로움. 비록 그와 같은 측정이 돌봄제공자 교육 및 지지 프로그램의 산출물과는 거리가 있겠지만 잠재적 영향력에 대한 보다 포괄적인 그림을 제공해 줄 것이다. 현재 이 주제에 대해 적절한 정보를 줄 수 있을 만한 야심찬 종단적 또는 통제된 개입 연구가 아직 수행되지 않았다.

교육/훈련에 대한 함의

교육 및 지지 프로그램이 접근하기 어려운 돌봄제공자에게 접근할 수 있도록 하는 데 영향을 주는 교육/훈련 측면에서의 가장 분명한 두 가지 주제는 다음과 같다:

1. 가족돌봄제공자에게 프로그램의 목적을 알리고, 그들에게 이 프로그램이 어떤 유익함을 가져다 줄 수 있는지에 대해 보다 분명한 메시지를 전달할 필요가 있다.
2. 비영어권 가족돌봄제공자 인구집단과의 의사소통 장벽을 줄이기 위한 노력의 하나로, 각 문화에 적절한 접근을 그 문화권의 언어로 제공할 수 있도록 더 많은 다중언어 사용자를 직원으로 채용할 필요가 있다.

정책/옹호에 대한 함의

가족돌봄제공자, 공적 돌봄서비스 공급자, 그리고 정책형성자들이 갖는 관심과 우선순위는 대개 상충된다(Chappell, Reid, & Dow,2001). 따라서 돌봄제공자의 관점에서 욕구를 이해하는 것은 접근이 어려운 돌봄제공자들의 서비스 이용을 극대화하는 데 매우 결정적이다. 돌봄제공자 프로그램과 관련하여 정책형성자 및 옹호자는 다음과 같은 이슈들을

각성시키는 캠페인을 지원하는 것이 가장 급선무다:

- 연구에 따르면, 돌봄제공의 책임 때문에 퇴사한 인력을 대체하는 비용으로 고용주들이 사용한 액수가 거의 4천7백만 달러에 이르는 것으로 나타나 근로자의 돌봄제공과 관련해 고용주가 지불하는 비용이 무시할 수 없는 수준이라는 것을 알 수 있다(Lilly, Laporte,& Coyte, 2007). 만약 고용주 부담으로 근로자들의 돌봄제공 활동을 지원하게 될 경우, 돌봄제공과 아울러 프로그램에 참여하면서 직장일도 병행해야 하는 '접근이 어려운' 돌봄제공자에게 도움이 될 뿐만 아니라, 잠재적으로는 고용주의 재정적 손실도 줄일 수 있을 것이다.
- 가족돌봄제공자가 잠재적 유권자라는 생각은 대부분의 돌봄제공자에게는 매우 낯선 생각일지도 모른다. 하지만 정치적 동원이라는 수단을 통해 잠재적 이익을 얻을 수 있는 돌봄제공자도 있다는 것은 분명하다. 그러므로 가족돌봄제공자 집단을 모으고 공공정책 옹호기술을 훈련하려는 노력을 프로그램 안에서 증가시킬 필요가 있다. 역량이 강화된 돌봄제공자의 목소리는 정책 아젠다를 형성하는 데 영향력을 미친다.
- 다양한 돌봄제공자 집단을 프로그램에 참여시키지 않고 그냥 내버려둔 채, 돌봄문제의 해결을 가족돌봄제공자에게 계속 의존하는 것은 스트레스가 많고 안전하지 않은 환경을 돌봄제공자나 수혜자에게 만들어 줄 수 있다. 접근이 가능하고, 문화적으로 다양하며, 잘 재단된 맞춤형 돌봄제공자 교육 및 지지 프로그램을 개발하고 실행하는 것을 지지하는 정책이 있을 때 비로소 많은 돌봄제공자들, 특히 충족되지 않은 욕구가 많은 '접근이 어려운' 돌봄제공자들을 프로그램에 참여시킬 수 있는 가능성을 높인다.

결론

이 장에서는 문헌 요약과 함께, 가족돌봄제공자들의 교육 및 지지 프로그램에 대한 접근에 방해가 되는 요인들을 살펴보고, 앞으로의 방향에 대해 제언했다. 이 장에서 강조한 것은 접근이 어려운 가족돌봄제공자에 대해 알려진 것은 무엇이고 알려지지 않은 것은 무엇인지 그리고 그들에게 이 프로그램을 알리고 참여할 수 있도록 하기 위해 필요한 것은 무엇인지에 대한 것이었다. 교육 및 지지 프로그램이 가족돌봄제공자들을 돕기 위해 지속적으로 분투하려면, 프로그램에 참여함으로써 이로움을 얻을 수 있는 수많은 '접근이 어려운' 사람들을 그냥 내버려두지 말고 프로그램에 동참할 수 있도록 더 창조적이고 맞춤화된 서비스를 전달하는 것이 반드시 필요하다.

참고문헌

Acton, G. J., & Kang, J. (2001). Interventions to reduce the burden of caregiving for an adult with dementia: A meta-analysis. Research in Nursing & Health, 24(5), 349-360.

Andersen, R., & Newman, F. (1973). Societal and individual determinants of medical care utilization in the United States. Milbank Memorial Fund Quarterly, 51(1), 95-124.

Anderson, R. T., Bradham, D. D., Jackson, S., Heuser, M. D., Wofford, J. L., & Colombo, K. A. (2000). Caregivers' unmet needs for support in caring for functionally impaired elderly persons: a community sample. Journal of Health Care for the Poor and Underserved, 11(4), 412-429.

Atlee, K. (2001). Market research report: Message testing. Bethesda: National Family Caregivers Association & National Alliance for Caregiving.

Barusch, A. S., & Spaid, W. M. (1991). Reducing caregiver burden through short-term training: Evaluation findings from a caregiver support project. Journal of Gerontological Social Work, 17(1-2), 7-33.

Belmin, J., Hee, C., & Ollivet, C. (1999). A health education program lessens the burden of family caregivers of demented patients. Journal of the American Geriatric Society, 47(11), 1388-1389.

Boothroyd, R. A., Kuppinger, A. D., Evans, M. E., Armstrong, M. I., & Radigan, M. (1998). Understanding respite care use by families of children receiving short-term, in-home psychiatric emergency services. Journal of Child and Family Studies, 7(3), 353-376.

Botsford, A. L. (1994). Caregiver support in rural areas: A stepping stone to case management for rural hospitals. Journal of Gerontological Social Work, 20(3-4), 147-165.

Bourgeois, M. S., Schulz, R., & Burgio, L. (1996). Interventions for caregivers of patients with Alzheimer' s disease: A review and analysis of content, process, and outcomes. International Journal of Aging and Human Development, 43(1), 35-92.

Braithwaite, V. (1998). Institutional respite care: breaking chores or breaking social bonds? The Gerontologist, 38(5), 610-617.

Brodaty, H. (1992). Carers: Training informal carers. In T. Arie(Ed.), Recent advances in psychogeriatrics (2nd ed.). Edinburgh: Churchill Livingstone.

Brown, J. W., Chen, S. L., Mitchell, C., & Province, A. (2007). Help-seeking by older husbands caring for wives with dementia. Journal of Advanced Nursing, 59(4), 352-360.

Brown, R., Pain, K., Berwald, C., Hirschi, P., Delehanty, R., & Miller, H. (1999). Distance education and caregiver support groups: Comparison of traditional and telephone groups. Journal of Head Trauma Rehabilitation, 14(3), 257-268.

Bruce, D. G., & Paterson, A. (2000). Barriers to community support for the dementia carer: A qualitative study. International Journal of Geriatric Psychiatry, 15(5), 451-457.

Buckwalter, K. C., Davis, L. L., Wakefield, B. J., Kienzle, M. G., & Murray, M. A.

(2002). Telehealth for elders and their caregivers in rural communities. Family & Community Health, 25(3), 31-40.

Buckwalter, K. C., Gerdner, L., Kohout, F., Hall, G. R., Kelly, A., Richards, B., et al. (1999). A nursing intervention to decrease depression in family caregivers of persons with dementia. Archives of Psychiatric Nursing, 13(2), 80-88.

Bullock, K., Crawford, S. L., & Tennstedt, S. L. (2003). Employment and caregiving: Exploration of African American caregivers. Social Work, 48(2), 150-162.

Calasanti, T., & King, N. (2007). Taking 'women's work' 'like a man' : Husbands' experiences of care work. Gerontologist, 47(4), 516-257.

Carmichael, F., & Charles, S. (2003). The opportunity costs of informal care: Does gender matter. Journal of Health Economics, 22(5), 781-803.

Chambers, M., & Connor, S. L. (2002). User-friendly technology to help family carers cope. Journal of Advanced Nursing, 40(5), 568-577.

Chappell, N. L., Reid, R. C., & Dow, E. (2001). A typology of meanings based on the caregiver' s point of view. Journal of Aging Studies, 15(2), 201-216.

Coe, M., & Neufeld, A. (1999). Male caregivers' use of formal support. Western Journal of Nursing Research, 21(4), 568-588.

Colantonio, A., Cohen, C., & Pon, M. (2001). Assessing support needs of caregivers of persons with dementia: Who wants what? Community Mental Health Journal, 37(3), 231-243.

Corbeil, R. R., Quayhagen, M. P., & Quayhagen, M. (1999). Intervention effects on dementia caregiving interaction: A stress-adaptation modeling approach. Journal of Aging and Health, 11(1), 79-95.

Corcoran, M. A., & Gitlin, L. N. (1992). Dementia management: An occupational therapy home-based intervention for caregivers. American Journal of Occupational Therapy, 46(9), 801-808.

Cox, C. (1999). Race and caregiving: Patterns of service use by African-American and White caregivers of persons with Alzheimer' s disease. Journal of Gerontological Social Work, 32(2), 5-19.

Eaves, Y. D. (1999). Family recruitment issues and strategies: Caregiving in rural African Americans. Nursing Research, 48(3), 183-187.

Farran, C. J. (2001). Family caregiver intervention research: Where have we been? Where are we going? Journal of Gerontological Nursing, 27(7), 38-45.

Farran, C. J., & Keane-Hagerty, E. (1994). Interventions for caregivers of persons with dementia: Educational support groups and Alzheimer's association support groups. Applied Nursing Research, 7(3), 112-117.

Gallagher-Thompson, D., Coon, D. W., Solano, N., Ambler, C., Rabinowitz, Y., & Thompson, L. W. (2003). Change in indices of distress among Latino and Anglo female caregivers of elderly relatives with dementia: site-specific results from the REACH national collaborative study. Gerontologist, 43(4), 580-591.

Gallagher-Thompson, D., Solano, N., Coon, D., & Arean, P. (2003). Recruitment and retention of Latino dementia family caregivers in intervention research: Issues to face, lessons to learn. Gerontologist, 43(1), 45-51.

Gallo, J. J., Reichel, W., & Andersen, L. M. (1995). Handbook of geriatric assessment. Gaithersburg: Aspen Publishers, Inc.

Gerdner, L. A., Hall, G. R., & Buckwalter, K. C. (1996). Caregiver training for people with Alzheimer's based on a stress threshold model. Image Journal of Nursing Scholarship, 28(3), 241-246.

Gitlin, L. N., Corcoran, M., Winter, L., Boyce, A., & Hauck, W. W. (2001). A randomized controlled trial of a home environmental intervention: Effect on efficacy and upset in caregivers and on daily function of persons with dementia. Gerontologist, 41(1), 4-14.

Glueckauf, R. L., Ketterson, T. U., Loomis, J. S., & Dages, P. (2004). Online support and education for dementia caregivers: Overview, utilization, and initial program evaluation. Telemedicine Journal of E Health, 10(2), 223-232.

Hennessy, C. H., John, R., & Anderson, L. A. (1999). Diabetes education needs of family members caring for American Indian elders. Diabetes Educator, 25(5), 747-754.

Hirsch, C. (1996). Understanding the influence of gender role on the assumption of family caregiving roles by men. International Journal of Aging and Human Development, 42(2), 103-121.

Hoffmann, M. K. (2002). Self-awareness in family caregiving: A report on the communications environment. Bethesda: National Family Caregiver Association, Kensington, MD, & National Alliance for Caregiving.

Houde, S. C. (2001). Men providing care to older adults in the home. Journal of Gerontological Nursing, 27(8), 13-19.

Kaye, L. W., & Appelgate, J. S. (1990). Men as caregivers to the elderly: Understanding and aiding unrecognized family support. Lexington: Lexington Books.

Knight, B. G., Lutzky, S. M., & Macofsky-Urban, F. (1993). A meta-analytic review of interventions for caregiver distress: Recommendations for future research. Gerontologist, 33(2), 240-248.

Kramer, B. J. (2002). Men cargivers: An overview. In B. J. Kramer & E. H. Thompson (Eds.), Men as caregivers: Theory, research, and service implications. New York: Springer Publishing Co.

Kramer, B. J., & Lambert, D. (1999). Caregiving as a life course transition among older husbands: A prospective study. Gerontologist, 39(6), 658-667.

Kutner, G. (2001). Caregiver identifications study. Washington: American Association of Retired Persons.

Laditka, S. B., Pappas-Rogich, M., & Laditka, J. N. (2001). Home and community-based services for well educated older caregivers: Gender differences in attitudes, barriers, and use. Home Health Care Services Quarterly, 19(3), 1-17.

Lilly, M. B., Laporte, A., & Coyte, P. C. (2007). Labor market work and home care's unpaid caregivers: a systematic review of labor force participation rates, predictors of labor market withdrawal, and hours of work. The Milbank Quarterly, 85(4), 641-690.

Loyd, M., & Carson, A. (2005). Culture shift: Empowerment and cooperative inquiry. Journal of Psychiatric and Mental Health Nursing, 12(2), 187-191.

McDonald, J. C., Stetz, K. M., & Compton, K. (1996). Educational interventions for family caregivers during marrow transplantation. Oncology Nursing Forum, 23(9), 1432-1439.

McMillan, S. C., Small, B. J., Weitzner, M., Schonwetter, R., Tittle, M., Moody, L, et al. (2006). Impact of coping skills intervention with family caregivers of hospice patients with cancer: A randomized clinical trial. Cancer, 106(1), 214-222.

Miller, D., Shewchuk, R., Elliot, T. R., & Richards, S. (2000). Nominal group technique: A process for identifying diabetes self-care issues among patients and caregivers. Diabetes Educator, 26(2), 305-314.

Mohide, E. A., Pringle, D. M., Streiner, D. L., Gilbert, J. R., Muir, G., & Tew, M. (1990). A randomized trial of family caregiver support in the home management of dementia. Journal of the American Geriatric Society, 38(4), 446-454.

Monahan, D. J., Greene, V. L., & Coleman, P. D. (1992). Caregiver support groups: Factors affecting use of services. Social Work, 37(3), 254-260.

Morgan, D. G., Semchuk, K. M., Stewart, N. J., & D' Arcy, C. (2002). Rural families caring for a relative with dementia: Barriers to use of formal services. Social Science and Medicine, 55(7), 1129-1142.

Murphy, M. R., Escamilla, M. I., Blackwell, P. H., Lucke, K. T., Miner-Williams, D., Shaw, V., et al. (2007). Assessment of caregivers' willingness to participate in an intervention research study. Research in Nursing & Health, 30(3), 347-355.

National Alliance for Caregiving and American Association for Retired Persons. (1997). Family caregiving in the US: Findings from a national survey. Washington: National Alliance for Caregiving.

National Alliance for Caregiving & Center for Productive Aging. (2003). The Metlife study of sons at work balancing employment and eldercare. Westport: Mature Market Institute, Metlife.

National Family Caregiver Association & National Alliance for Caregiving. (2001). Family caregivers self-awareness and empowerment project: A report on formative focus groups. Washington: Lake Snell Perry & Associates.

National Family Caregivers Association (2000). Caregiver Survey 2000. Kensington, MD: National Family Caregivers Association. (www.nfcacares.org).

National Family Caregivers Association. (2001). Survey of self-identified family caregivers. Kensington, MD: National Family Caregivers Association. (www.thefamilycaregiver.org).

Navaie-Waliser, M., Feldman, P. H., Gould, D. A., Levine, C., Kuerbis, A. N., & Donelan, K. (2001). The experiences and challenges of informal caregivers: Common themes and differences among whites, blacks, and Hispanics. Gerontologist, 41(6), 1-9.

Navaie-Waliser, M., Feldman, P. H., Gould, D. A., Levine, C., Kuerbis, A. N., & Donelan, K. (2002). When the caregiver needs care: The plight of vulnerable family caregivers. American Journal of Public Health, 92(3), 409-413.

Navaie-Waliser, M., Spriggs, A., & Feldman, P. H. (2002). Informal caregivers as long-term care providers: Differential experiences by gender. Medical Care, 40(12), 1249-1259.

Pedlar, D. J., & Smyth, K. A. (1999). Introduction: Caregiver attitudes, beliefs, and perceptions about service use. Journal of Applied Gerontology, 18(2), 141-144.

Pickett-Schenk, S. A. (2003). Family education and support: Just for women only? Psychiatric Rehabilitation Journal, 27(2), 131-139.

Ripich, D. N. (1994). Functional communication with AD patients: A caregiver training program. Alzheimer Disease Association Disorders, 8(3), 95-109.

Robinson, K., & Yates, K. (1994). Effects of two caregiver-training programs on burden and attitudy toward help. Archives of Psychiatric Nursing, 8(5), 312-319.

Rosswurm, M. A., Larrabee, J. H., & Zhang, J. (2002). Training family caregivers of dependent elderly adults through on-site and telecommunications programs. Journal of Gerontological Nursing, 28(7), 27-38.

Scharlach, A. E., Giunta, N., Chow, J. C., & Lehning, A. (2008). Racial and ethnic variations in caregiver service use. Journal of Aging and Health, 20(3), 326-346.

Schmall, V. L. (1995). Family caregiver education and training: Enhancing self-efficacy. Journal of Case Management, 4(4), 156-162.

Silliman, R. A., Bhatti, S., Khan, A., Dukes, K. A., & Sullivan, L. M. (1996). The care of older persons with diabetes mellitus: families and primary care physicians. Journal of the American Geriatric Society, 44(11), 1314-1321.

Sorensen, S., Pinquart, M., & Duberstein, P. (2002). How effective are interventions with caregivers? An updated meta-analysis. Gerontologist, 42(3), 356-372.

Stoltz, P., Uden, G., & Willman, A. (2004). Support for family careers who care for an elderly person at home - a systematic review. Scandinavian Journal of Caring and Sciences, 18(2), 111-119.

Teri, L. (1999). Training families to provide care: Effects on people with dementia. International Journal of Geriatric Psychiatry, 14(2), 110-119.

Toseland, R. W., & Rossiter, C. M. (1989). Group interventions to support family caregivers: A review and analysis. Gerontologist, 29(4), 438-448.

Visser-Meily, A., van Heugten, C., Post, M., Schepers, V., & Lindeman, E. (2005). Intervention studies for caregivers of stroke survivors: A critical review. Patient Education and Counseling, 56(3), 257-267.

Wagner, D. L. (1997). Comparative analysis of caregiver data for caregivers to the elderly: 1987 and 1997. Bethesda: National Alliance for Caregiving.

Whittier, S., Scharlach, A. E., & Dal Santo, T. S. (2005). Availability of caregiver support services: Implications for implementation of the National Family Caregiver Support Program. Journal of Aging and Social Policy, 17(1), 45-62.

제 3 장 | 돌봄제공자 교육 및 지지 프로그램의 활용패턴

데보라 모나한
(Deborah J. Monahan)

이 장은 심리교육적 지지집단과 일시보호에 중점을 둔 돌봄제공자 교육 및 지지 프로그램의 활용패턴을 분석한 것으로, 쟁점과 정의, 개념적 틀, 연구 및 현행 임상 경험으로부터의 근거에 관한 내용을 담고 있다. 이 장은 (1) 누가 교육 및 지지집단 프로그램에 참여하는가; (2) 어떤 특별한 개입방법이 사용되는가; (3) 프로그램 참여가 주는 의미는 무엇인가; (4) 참여로 인한 긍정적 성과는 무엇인가로 구성되어 있다. 이 장에서 살펴볼 연구로는 활용의 결과뿐 아니라 활용 자체에 초점을 둔 연구들이며, 경우에 따라 보건서비스의 이용과 비용산출에 대한 연구도 포함된다. 또한 향후 돌봄제공자에 대한 교육적, 지지적 개입의 위상을 살펴보고, 이와 더불어 연구와 임상적 실천, 정책 및 옹호 측면에서의 함의도 살펴볼 것이다. 거동이 불편한 노인을 돌보는 가족들 중 지역사회를 기반으로 한 교육 및 지지 프로그램의 도움을 받고 있는 사람들이 점차 늘어나고 있다. 앞으로도 점점 더 많은 베이비붐 세대들이 퇴직을 하게 되고 만성질환을 앓게 됨에 따라 그만큼 지지적인 교육 서비스를 필요로 하는 노인들은 증가하게 될 것이다(National Alliance for Caregiving-NAC, AARP, & MetLife, 2009; MAC &

AARP, 2005).

물론 사회경제적 지위나 거주지위(residential status)[4]에 따라 다르긴 하겠지만 베이비붐 세대가 필요로 하는 서비스는 대체로 돌봄제공자에 대한 지지, 의료서비스, 정보 및 연계, 자원봉사기회, 고용 및 퇴직상담, 건강보험 등일 것으로 예상된다(Maloney, 1998). 그러나 서비스 활용에 대한 연구는 몇몇 서비스에만 집중되어 있기 때문에 "돌봄제공자들이 서비스를 이용하기로 결정하는 것에 관한 축적된 증거가 필요하다" (Hong, 2010, p. 98). 전문적으로 제공되는 서비스가 충분하지 않은 지금과 같은 상황에서는 점증하는 돌봄부담의 대부분을 가족이나 비공식적인 돌봄체계가 감당할 수밖에 없다. 돌봄비용이 너무 비싸거나 서비스가 부족하게 되면, 베이비부머의 안녕에 해를 끼치게 되는 것은 당연하며(Ervin, 2000), 결국 비공식적 돌봄체계에도 심각한 부담을 안겨 주기 때문에, 어떻게 교육 및 지지 프로그램이 활용되고 있는가, 그리고 이들 프로그램이 가족에게 필요한 서비스를 제공하고 있는가 하는 것을 검토해 보는 것은 매우 중요하다.

돌봄을 제공하는 사람들이 수적으로 증가하면서 개입 프로그램도 발달하게 되었다. 관련 연구들은 주로 심리교육적 지지집단 개입에 대한 것이었는데 이들 프로그램은 정서적 지지, 정보적 지지 그리고 대처기술 향상을 주요 내용으로 하고 있다(Monahan, 1994). 돌봄제공자들을 위한 핵심적인 개입양상이 교육 및 지지집단이기 때문에, 그 효능에 영향을 주는 요인에 대한 관심도 높아졌으며, 이 장에서도 그와 같은 심리교육적 지지집단 개입에 초점을 두고자 한다.

돌봄제공자들이 개입 프로그램 참여를 통해 배우고자 하는 것은 어떻게 가족 구성원들-특히 배우자나 부모-에게 효과적인 돌봄을 제공할 것인가이다. 그들은 관련된 정보를 얻기 원하며, 자신들이 제대로 돌봄

---

4) 시민권자, 영주권자, 불법이민자 등과 같은 거주권과 관련된 지위를 말한다(역자주).

을 제공하고 있는지를 확인받고 싶어한다. 또한 돌봄제공자들은 프로그램 참여를 통해 다른 돌봄제공자들을 만나게 됨으로써 그 자체로 안정감을 느끼기도 한다. 미국의 경우, 교육 및 지지집단은 종교단체에서도 진행하고 있으며, 비영리 사회서비스 기관이나 의료센터 및 병원에서도 노인들에게 어떻게 돌봄을 제공할 것인가를 가족구성원들이 배울 수 있도록 하는 기회를 제공하고 있다. 이들 프로그램의 상당수는 무료이거나 소정의 참가비를 받고 있으며, 낮시간이나 저녁시간 또는 주말을 이용해 돌봄제공자들이 참여할 수 있도록 운영되고 있다.

지난 20년간 이와 같은 개입 프로그램을 통해 우리가 배운 교훈은 무엇인가? 그리고 다음 세대의 돌봄제공자를 위해 개선되어야 할 것은 무엇인가? 가족돌봄제공자에 대한 근거기반 심리치료에 대한 최근 고찰에서 갤라허-톰슨과 쿤(Gallagher-Thompson & Coon, 2007)은 이러한 개입 프로그램의 설계와 실행이 꾸준히 개선되어왔음을 주장하였다. 이 장은 만성질환자나 허약한 노인 및 가족을 돌보는 사람들에게 좀 더 효과적인 개입이 이루어지도록 하기 위해 이들 프로그램이 어떻게 활용되는가를 살펴본다.

쟁점에 대한 개관 : 왜 활용패턴을 연구하는가?

서비스 프로그램의 활용패턴을 연구하는 것은 서비스 욕구를 이해하는 네 도움을 준다. 프로그램이 활용되지 않고 있는가 아니면 과도하게 활용되고 있는가 하는 것은 해당 프로그램에 대한 수요와 질, 만족 정도를 말해주는 것이며, 궁극적으로는 서비스에 대한 실세 욕구를 반영한다고 할 수 있다. 전국돌봄연합(NAC)과 미국퇴직자협회(AARP, 2005)[5]의

5) AARP 재단은 회원제로 운영되는 비영리 단체로 50세 이상 미국인들에게 법률적 서비스 및 기본적 필요 (음식, 주거, 안전, 소득 등)를 제공한다(www.aarp.org) (역자주).

조사에 따르면 돌봄제공자들은 이미 가족 외부로부터 서비스를 받고 있으며, 10명 가운데 8명(79%)정도는 자신을 위한 시간을 확보하는 것, 돌보는 사람의 안전을 유지하는 것, 일과 가족의 균형을 유지하는 것, 거주시설을 선택하는 것 중 적어도 한 가지 이상에 대해 더 많은 도움과 정보가 필요하다고 생각하였다. 서비스 활용에 대해 더 잘 이해하고 있을 때 우리는 비공식적 돌봄과 공식적 돌봄 간의 관계에 대해서도 알 수 있게 된다. 이로 인한 혜택은 지원을 받는 사람과 지원을 제공하는 사람 모두에게 주어진다(King,2006). 전국장기요양조사(National Long-Term Care Survey)의 자료를 사용하여, 스필만과 블랙(Spilman & Black, 2005)은 1994년과 1999년 사이에 공식적 돌봄을 이용하는 비율이 43%에서 34%로 감소했다고 보고하였다. 다시 말하면, 비공식적 돌봄에 전적으로 의존하고 있는 돌봄수혜자의 비율이 1994년에는 57%였으나 1999년에는 2/3이상, 즉 66% 이상으로 증가했다는 것을 의미한다. 특히 활용패턴은 서비스의 질적 측면을 반영한다. 일반적으로 프로그램은 이를 이용하는 소비자가 있을 때 성공했다고 간주된다. 프로그램의 질과 명성 역시 서비스 이용 경향에 영향을 주며, 산출 연구에서 효과성을 측정하는 척도가 될 수 있다. 또한 서비스 활용도는 프로그램의 비용효과를 평가하는 산출변수로서도 사용되어 왔다.

돌봄제공자에 대한 교육 및 지지적 개입이 인기가 높다고 해도, 모든 사람들이 이런 개입을 선호하는 것은 아니다. 실제로 어떤 돌봄제공자들은 그들 자신의 돌봄을 향상시키기 위한 별도의 서비스를 필요로 하지 않는다. 그들은 책을 통해서 또는 친구나 친척들을 통해 돌봄에 대해 배우면서 자신의 문제를 해결하기를 선호하고, 돌봄제공에 대한 민감한 사안들을 가족외부의 사람과 논의하는 것을 원하지 않는다. 그들에게 전문가란 외부인의 참견이나 일종의 간섭으로 간주된다. 또 어떤 사람들은 자신의 집이나 동네에서 아무리 멀더라도 모임에 반드시 참석해야 한다는 것 때문에 오히려 집단 개입프로그램 참여를 원하지 않을 수도 있다. 그러나 집단경험은 여전히 수많은 돌봄제공자에게 돌봄으로 인해 초래되는 복잡함에서 벗어나 휴식을 얻을 수 있게 해주며, 가족돌봄제공에 대한 많은 정보를 얻을 수 있는 좋은 기회를 제공한다. 교육자와 연구자로서 우리는 이들 프로그램이 어떻게 작동하는가 그리고 가족들이 효과적으로 서비스를 사용할 수 있도록 돕는 전략을 어떻게 제공할 것인가에 대해 이해할 필요가 있다. 만약 서비스가 필요하더라도 이용가능한 서비스가 없다면 또는 이용할 수 있는 서비스는 있으나 그 질이 좋지 않다면 어떻게 할 것인가? 임상가와 연구자들은 서비스가 충분하거나 충분하지 않은 이유에 대해 정확히 지적해 줄 수 있기를 원하며, 그렇게 함으로써 필요한 경우 돌봄제공자들이 이용가능한 자원에 접근할 수 있도록 해준다.

교육 및 지지집단이 돌봄제공자를 돕는 방법

교육 및 지지 프로그램에 대한 정의는 매우 다양하다. 소렌슨, 핀쿼트, 듀버스타인(Sorensen, Pinquart & Duberstein, 2002:357)은 심리교육적 개입을 돌봄욕구에 효과적으로 반응하도록 훈련시킬 뿐 아니라 질병의 진행과정과 자원 그리고 서비스에 대한 정보를 제공하는 데 목적을 둔 구조화된 프로그램으로 정의한다. 한편, 지지적 개입은 돌봄제공과 관련된 문제나 성공의 경험 그리고 감정에 대해 서로 의견을 나눌 수 있도록 하기 위하여 참여자들 간의 라포형성에 초점을 둔 것으로, 전문가 혹은 동료가 진행하는 비구조화된 지지집단을 말한다. 교육자들의 주요 역할은 이런 프로그램들의 효과성이 극대화되도록 발전시키는 것에 있다(Monahan, 1994). 지지적 집단 프로그램의 구성요소들 중 사정

(assessment)이 가능한 것으로는 교육 및 지지 집단의 목적을 훑어보는 것, 프로그램의 경계를 이해하는 것, 몇 회의 세션으로 진행하는 것이 적절한가를 결정하는 것, 형태와 장소의 선택 그리고 조직적 구조를 사정하는 것 등이 있다.

허약한 노인들을 위한 지지적 개입 연구에서 맥콜리온과 토슬랜드(MaCallion & Toseland, 1995)는 심리교육적 집단이 돌봄제공자에게 어떤 도움을 주는지를 밝혔는데, 여기에는 돌봄수혜자의 상태에 대한 돌봄제공자들의 이해를 증진시키는 것, 대처능력을 향상시키는 것, 자신을 좀 더 잘 돌볼 수 있도록 격려하는 것, 재가돌봄과 행동관리기술을 향상하는 것, 친척과의 관계에서 발생하는 문제를 개선하는 것이 포함된다. 또한 이들은 상호지지와 심리교육적 집단이 비교적 적은 사회비용으로 돌봄제공자들의 상황을 극복할 수 있도록 도울 수 있다고 주장한다. 지지적 집단개입은 사회적으로 고립된 돌봄제공자들 간의 연대를 강화하고, 지역사회자원에 대해 교육하며, 대안적 대처기술을 제공함으로써 돌봄제공자들이 자신의 욕구를 충족할 수 있도록 돕는다. 전국돌봄연합이 미국퇴직자협회와 함께 수행한 1,247명의 돌봄제공자에 대한 최근 연구에서 7%가 지지집단에 참여한 적이 있다고 응답했는데, 앞서 언급한 모든 이유들 때문에 지지집단은 가족돌봄과 관련된 역할과 과제에 대해 배울 수 있는 매우 대중적인 개입방법으로 자리잡았다.

개념적 틀과 이론적 틀

돌봄제공자에 대한 교육과 지지집단이 등장하게 된 배경에는 가족을 돌보는 것이 성인기에 누구나 겪게 되는 일종의 통과의례처럼 되었다는 것(Brody, 1985)과 그 새로운 역할을 배울 수 있는 기회를 지지집단이

제공하기 때문이라고 할 수 있다. 다음은 돌봄이라는 새로운 역할 전환을 통해 돌봄제공자로서 품게 되는 질문과 쟁점들의 예이다.

> *저는 최근에 돌봄제공자가 되었어요. 엄마의 상태가 좋지 않은데 나는 정작 무엇을 어떻게 해야 할지 모르겠어요. 엄마는 골반 수술을 받으셨고 혼자 살고 계세요. 제가 하루 종일 엄마와 함께 있어줘야 하는지, 어떻게 내 가족도 돌보면서 동시에 엄마의 일상까지 관리할 수 있을지 모르겠어요.*

> *제 남편은 길을 잃어버려 자기가 어디에 있는지 몰라도 계속 운전을 해요. 내가 자기 아내라는 걸 그 사람이 과연 기억할 수 있을까 모르겠어요. 남편은 먹으려고 하지도 않고 도대체 제가 무엇을 해야 하나 싶어요.*

> *저는 누군가를 돌보는 일에 익숙치 않아요. 저한테는 어려운 일이죠. 제가 그걸 할 수 있을지 정말 모르겠어요.*

가족돌봄제공의 증가로 인해 우리는 돌봄제공이 하나의 활동이면서 동시에 돌봄제공자의 네트워크와 사회적 지지, 심리적 안녕감까지 변화시킬 수 있는 일종의 지위적 전환(status transition)이라는 것을 알게 되었다(Pillemer, Suitor, & Wethington, 2003). 배우자에게 심장마비나 뇌졸중과 같이 예상치 못한 질병이 닥쳤을 때 돌봄제공자는 무엇을 해야 하는지, 어떻게 수많은 돌봄과업들을 다루어야 하는지 잘 모를 것이다. 특히 중년기 이후의 신체적 인지적 상태에서 그런 갑작스럽고 극적인 변화를 겪게 된다면 돌봄제공자들은 보다 쉽게 역할 전환을 할 수 있도록 돕는 교육과 지지집단 개입을 더 많이 활용할 것이다. 서비스 활용을 이해하기 위한 주요 이론적 틀은 엔더슨과 뉴만(Anderson & Newman, 1973)의 의료적 돌봄 활용에 대한 결정요인 모델이다. 이 모델에 따르면, 활용은 개인이 처한 상황과는 별개로 개별 돌봄제공자가 지닌 서비스 이용에 대한 성향, 즉 기성요인(성이나 연령과 같은 사회인구학적 변수)에 의해, 그리고 서비스 이용자가 사용할 수 있는 자원의 차이를 설명하는 조력요인 (교통수단이나 건강보험 등) 그리고 심각한 건강상의 문제로 인해 영향을 받는 욕구요인들(개인이 지각한 부담이나 관련질병 등)에 의해 결정된다. 후속 연구에서 앤더슨(Andersen, 1995)은 비록 건강서비스가 가족을 분석 단위로 보고 있긴 하지만 가족차원에서 측정하는 것이 쉽지 않아 개인으로 그 단위를 변경했다고 설명한다. 앤더슨은 활용을 실용적인 차원에서 보았다. 그는 서비스를 이용함으로써 건강상태나 소비자의 만족도가 개선된다는 것이 연구를 통해 증명될 때 비로소 효과적인 접근이 가능하다고 주장한다. 이 모델은 서비스 이용에 대한 심리사회적 결정요인들, 예를 들면 태도나 지식, 사회적 규범 그리고 통제에 대한 지각정도 등과 같은 요인이 인종이나 민족 집단별로 장기 돌봄을 이용하는 데 어떤 차이가 있는지를 연구하는 지침이 될 수 있다(Bradley et al., 2002). 흑인계 미국인과 백인 포커스 그룹 구성원들을 대상으로 확대모델을 적용해 본 결과, 장기 돌봄에 대한 정보 접근이나 돌봄제공의 기대에 대한 사회적 규범 그리고 사생활 보호 및 자기 결정에 대한 관심 등의 영역에서 많은 편차가 나타났다.

지역사회에 거주하는 치매노인의 건강 및 대인서비스 이용에 대해 엔더슨의 1995년 모델을 적용한 연구에서(Toseland, McCallion, Gerber & Banks, 2002; Toseland et al., 1999), 연구자들은 기존연구들로부터 치매환자와 그 가족돌봄제공자에게 유용한 33가지 보건 및 복지서비스를 찾아내 그 목록을 만들고, 현재 제공되고 있는 서비스의 지난해 이용률, 앞으로의 서비스 이용 가능성, 차년도의 서비스 이용 빈도 그리고 서비스 이용기간 등을 포함하여 서비스 활용패턴을 포괄적으로 측정했다. 그 결과 행동주의 모델은 건강 서비스보다 대인 서비스 이용에서 더 많은 격차를 나타냈다. 이 모델을 사용한 몇 가지 다른 연구들은 이 장의 후반부에 다시 다룰 것이다.

그러나 소수집단 혹은 농어촌 지역의 돌봄제공자에게 이 모델을 적용할 경우에는 좀 더 세심한 주의가 필요하다. 엔더슨의 모델을 비판하는 라디나와 바버(Radina & Barber, 2004: 17)는 정책입안자들과 임상가들이 히스패닉계[6] 돌봄제공자들을 대상으로 하는 개입 프로그램을 개발할 때 해당 인구집단 내의 차이에 대해 주의해야 한다고 경고한다. 또한 그들은 인종이나 성에 대한 측정여부와 돌봄제공자와 돌봄수혜자의 관계 역시 돌봄제공이나 그 결과에 영향을 미친다는 점을 지적하고 있다. 기존 연구에 따르면, 흑인계 미국인, 미국 원주민, 그리고 히스패닉계 미국인들은 돌봄제공의 과업을 보조해주는 공식적 서비스를 잘 이용하지 않는다(Caserta, Lund, Wright, & Redburn, 1987; Logan & Spitze, 1994; Morano & Bravo, 2002). 돌봄제공과 관련된 민족성에 대한 고찰에서 딜워스-엔더슨, 윌리엄스 그리고 깁슨(Dilworth-Anderson, Williams, and Gibson, 2002)은 가족 외부로부터 도움을 구하는 것의 의미에 대해 문화가 미치는 영향, 그리고 개인이 질병이나 장애의 의미를 지각하는 데 있어서 문화가 미치는 영향을 연구했다. 캘리포니아(California), 스칼라크(Scharlach), 지운타(Giunta), 차우(Chow), 레닝(Lehning), 그리고 델 산토(Del Santo)에 거주하는 1,508명의 돌봄제공자들을 대상으로 기성, 조력, 욕구 변수들을 회귀 분석한 결과(2008), 인종, 민족, 이민자 지위(immigrant status)는 공식적 서비스 이용에 있어 더 이상 유의미한 영향을 미치는 변수가 아니었다.

소수집단 및 농어촌 지역 돌봄제공자들을 대상으로 한 일시보호 서비

6) 히스패닉계는 멕시코에서 미국으로 이주한 사람들과 그 후예들을 일컫는다(역자주).

스 이용에 대한 연구에서 몬토로-로드리레스, 코스로스키와 몽고메리(Montoro-Rodriguez, Kosloski & Montgomery, 2003)는 서비스 활용에 대한 임상모델을 선택했는데, 그들은 서비스의 특성을 중점적으로 분석하였다. 또한 행동주의 모델(Andersen & Newman, 1973; Andersen, 1995)과는 달리, 임상모델의 요인들은 서비스 이용을 높이기 위한 조작이 가능하며, 더욱 중요한 것은 다른 모델들과 달리 서비스 이용의 설명모델을 추가할 수 있다는 점이다. 행동주의 모델은 문화적 가치나 맥락적 변수들에 충분한 주의를 기울이지 않으며, 유연성이 떨어진다는 평을 받고 있다(Wolinsky, 1994; Wolinsky & Johnson,1991).

파카스와 그 동료들(Farkas, Jette, Tennstedt, Haley, & Quinn, 2003)은 활용이 교육적 개입에 어떻게 영향을 미치는지를 이해하기 위한 중요한 개념들을 제공하고 있다. 그들은 4가지 전략을 사용함으로써 특정 이용자 집단의 학습 욕구에 표적을 맞출 수 있도록 하고 있는데 그것은 노출(돌봄제공자의 정보를 증가시킴), 경험(돌봄제공자의 긍정적 태도와 지식을 증가시킴), 전문적 기술(돌봄제공자의 확신을 증가시킴), 뿌리내림(시간이 지남에 따라 돌봄제공자들의 프로그램 활용이 증가함)이다. 그들의 4가지 전략에서 뿌리내림은 돌봄제공자들이 서비스에 대한 욕구와 이용을 결정하는 것에 대한 그들 자신의 능력을 어떻게 깨닫는가 하는 것으로도 기술된다. 대부분의 돌봄제공자는 돌봄 사례를 관리하는 사람들이며, 궁극적으로 추가적인 서비스를 이용할 것인가 말 것인가를 결정하는 것도 바로 그들이기 때문에 뿌리내림이라는 개념은 매우 중요하다.

교육과 지지집단의 현주소 : 실천, 교육, 연구와 정책/옹호

"활용"을 산출변수로 개념화한 연구들이 있는데 여기서 설정한 일차적인 질문은 "서비스 활용에 대한 심리교육적 지지 개입의 효과는 무엇인가?"이다. 이 연구들은 다음과 같은 돌봄제공자 집단에 초점을 둔다: 치매환자의 성인자녀, 치매환자의 배우자, 허약한 노인의 성인자녀와 노령 퇴역군인의 돌봄제공자. 이 연구들은 통상적으로 교육 및 지지적 개입을 중심으로 형식적 연구의 기본틀과 다양한 돌봄제공자 표본을 사용하여 미국 전역의 도시에서 수행되었다.

치매환자의 지역사회 자원활용에 대한 연구에서 케서타와 그 동료들(Caserta et al.,1987)은 활용성 연구의 어려움을 지적하고 있다. 서비스에 대한 욕구가 있다고 응답한 사람들도 서비스 이용은 저조할 수 있는데, 그 이유는 서비스 이용가능성이 희박하거나 서비스 접근이 어렵다고 생각하기 때문일 수 있으며, 혹은 돌봄제공자의 개인적 자원이 제한적이거나 자신이 매우 소진되어 있다고 여기기 때문이기도 하다. 또한 같은 연구에서 진행된 전국 돌봄제공자 서베이(*N*=597)에 따르면, 72%가 지지집단을 활용했으며, 평균 이용기간은 18.5개월(SD 표준편차 14.7)이었다. 그리고 지지집단 참가자들이 지지집단에 속해 있는 기간은 대부분(82%) 2년 이하이며, 서비스 활용의 62.5%가 일시보호서비스 이용인 것으로 나타났다. 연구자들은 비록 서비스에 대한 인지와 접근성이 서비스 활용성의 적절한 지표라고 할 수 있지만 그것이 반드시 서비스의 활용으로 이어지는 것은 아니라고 결론 내렸다. 그 대신 연구자들은 돌봄수혜자의 손상 정도와 서비스 욕구가 서비스 활용에 있어 중요한 요인이라는 것을 발견했다.

지지집단 활용의 장기적인 영향에 관하여는 어르신을 돌보는 딸과 며느리 집단(*N*=65)을 대상으로 연구된 것이 있는데, 연구 참여자들은 심리교육적 집단의 효과성 연구에 참여하기를 자원한 사람들이었다(Toseland, 1990). 이 연구는 지지망의 크기와 만족도 그리고 사회적 지지에 대한 지각을 프로그램 종결 직후와 6개월 후, 1년 후에 각각 측정하여 그 변화를 살펴봄으로써 지지집단의 장기적 효과를 측정했다. 그 결과, 치료집단에 참여한 경우 지역사회자원에 대한 지식이 증가했고 그들의 사회적 지원망의 크기가 증가했음을 알 수 있었다. 심리교육적 지지집단의 효과에 대한 후속 연구에서, 토슬랜드와 그 동료들은 집단 참여자들이 어떤 서비스가 존재하고 있는지에 대한 지식은 증가했지만 서비스를 이용하지는 않는다는 것을 발견했다(Smith & Toseland, 2006; Toseland, Rossiter, Peak, & Smith, 1990; Toseland, Labrecque, Goebel, & Whitney, 1992; Toseland, Blanchard, & McCallion, 1995; Toseland et al., 2001). 지역사회내의 서비스 활용도를 높이는 데 있어서 지지집단이 하는 역할에 관하여는 치매 지지집단에 참여하는 301명의 돌봄제공자를 표본으로 연구가 시도된 바 있다(Gonyea & Silverstein, 1991). 연구자들은 지지집단에 참석하는 가족들이 그렇지 않은 가족들에 비해 지역사회 자원을 이용하는 경향이 있다는 것을 발견했다. 또한 지지집단에 속한 기간이 좀 더 길고 지난 1년간 모임에 더 많이 참석한 사람일수록 공적 서비스를 더 많이 이용하였다.

미국 16개 주를 대상으로 지지집단 참여요인에 대한 연구를 수행한 헉스, 런드와 힐(Hurks, lund, & Hill, 1991)은 치매환자를 돌보는 돌봄제공자(*N*=490)를 조사하여 단계별 회귀분석(stepwise regression)을 하였다. 그 결과에 따르면, 모임 참여 횟수와 그 모임에 대해 참여자가 느끼는 도움 정도 그리고 돌봄제공의 기간 사이에 정적관계가 나타났다. 그런데 뜻밖의 결과는 지지집단 모임에 더 많이 참여한 사람일수록 더 낮은 삶의 만족을 보고하고 있다는 것이다. 이에 따라 연구자들은 지지집단 모임의 의제를 계획할 때 돌봄제공의 어려움뿐만 아니라 생활스트레스나 성격, 사회적 관계 그리고 노화와 관련된 이슈 등 돌봄제공자가 처한 보다 광범위한 삶의 맥락에 좀 더 관심을 두어야 한다고 결론지었다.

지역사회내 지지집단 이용과 관련된 요인 연구에서 사우스웨스트와 그 동료들은 (Southwest, Monahan, Greene, & Coleman, 1992) 엔더슨의 모델을 사용하여 허약한 노인들을 위한 교육적 지지집단에 참여하는 289명의 돌봄제공자를 조사하였다. 기성변수로는 연령과 성별이 포함되었는데, 연령이 높은 돌봄제공자들과 스페인어를 사용하는 돌봄제공자들의 경우 지지집단 참여경향이 높았으며, 성별은 중요한 예측변수가 되지 못했다. 조력변수들 가운데는 건강상태가 좋지 않은 경우 그리고 다른 조력자가 있는 경우가 가장 유의미한 예측변인으로 나타났으나 돌봄수혜자의 손상정도는 무관하였다. 그러나 앞서 살펴본 바와 같이 케세타와 동료들(Caseta et al., 1987)은 돌봄수혜자의 손상정도는 서비스 이용에 유의미한 변수가 된다고 보고하고 있다. 욕구변인에서는 치매환자를 돌보는 사람일 경우 심리적 억압이 클 때 지지집단에 참여하는 경향이 가장 높았다. 인종별 서비스 이용을 종단 연구한 콕스(Cox, 1997, 1999)는 엔더슨 모델을 사용하여 309명의 돌봄제공자를 대상으로 서비스 이용의 예측변인 및 이용자와 비이용자 간의 차이를 밝혀내고자 하였다. 그 결과 욕구요인들이 지지집단 이용에 영향을 미치는 유일한 예측변인으로 나타났다. 콕스는 인지적 손상이 있는 사람을 돌보는 가족돌봄제공자들은 대부분 지지집단의 도움을 청하지만 가장 부담감이 많다고 보고한 사람들(예를 들면, 신체적 손상자를 돌보는 경우)은 오히려 지지집단 이용을 가장 적게 한다고 결론 내렸다.

이 주제에 대한 일련의 연구들을 대상으로 메타분석이 수행되었는데, 그 중 일부는 돌봄제공자에 대한 지지적 개입의 효과에 관하여 실행된 것이며(Brodaty, Green, & Koschera, 2003; Schulz et al., 2002; Sorensen et al., 2002), 나머지는 치매를 앓고 있는 친척을 돌보는 돌봄제공자에 대한 심리사회적 개입을 분석한 것이다(Cooke, Mcnally, Mulligan, Harrison, & Newman, 2001). 이 연구들은 프로그램 효과성에 대한 산출을 측정한 것으로, 지금 논의하고 있는 활용성과도 관련이 있다. 돌봄제공자 2,040명이 포함된 개입 프로그램 연구 30편을 고찰한 결과, 브로대티와 그 동료들(Brodaty, et al., 2003)은 심리사회적 개입에 대한 돌봄제공자의 만족도와 돌봄제공에 대한 지식면에서 의미 있는 수확이 있다고 결론지었다. 돌봄제공자들은 자신들의 대처기술이 향상되었고, 훈련이 도움이 되었다고 인정했으며, 향후 훈련 프로그램에 참여할 뜻을 보였다. 한편, 소렌슨, 핀쿼트, 듀버스타인(Sorensen, Pinquart, & Duberstein, 2002)은 돌봄제공자 817명이 포함된 28개의 연구를 분석하였는데, 이 가운데 지지적 개입집단에 해당되는 연구는 6편이었고, 여기에는 총 432명의 돌봄제공자가 포함되었다. 그들은 다양한 치료유형 가운데서 심리치료적 개입과 심리교육적 개입이 모든 산출변수에서 가장 일관성 있는 긍정적 효과를 보여주고 있다고 결론 내렸다.

슐츠와 그 동료들(Schulz, et al., 2002)은 메타분석을 통해 서비스 활용의 몇 가지 측면을 지적하고 있다. 이들의 분석에 따르면, 어떤 연구에서는 공식적 서비스 이용(예를 들면, 성인 주간보호나 일시보호)과 비공식적 지지(예를 들면, 다른 가족성원으로부터 지원을 받는 것)의 측면에서 증가와 감소가 모두 관찰된다고 보고하였다. 요양원 이용에 대한 지지적 개입의 효과성 분석을 통해, 그들은 치료집단 구성원과 통제집단 구성원간의 시설 입소율이 12%에서 50%로 매우 다양한 비율을 보인다고 보고했다. 그들은 프로그램에 참여한지 12~18개월이 지난 후, 치료집단에 속했던 돌봄제공자들은 통제집단의 돌봄제공자들에 비해 자신이 돌보는 사람을 시설에 입소시키는 경우가 더 적다고 보고하였으며, 어떤 연구에서는 입소시기가 166일에서 300일 정도 지연되었다고 보고하였다. 이에 따라 슐츠와 그 동료들은 '긍정적인 효과가 제시되었다. 그러나 이 같은 효과를 얻기 위해서는 많은 양의 컨설팅과 지지 그리고 교육을 포함하는 매우 집중적이고 다차원적인 개입이 필요하다' 고 결론지었다.

다른 연구들은 요양원과 같은 값비싼 서비스의 활용이나 돌봄제공자 프로그램의 이용과 관련된 보건비용 지출의 지연을 보고하고 있다. 돌봄수혜자의 시설입소를 늦추는 경향은 돌봄제공자 지지개입에 대한 연구들에서 발견할 수 있다(Brodaty, McGilchrist, Harris, & Peters, 1993; Brodaty & Peters, 1991; Greene & Monahan, 1987; Mittelman, Ferris, Shulman, Steinberg, & Levin, 1996; Peak, Toseland, & Banks, 1995; Toseland & Smith, 2006). 무작위 통제 방식을 이용한 미틀만(Mittleman)의 연구에 따르면, 치료집단에 있는 돌봄제공자들 중 어떤 시점에서든 그들의 배우자를 요양원에 입소시키겠다고 응답한 사람은 그렇게 하겠다고 응답한 통제집단 돌봄제공자 수의 약 2/3 수준이었다. 또한 건강유지기구 (HMO)에서 실시한 건강교육프로그램의 결과에 대한 연구에서도 연구자들은 프로그램이 돌봄제공자나 그 배우자 모두에 대한 전체 HMO 비용을 줄이는 데 유의미한 영향력을 끼쳤다는 것을 발견하였다(Toseland & Smith, 2006). 이와 마찬가지로 메디케어치매질환평가(MADDE)의 4,761명 돌봄제공자에 대한 자료를 활용하여, 기글러와 그 동료들(Gaugler, et al., 2005)도 돌봄제공의 초기부터 재가도우미 서비스를 활용한 사람들은 돌봄수혜자의 시설입소를 늦추는 경향이 있다는 것을 발견했다. 최근, 레이와 그 동료들(Wray, et al., 2010)은 치매가 있는 퇴역군인과 그들의 돌봄제공자에 대한 전화 심리교육 지지집단 연구에서 단기적 비용절감이 파생되었다는 것을 발견했다.

쿡과 그 동료들(Cooke, 2001)은 개입의 15개 요소들(예를 들면, 일반적인 교육, 지지 집단, 사회적 지지, 사회적 기술훈련, 인지적 문제해결, 일시보호 등)로 이루어진 분류체계를 개발하여 40편의 연구들을 분석함으로써 개입의 효과성을 평가하였다. 연구자들은 다양한 표본크기나 감소율, 개입기간 그리고 연구 설계의 한계 등과 같은 다양한 방법론적 문제들 때문에 메타분석은 하지 않았다. 저자들은 개입의 약 2/3 정도는 심리적 안녕, 부담에 대한 지각 또는 사회적 성과와 같은 측면에서 긍정적인 결과를 지속적으로 생성하지 못하고 있다고 결론지었다. 한편, 향상을 보이는 개입 연구들 가운데서는 사회적 요소들(사회적 지지)이 포함되어 있거나 사회적 요소와 인지적(문제해결) 요소들을 조합한 경우 비교적 효과적인 것으로 나타났다. 따라서 이 같은 요소들을 교육과 지지집단 개입프로그램에 포함시킬 필요가 있다.

지난 20년간 축적된 개입 관련 연구 문헌들을 통해 우리는 프로그램 효과성을 시험하기에 충분한 자료들을 모을 수 있었다. 초창기 메타분석연구(Knight, Lutzky, & Macofsky-Urban, 1993; Toseland, & Rossiter, 1989)에서는 보다 엄격한 방법론적 접근이 요청된다고 했었다. 물론 그 때에 비해 많은 발전이 있었지만 프로그램 실행전략에서 워낙 많은 변이가 나타나기 때문에 향후 평가에 있어서 큰 도전을 줄 것으로 여겨진다. 여기서 변이란 프로그램의 기간, 표본의 크기, 프로그램의 목적, 집단의 구성(배우자, 성인자녀, 그리고 다른 친척들), 임의추출방법, 통제/비교 집단의 선택 등과 같은 것을 말한다. 이와 같은 여러 가지 난제가 남아 있음에도 불구하고, 이들 프로그램의 상당수는 더욱 확대되고 있으며, 지역사회서비스체계의 매우 중요한 구성요소로 자리 잡아가고 있다. 교육 및 지지집단은 미국 전역의 모든 시에서 허약한 노인과 그들의 가족을 위해 제공되고 있으며, 이들 프로그램은 대부분 무료거나 소정의 이용료를 받고 있다. 대개 프로그램은 지역사회의 교회나 학교, 비영리 서비스기관이나 병원 또는 직장 등 근거리에서 제공된다. 이들 프로그램의 인기가 높다는 것은 그만큼 소비자들이 그 프로그램을 좋아하고 프로그램에 참여함으로써 유용한 지식을 얻을 수 있다는 것을 의미한다. 또한 이들 프로그램 가운데 어떤 것들은 비용절감의 효과가 있으며, 고비용의 시설보호를 늦춘다는 증거들 역시 나타나고 있다.

교육 및 지지집단의 향후 위상 : 실천, 교육, 연구 및 정책/옹호

이 장에서는 돌봄제공자 교육 및 지지 프로그램의 활용패턴이 실천, 교육/훈련, 연구 그리고 정책/옹호에 대해 갖는 함의뿐 아니라 향후 발생할 수 있는 수요라는 맥락에서 논의하였다. 임상가와 연구자들은 돌봄제공자가 보여주는 성과에 대하여 서비스 활용이라는 것이 어떻게 영향을 미치는지를 이해하기 위한 질문을 계속 던져야 한다. 또한 서비스가 발전되고 확장됨에 따라 프로그램 설계와 실행 상에서 발생하는 쟁점의 주요 요소들에 대해서도 특별한 관심을 기울여야 한다. 대개의 경우, 장기 개입이 필요할 것인데 이 때 개입이 얼마나 충실하게 실행되고 있는지 그리고 프로그램이 지닌 목적과 목표가 제대로 유지되고 있는지에 특별히 관심을 두어야 한다. 장기간의 개입에서 담당자가 교체될 경우 새 담당자가 원래의 프로그램 목표와 덜 친숙할 수 있고 이로 인해 어려움을 겪을 수도 있다. 아마도 바로 이와 같은 문제들 때문에 서비스 활용 증가에 대한 연구결과가 일치하지 않은 경향을 보이는데, 어떤 연구에서는 서비스 활용이 증가했다고 주장하는 한편, 또 다른 연구에서는 서비스가 있다는 것을 알고 또 어떻게 이용하는지에 대해 알게 되었더라도 서비스 활용이 증가하는 것은 아니라고 주장하는 상반되는 연구결과가 나타난다.

프로그램이 그대로 복제(replication)되었음을 증명하려면, 정확하게 가르친 내용은 무엇이며, 학습된 내용은 무엇인지 그리고 그 개입을 통해 돌봄수혜자에게 어떤 특정 효과가 나타났는지, 예를 들면 다른 사회서비스나 건강 서비스를 이용했는지, 요양원이나 병원 입소기간이 더 줄었는지 등과 같은 개입의 효과를 정확하게 문서화하는 작업이 반드시 필요할 것이다. 또한 프로그램이 개입하고자 하는 특정 인구집단을 설정하는 것에도 관심을 기울여야 한다. 다시 말해, 만약 개입의 목표가 특정한 질병을 가진 집단에 영향을 주고자 하는 것이라면 문헌에서 흔히 보듯 여러 질병 집단을 묶어 측정하기 어려운 이질성을 소개하기 보다는 그 질병과 관련된 문제와 이에 관련된 대처전략 교육에 초점을 둘 필요가 있다. 이 접근에서는 보건과 사회서비스 기관, 사회복지사와 간호사 그리고 돌봄제공자와 전문가 사이에 보다 더 큰 협력이 요청될 것이다. 훈련과 서비스 전달 차원에서 전문가와 돌봄제공자 간의 파트너쉽이 증가되어야 함은 분명한데 이를 위해서는 프로그램 효과성을 평가하기 위한 적정기금과 함께 프로그램 시연을 위한 지속적인 주와 연방 차원에서의 재정적 지원이 있어야 할 것이다. 더욱이 정책분석가들과 옹호자들의 역할이 큰데, 참여율과 다양한 이용자 집단별 성과뿐 아니라 연구를 통해 발견된 결과에도 이들이 관심을 기울이게 될 것이다.

향후 프로그램 평가를 계획하고 있다면, 그리고 활용패턴과 참여자가 보여주는 성과에 대해 설명하려 한다면, 인종, 민족 그리고 문화적 요소를 포함한 서비스 대상 인구의 인구학적 특성에 대해 세심한 주의를 기울여야 한다. 지리적 위치로 인한 영향, 특히 농어촌에 거주하는 경우에 대한 고려가 필요하다. 비록 연구 결과가 일관되지는 않지만, 어떤 연구에 따르면 치매환자의 돌봄제공자는 서비스 접근성을 강조하는 프로그램을 더 많이 이용하는 경향이 있다고 한다(Kosloski, Schaefer, Allwardt,

Montgomery, & Karner, 2002). 또 어떤 연구자들은 소수자를 모집하기 위기 위해서는 그들만이 가진 고유한 기대를 고려해야 한다고 주장한다. 환자와 돌봄제공자의 충족되지 않은 욕구, 지지집단에 속하는 것에 대해 갖는 태도, 신경정신과적 스크리닝 테스트에 대한 편견 등과 같은 서비스 활용상의 모든 장애물들은 효과적인 프로그램을 설계할 때 반드시 고려되어야 한다(Lampley-Dallas, 2002).

토슬랜드와 그 동료들(Toseland, et al., 2002)에 따르면, 향후에는 치매환자의 돌봄제공자가 이용하는 대인서비스의 적절성과 질, 그리고 그 영향에 대한 연구가 진행되어야 한다. 이는 다시 말해 서비스 이용에 대한 양적 자료를 얻기 쉬운 경우라 하더라도 양적 차원을 넘어서야 한다는 것을 의미한다. 일반적으로 서비스 질에 대한 자료나 돌봄제공자가 이용한 서비스의 영향에 대한 자료를 구하기는 어렵다. 그러나 그와 같은 자료가 이용자들 뿐 아니라 교육자들이나 연구자, 정책분석가에게 가장 가치있는 정보유형이 된다. 또한 서비스 이용에 관한 연구에서 토슬랜드와 그 동료들(Toseland, et al., 1999)은 지역사회에서 노인을 돌보는 사람들에게 유용하리라 판단되는 33개의 건강 및 대인서비스(지지집단을 포함하여)를 포함하였다. 그들은 현재와 미래의 서비스 이용 및 서비스 이용 빈도와 기간에 대해 측정했는데, 표본의 12%가 현재 지지집단에 참여하고 있다고 응답했으며, 33%가 앞으로 지지집단에 참여하고자 한다는 의도를 밝혔다. 같은 연구에서 돌봄제공자들은 다음해에 서비스를 더 많이 이용할 예정이라고 했으며, 서비스 이용의 장애물(접근성, 비용 그리고 교통수단)을 제거하는 것이 서비스 활용을 증가시킬 것이라고 하였다. 돌봄제공자들이 대인서비스 체계에서 협상할 줄 아는 역량이 강화되고, 혁신적인 서비스 전달방법이 연구된다면 향후 서비스 활용은 증가할 것이라고 연구자들은 결론지었다. 바로 이러한 것들이 돌봄제공자와 그들의 옹호자들이 수행해야할 미래의 주요한 역할이다.

향후 연구에서는 혼란변수에 의한 효과(confounding effects)를 통제하기 위한 수단으로 임의표본추출에 대해 보다 많은 관심을 기울일 필요가 있다. 또한 한 사람의 돌봄제공자가 여러 개의 개입 프로그램에 참여하게 됨으로써 각각의 개입 프로그램이 가져오는 개별적 효과성을 가늠하는 것이 어려워진다는 점에 대한 고려가 필요하며, 투여량과 관련된 쟁점 및 성과측정의 세부 항목 등에 대한 주의 깊은 분석이 요청된다. 이러한 방법론적 쟁점에 대해 관심이 증가하는 것은 개입의 비용효과를 사정하기 위한 자료를 구축하는 데 필수적이다. 더욱이, 갤러허-톰슨과 쿤(Gallagher-Thompson & Coon, 2007)에 따르면, 향후 작업은 보다 강력한 이론적 기반을 가져야 한다. 서비스 활용을 평가하려는 연구자들은 대부분의 돌봄제공자 표본이 매우 한정된 사회적 다양성[7]을 가지고 있다는 점 뿐만 아니라 돌봄제공자의 시간과 에너지 수준 그리고 건강과 관련된 제약들이 측정되지 않았다는 점으로 인해 또 다른 어려움에 직면하게 된다. 서비스에 대한 지식, 서비스 이용(예를 들어, 장기 돌봄이나 재가돌봄, 일시보호 등)과 서비스 비용 그리고 관계망의 크기 등 연구자들이 주로 사용하는 측정분야들이 개념화되어야 하며, 보다 엄격하게 측정될 필요가 있을 것이다. 집단의 크기와 교육집단의 진행자(동료 진행이냐 전문가 진행이냐)에 대한 관심 그리고 분석결과에서는 자주 언급되지 않았던 돌봄제공자가 지닌 욕구범위의 차이 때문에 이용자 유형의 이질성에 대해서도 관심이 증가하고 있다.

이 같은 개입으로 인해 생기는 한 가지 정책적 질문은 정부와 다른 공식적 서비스 제공자들이 가족돌봄제공을 지원하기 위해 얼마만큼의 비용을 지불해야 하는가이다. 한 정책분석가의 결론에 따르면, "가족은 공공정책에 의해 영향을 받거나 조종되지 않는다. 가족은 가족 자체의 역

7) 사회적 다양성은 다양한 민족 및 인종 집단, 소수자 집단을 포괄하는 다양성을 의미한다(역자주).

동에 반응한다"(Doty, 1995:120). 프로그램 효과성 측정의 어려움과 다른 여러 가지 방법론적 도전들이 존재하는 가운데서도 돌봄제공자에 대한 개입의 유용성은 나타나고 있다. 이들 프로그램은 가족 구성원들이 돌봄제공과 관련된 도전들을 극복할 수 있도록 돕는 저렴한 해결책을 제공해 준다(Greene & Coleman, 1995; McCallion & Toseland, 1995). 가족돌봄제공과 지역사회 기반의 장기적 돌봄에 관한 논의에서 등장하는 대립되는 정책적 이슈는 "대체효과"에 대한 것이다. 즉, 무료 서비스나 저렴한 서비스가 있다면 가족들은 자신들의 돌봄제공을 위한 노력을 철회할 것인가라고 하는 문제이다(Greene & Coleman, 1995; Kane & Penrod, 1995). 이 쟁점은 향후 정책분석가에게 다음과 같은 중요한 질문을 던진다: 사회와 가족 간의 책임의 균형은 무엇인가? 공식적 돌봄의 공급이 가족에 의해 제공되는 비공식적 돌봄의 양을 감소시킬 것인가?(Weiner, 2003).

교육자 및 연구자들이 실행력 있고 지속 가능한 개입 프로그램을 개발하는 데에는 비록 수많은 도전들이 있겠지만 우리가 이 부분에 더 많은 사회적 투자를 이끌어 내기 위해서는 개입 프로그램에 대한 지속적인 개발과 평가가 매우 중요하다. 돌봄제공 교육에 대한 연방정부의 최근 투자는 전국 가족돌봄제공자 지지프로그램(National Family Caregiver Support Program, NFCSP)을 탄생시켰는데, 이는 2000년 노인법 제정(Public Law 106-501)을 통해 노인청이 재정을 지원한 것이다. 이 프로그램은 돌봄제공자를 지지하기 위한 새로운 접근을 개발하고 시험함으로써 특정 인구집단과 지역사회를 연결하는 연구와 시범 프로젝트에 자금을 지원하는 것이다. 2003년 의회는 NFCSP에 대해 155,2백만 달러를 승인했는데, 이 재정은 정보, 보조, 돌봄제공자 훈련, 지지집단, 일시보호, 그리고 보조적 서비스와 같은 돌봄제공자의 욕구를 충족시키기 위한 직접적 서비스 제공을 위한 것이다(www.aoa.gov).

최근에는 공식적 돌봄의 감소추세가 나타나고 있는데 이는 1997년의 균형예산(Balanced Budget) 통과 이후 메디케어 재가건강급여가 줄어든 것과 관련 있어 보인다(Spillman & Black, 2005). 그러나 노인청가 첨단 기술과 교육, 아웃리치 및 돌봄제공자 옹호 관련 정보를 제공하는 인터넷 사용을 권장함으로써 가족돌봄제공자들에게 폭넓은 자원을 제공할 수 있도록 한 것은 고무적이다. 지역사회 서비스를 이용하지 않는 것에 대한 연구에서 브로대티와 그 동료들(Brodaty et al., 2005:542)은 응답자들이 욕구를 별로 인식하지 못하고 있을 뿐 아니라 많은 사람들이 돌봄제공의 역할에 대한 낮은 만족도와 높은 부담을 보고하고 있음에도 불구하고 정작 서비스에 대한 필요는 부인하고 있음을 발견했다. 브로대티와 동료들이 제출한 보고서 "활동 속에 열정(compassion in action, 2004)"에는 아웃리치가 서비스 활용에 어떤 영향을 미쳤는지에 대해 잘 나타나있다. 회계 연도인 2002년의 실행 결과물이 발표되었는데, 예를 들어 미국 전역의 주, 부족, 지역사회에서 약 4백만의 개인들에게 돌봄제공에 대한 정보를 제공했으며, 약 44만4천명의 돌봄제공자들이 서비스에 접근할 수 있도록 보조했고, 약 18만2천명의 돌봄제공자에게 상담, 지지집단 그리고 훈련 서비스를 제공했다. 가족돌봄제공자에 대해 연방 차원에서 지속적으로 재정지원을 하는 것은 베이비부머들이 서비스를 이용하기 시작하면서 나타나는 서비스 수요측면에서의 부담을 줄이는 데 매우 결정적이다. 가능성 있는 미래 서비스 전달의 한 가지 형태는 인터넷과 원격보건다. 인터넷과 원격보건의 사용은 지역사회의 자원을 활용하는 것에 대한 지식을 가지고 이를 효과적으로 사용할 줄 아는 새로운 세대의 소비자들에게 길을 열어 줄 것이다.

참고문헌

Administration on Aging (2004). Compassion in Action. (www.aoa.gov).

Andersen, R. M. (1995). Revisiting the behavioral model and access to medical care: Does it matter? Journal of Health and Social Behavior, 36(1), 1-10.

Andersen, R. M., & Newman, J. (1973). Societal and individual determinants of medical care utilization in the United States. Milbank Memorial Fund Quarterly, 51, 95-124.

Bradley, E. H., McGraw, S. A., Curry, L., Buckser, A., King, K. L., Kasl, S. V., et al. (2002). Expanding the Andersen model: The role of psychosocial factors in long-term care use. Health Services Research, 37(5), 1221-1242.

Brodaty, H., Green, A., & Koschera, A. (2003). Meta-analysis of psychosocial interventions for caregivers of people with dementia. Journal of the American Geriatrics Society, 51(5), 657-664.

Brodaty, H., McGilchrist, C., Harris, L., & Peters, K. E. (1993). Time until institutionaliaztion and death in patients with dementia. Archives of Neurology, 50, 643-650.

Brodaty, H., & Peters, K. (1991). Cost effectiveness of a training program for dementia caregivers. International Psychogeriatrics, 3, 11-22.

Brodaty, H., Thomson, C., Thompson, C., & fine, M. (2005). Why caregivers of people with dementia and memory loss don't use services. International Journal of Geriatric Psychiatry, 20, 537-542.

Brody, E. (1985). Parent care as a normative family stress. The Gerontologist, 25, 19-29.

Burks, V. K., Lund, D. A., & Hill, R. D. (1991). Factors associated with attendance at caregiver support group meetings. Activities, Adaptation and Aging, 15(3), 93-108.

Caserta, m. S., Lund, D. A., Wright, S. D., & Redburn, D. E. (1987). Caregivers to dementia patients: The utilization of community services. The Gerontologist, 27(2), 209-214.

Cooke, D. D., Mcnally, L., Mulligan, K. T., Harrison, J. G., & Newman, S. P. (2001).

Psychosocial interventions for caregivers of people with dementia: A systematic review. Aging and Mental Health, 5(2), 120-135.

Cox, C. (1997). Findings from a statewide program of respite care: A comparison of users, stoppers, and nonusers. The Gerontologist, 37, 511-517.

Cox, C. (1999). Race and caregiving: Patterns of service use by African-American and white caregivers of persons with Alzheimer' s disease. Journal of Gerontological Social Work, 32(2), 5-18.

Dilworth-Anderson, P., Williams, I. C., & Gibson, B. E. (2002). Issues of race, ethnicity, and culture in caregiving research: A 20-year review (1980-2000). The Gerontologist, 42(2), 237-272.

Doty, P. (1995). Family caregiving and access to publicly funded home care: Implicit and explicit influences on decision making. In R. A. Kane & J. D. Penrod (Eds.), Family caregiving in an aging society: Policy perspectives (pp. 92-122). Thousand Oaks, CA: Sage Publishers.

Ervin, S. (2000). Fourteen forecasts for an aging society. Futurist, 34(1), 24-28.

Farkas, M., Jette, A. M., Tennstedt, S., Haley, S. M, & Quinn, V. (2003). Knowledge dissemination and utilization in gerontology: An organizing framework. The Gerontologist, 43(1), 47-56.

Gallagher-Thompson, D., & Coon, D. W. (2007). Evidence-based psychological treatments for distress in family caregivers of older adults. Psychology and Aging, 22(1), 37-51.

Gaugler, J. E., Kane, R. L., Kane, R. A., & Newcomer, R. (2005). Early community-based service utilization and its effects on institutionalization in dementia caregiving. The Gerontologist, 45(2), 177-185.

Gonyea, J., & Silverstein, N. M. (1991). The role of Alzheimer' s disease support groups in families' utilization of community services. Journal of Gerontological Social Work, 16(3/4), 43-55.

Greene, V. L., & Coleman, P. (1995). Direct services for caregivers. In R. A. Kane & J. D. Penrod (Eds.), Family caregiving in an aging society: Policy perspectives (pp. 46-63). Thousand Oaks, CA: Sage Publications.

Greene, V. L., & Monahan, D. J. (1987). The effect of a professionally guided caregiver support and education program on institutionalization of care receivers. The Gerontologist, 27(6), 716-722.

Hong, S. I. (2010). Understanding patterns of service utilization among informal caregivers of community older adults. The Gerontologist, 50(1), 87-99.

Kane, R. A., & Penrod, J. D. (1995). Family caregiving in an aging society: Policyperspectives. Thousand Oaks, CA: Sage Publications.

King, V. (2006). Elderly seek to grow old together, form new support groups, Seattle Times, Al, A11.

Knight, B. G., Lutzky, S. M., & Macofsky-Urban, F. (1993). A meta-analytic reviewof interventions for caregiver distress: Recommendations for future research. The Gerontologist, 3(2), 240-248.

Kosloski, K., Schaefer, J. P., Allwardt, D., Montgomery, R., & Karner, T. (2002). Rol e of cultural factors on clients' attitudes toward caregiving, perceptions of service delivery, and service utilization. Home Health Care Services Quarterly, 2l(3-4), 65-88.

Lampley-Dallas, V. T. (2002). Research issues for minority dementia patients and their caregivers: What are the gaps in our knowledge base? Alzheimer Disease and Associated Disorders, 16(2), 46-49.

Logan, J. R., & Spitze, G. (1994). Informal support and the use of formal services by older Americans. Journal of Gerontology: Social Sciences, 49, 525-534.

Maloney, P. (1998). Future directions for public senior services: Meeting divergent needs. Generations, 22(1), 29-33.

McCallion, P., & Toseland, R. W. (1995). Supportive group interventions with caregivers of frail older adults. Social Work with Groups, 18(1), 11-25.

Mittelman, M. S., Ferris, S. H., Shulman, E., Steinberg, G., & Levin, B. (1996). Afamily intervention to delay nursing home placement of patients with Alzheimer' s disease: A randomized controlled trial. Journal of the American Medical Association, 276, 1725-1731.

Monahan, D. J. (1994). Caregiver support groups: Efficacy issues for educators. Educational Gerontologist, 20, 699-714.

Monahan, D. J., Greene, V. L., & Coleman, P. (1992). Caregiver support groups:

Factors affecting use of services. Social Work, 37(3), 254-260.

Montoro-Rodriguez, J., Kosloski, K., & Montgomery, R. (2003). Evaluating a practice oriented service model to increase the use of respite services among minorities and rural caregivers. The Gerontologist, 43(6), 916-924.

Morano, C. L., & Bravo, M. (2002). A psychoeducational model for Hispanic Alzheimer' s disease caregivers. The Gerontologist, 42(1), 122-126.

National Alliance for Caregiving (2005). Caregiving in the United States. In collaboration with AARP (Bethesda, MD).

National Alliance for Caregiving, AARP, and MetLife (2009). Caregiving in the United States. (Bethesda, MD).

Peak, T., Toseland, R., & Banks, S. (1995). Impact of a spouse-caregiver support group on care recipient health care costs. Journal of Aging and Health, 7(3), 427-449.

Pillemer, K., Suitor, J. J., & Wethington, E. (2003). Integrating theory, basic research, and intervention: Two case studies from caregiving research. The Gerontologist, 43(1), 19-27.

Radina, M. E., & Barber, C. E. (2004). Utilization of formal support services among Hispanic Americans caring for aging parents. Journal of Gerontological Social Work, 43(2/3), 5-23.

Scharlach, A. E., Giunta, N., Chow, J. C. C., Lehning, A., & Del Santo, T. (2008). Racial and ethnic variations in caregiver service use. Journal of Aging and Health, 20(3), 326-346.

Schulz, R., O' Brien, A., Czaja, S., Ory, M., Norris, R., Martire, L. M., et al. (2002). Dementia caregiver intervention research: In search of clinical significance. The Gerontologist, 42(5), 589-601.

Smith, T. L., & Toseland, R. W. (2006). The effectiveness of a telephone support program for caregivers of frail older adults. The Gerontologist, 46(5), 620-629.

Sorensen, S., Pinquart, M., & Duberstein, P. (2002). How effective are interventions with caregivers? An updated meta-analysis. The Gerontologist, 42(3), 356-372.

Spillman, B. C., & Black, K. J. (2005). Staying the course: Trends in family caregiving. Washington, D.C.: AARP Public Policy Institute.

Toseland, R. W. (1990). Long-term effectiveness of peer-led and professionally-led support groups for caregivers. Social Service Review, 64(2), 308-327.

Toseland, R., Blanchard, C., & McCallion, P. (1995). A problem solving intervention for caregivers of cancer patients. Social Science and Medicine, 40(4), 517-528.

Toseland, R., Labrecque, M., Goebel, S., & Whitney, M. (1992). An evaluation of a group program for spouses of frail elderly veterans. The Gerontologist, 32(3), 382-390.

Toseland, R. W., McCallion, P., Gerber, T., & Banks, S. (2002). Predictors of health and human services use by persons with dementia and their family caregivers. Social Science and Medicine, 55, 1255-1266.

Toseland, R. W., McCallion, P., Gerber, T., Dawson, C., Gieryic, S., & Guilamo-Ramos, V. (1999). Use of health and human services by community-residing people with dementia. Social Work, 44(6), 535-548.

Toseland, R., McCallion, P., Smith, T., Huck, S., Burgeois, P., & Garstka, T. (2001) Health education groups for caregivers in an HMO. Journal of Clinical Psychology, 57(4), 551-570.

Toseland, R. W., & Rossiter, C. M. (1989). Group interventions to support family caregivers: A review and analysis. The Gerontologist, 29(4), 438-448.

Toseland, R., rossiter, C., Peak, T., & Smith, G. (1990). The comparative effectiveness of individual and group interventions to support family caregivers. Social Work, 35, 209-219.

Toseland, R., & Smith, T. (2006). The impact of a caregiver health education program on health care costs. Research on Social Work Practice, 16(1), 9-19.

Weiner, J. (2003). The role of informal support in long term care. In Key issues in long term care. Geneva, Switzerland: World Health Organization.

Wolinsky, F. D. (1994). Health services utilization among older adults: Conceptual, measurement, and modeling issues in secondary analysis. The Gerontologist, 34(4), 470-475.

Wolinsky, F. D., & Johnson, R. J. (1991). The use of health services by older ad-ults. Journal of Gerontology, 46, 345-357.

Wray, L., Shulan, M., Toseland, R., Freeman, K., Vasquez, B., & Gao, J. (2010). The

Effect of Telephone Support Groups on Costs of Care for Veterans with Dementia. The Gerontologist, 50(5), 623-631.

제 4 장 | 가족돌봄제공자를 위한 교육 및 지지 프로그램 : 보건서비스 전달체제에 따른 최근 실천들

티모시 엘리엇
(Timothy R. Elliott)

미국에서의 가족돌봄은 중요한 사회적 변화의 맥락 속에서 발생한다. 이 변화는 만성질환자와 허약성 질환자의 경험과 적응에 직접적으로 영향을 미친다. 일상생활에서 개별 가족구성원의 건강에 더 많은 영향을 미치는 것은 타인 또는 다른 의료서비스 공급자가 아닌 가족이다(Elliott & Shewchuk, 2004). 하지만 가족은 일반적으로 건강관련 서비스를 제공하는 데 있어서 비공식적이고 보조적인 역할을 하는 것으로 이해되고 있으며, 대부분의 보건전달체계는 최전선에서 만성질환자와 허약성 질환자에게 서비스를 제공하는 가족의 기여를 간과하고 있다.

생애 어느 시점에서는 가족구성원은 돌봄제공의 역할을 감당해야 하지만, 오늘날 가족돌봄이라는 것은 고령의 가족구성원(그리고 이에 상응하는 기능적이고 인지적인 능력의 저하로 귀결되는 건강관련 문제)과 심각한 신체적 장애나 발달장애가 있는 아동을 중심으로 개념화되고 있다. 실제로 대부분의 기존연구와 현존하는 보건정책 및 공공정책은 노인 및 장애아동을 중심으로 한 돌봄상황들을 다룬다 (Schewchuk & Elliot, 2000).

하지만 미국의 보건체계는 보건비용의 증가, 유례없는 만성질환자의 증가(이들 인구의 평균수명 연장의 증가와 함께), 그리고 간호 인력의 부족이라는 어려움에 처해 있다 (Donelan et al., 2002). 미국 인구의 절반가량이 한 개 또는 그 이상의 만성질환을 가지고 있으며, 이들 중 절반은 두 개 이상의 만성질환을 가지고 있는 상황이다(Partnerships for Solutions, 2004). 지금 미국에서 만성질환은 장애와 사망의 주된 원인이다(Institute of Medicine, 2001). 미국에서 70%의 보건관련 지출은 이들 만성질환 또는 그 부작용 치료에 쓰이고 있다. 또한 만성질환과 관련된 장애의 비율도 18-51세 성인집단에서 최고의 비율로 증가하고 있다(Lakdawalla, Bhattacharya, & Goldman, 2004). 그럼에도 불구하고 보건기관과 보건서비스 전달체계는 전통적으로 해왔던 급성질환의 치료와 간헐성 질환에만 관심을 집중했지 만성질환자를 지원하는 프로그램에는 관심을 두지 않았다(Schewchuk & Elliot, 2000).

결과적으로 만성질환을 가진 채 평균수명을 다 채울 때까지 생존할 지도 모르는 사람을 가정에서 돌보고 있는 가족돌봄제공자는 자신의 정상적인 생애 역할을 제한하거나 포기해야만 하는 상황에 놓이게 된다(Lollar & Crews, 2003; Talley & Crews, 2007). 이들 가족돌봄제공자는 복잡한 의료적 과업(예를 들자면 처방대로 투약하기, 상처의 드레싱 교체하기 등)을 수행하고 치료계획(물리치료 운동 등)을 감독하기도 한다(Donelan et al., 2002). 이들은 정서적 지지에 더하여, 돌봄수혜자의 일상생활동작(ADL)을 보조해 줘야할 뿐 아니라 진료예약확인, 교통편 마련, 여가활동 준비 등으로 자신들의 일상에서 부담감이 증가한다. 대부분의 가족돌봄제공자는 이러한 역할을 자처하기도 하는데, 일반적으로 전문가 또는 간병인으로부터 아무런 지원을 받지 못한 채 이런 일을 수행하고 있다. 많은 연구에서 돌봄제공자의 개인적인 건강과 안녕은 시간이 지남에 따라 감소한다는 사실을 제시하고 있는데, 이는 그다지 놀라운 일이 아닌 셈이다(Vitaliano, Zhang, & Scanlan, 2003). 가족돌봄제공자는 일상생활에서 긍정적인 정서를 잘 경험하지 못하며(Quittner, Opipari, Regoli, Jacobsen, & Eigen, 1992), 자신의 건강에 소홀하게 된다. 정작 가족돌봄제공자 자신에게 필요한 약을 보충할 수 없게 되는 경제적 어려움을 포함하여, 자신의 개인적 욕구를 돌아볼 수 있는 여건이 되지 못하는 경우가 많다(Donelan, Falik, & DesRoches, 2001). 돌봄제공의 역할을 하기 시작할 때 건강상태가 이미 좋지 않았던 가족돌봄제공자는 특히 더 취약하며, 저학력이나 고령 및 실업도 위험요인이다 (Donelan et al., 2001; Navaie-Waliser et al., 2002).

가족돌봄제공자는 일반 보건전문가들이 받는 교육에 상응하는 훈련, 능력개발, 그리고 지속적인 지원을 받아야만 한다(Lengnick-Hall, 1995). 이러한 접근은 가족돌봄제공자들이 보건전달체계의 공식적인 연장선상에 있다는 사실과, 이들이 수행하는 돌봄의 질이 만성질환자의 건강과 안녕에 절대적이라는 사실을 공식적으로 인정하는 데서 출발해야 한다. 이 접근은 또한 상명하달식의 권위주의와는 다른 협력적인 파트너십을 필요로 하고, 이 파트너십은 연구와 서비스에 대한 욕구 및 해결책에 관한 가족돌봄제공자의 의견에 민감해야 하며, 또한 실질적으로 반응해주어야만 한다. 따라서 지역사회와 가정을 기반으로 한 재가 서비스가 더욱 더 요구된다고 봐야한다(Israel, Schulz, Parker, & Becker, 1998).

이 장에서는 다양한 교육 및 지지 프로그램이 검토될 것이며, 이 프로그램들의 효과성을 논의할 것이다. 더불어 이들 프로그램의 연구와 집행을 방해하는 요소에 대한 논의와 더불어 전략적인 서비스의 개발과 충분한 자료에 근거한 보건정책에 대한 제언을 하고자 한다.

임상적 실천 : 돌봄제공자를 위한 교육, 훈련 및 지지 프로그램

인지적 신체적 기능이 저하되고 있는 고령의 노인을 돌보는 돌봄제공자의 욕구와 염려는 노인전문분야에서 오랫동안 많은 주목을 받아왔고, 다양한 개입 프로그램들이 개발되고 평가되기도 하였다. 중증 장애와 만성질환 아동의 부모(주로 어머니)를 대상으로 하는 개입프로그램들 역시 개발되고 연구되어 왔다.

이와 대조적으로, 인생의 전성기에 장애 또는 만성질환을 얻게 된 환자의 가족돌봄제공자가 직면하는 어려움은 최근에서야 비로소 경험적 연구의 대상이 되었고, 개입 프로그램도 많지 않다. 그 결과 이 영역에서는 검증되지 않은 임상적 관행들이 성행하고 있다. 예를 들어 교육 프로그램은 비정기적으로 또는 즉흥적인 현장교육으로 이루어지는데, 보통 시간과 여건에 따라서 간호사, 물리치료사, 사회복지사 또는 의사가 담당하는 것이 일반적이다. 제3자 지불체계가 가족돌봄제공자에 대한 교육을 담당하는 임상전문가에게 그 비용을 환급해주지 않는다는 점 때문에 가족돌봄제공자를 위한 임상 프로그램이 제약을 받고 있다. 재정적 지원의 부재는 가족돌봄제공자 역할의 중요성이 인정되지 않고 있다는 것을 의미한다. 이러한 경제적 지원의 부재는 돌봄제공자 교육과 준비에 투입하는 시간과 노력의 제한으로 연결될 수밖에 없다. 대부분 경우, 임상 전문가는 무료로 임상서비스를 제공하지 않으며, 또 그러려고도 하지 않는다. 결과적으로 돌봄제공자 훈련 프로그램에 대한 대부분의 설명은 사건 중심이거나(임상적 효과성을 제시하는 연구의 부재) 연구 중심이다 (외부의 재정적 지원으로 효과성과 실효성을 검토하고 있으나 일상에서 임상적 실천을 대변하지 않는다).

일반적으로 교육 및 지지 프로그램은 제공되는 수단과 제공되는 셋팅에 따라 분류될 수 있다: 즉, 시설 및 병원 셋팅 그리고 지역사회와 가정을 기반으로 한 프로그램으로 분류된다.

병원 기반 프로그램

돌봄의 과업과 욕구에 상응하는 대처기술을 가르치는 구조화된 심리교육적 프로그램들[8)]은 가족돌봄제공자에게 유용한 것으로 보인다 (Lovett & Gallagher, 1988; Toseland et al., 2001). 이러한 접근은 고통을 겪는 돌봄제공자에게 더 효과적일 것이라는 연구결과도 있다 (Toseland, Blanchard, & McCallum, 1995). 최근 이 분야에 대한 메타분석 고찰에서는 심리교육적 프로그램이 돌봄제공자의 고통과 부담을 줄이는 데 효과가 있고, 안녕(well being)과 만족도를 증진시키는 것으로 나왔다. 그러나 효과가 가장 일관성 있게 나타나는 항목은 특정 질환에 대한 지식과 구체적인 기술의 제공이었다(Sorense, Pinquart, & Duberstein, 2002). 한편, 다른 연구에서는 돌봄제공자의 부담이 너무 크기 때문에 대부분의 심리사회적 개입은 실효성이 없다고도 한다 (Acton & Kang, 2001).

개별 돌봄제공자가 가진 고유의 욕구에 맞춰 잘 재단된 교육 프로그램은 돌봄제공자에게 보다 많은, 그리고 직접적인 유효성(relevance)이 있기 때문에 더 효과적일 수도 있다 (Brodaty, Green, & Koschera, 2003). 심리교육적 프로그램의 대표적인 속성은 이러한 수준의 정교함, 그리고 참여자의 구체적인 욕구와 이에 부합하도록 내용을 구성하는 능

8) 저자가 언급하고 있는 "심리교육적인 프로그램(psychosocial programs)"은 통상적으로 번역되는 "정신건강교육"이 아니라 돌봄제공자를 지원하기 위해 고안된 심리상담과 돌봄제공자의 고충을 덜어주는 교육으로 구성된 프로그램을 지칭한다 (역자주).

력이다 (Burman & Margolin, 1992; Campbell & Patterson, 1995). 심리교육적 개입 프로그램은 외래나 입원환자 모두에게 제공될 수 있고, 또한 지역사회와 가정을 기반으로 모두 진행될 수 있다; 이들은 또한 상이한 민족문화를 가진 다양한 집단에 맞게 응용될 수도 있다(예를 들자면, 스페인어로 진행된 경우, Gallagher-Thompson, Arean, Rivera, & Thompson, 2001). 개인 상담을 장기간에 걸쳐서 받게 하는 프로그램이 반복적으로 나타나는 스트레스 요인에 효과적으로 대처할 수 있게 하여 돌봄제공자에게 도움을 준다는 연구도 있다(이런 도움은 돌봄수혜자의 문제행동과 무관하다는 것이 드러나기도 했다; Mittelman, Roth, Haley, & Zarit, 2004).

대규모로 여러 지역에서 진행된 임상 결과에 따르면, 분명한 지시를 제공하여 훈련을 시키고 적응을 유도하는 인지-행동주의 이론은 심리교육적 프로그램에 크게 기여할 수 있다고 한다(Sahler et al., 2005). 이 연구에 따르면, 외래진료소에서 제공되었던 개인 상담 세션은 어린이 암환자의 어머니들에게 문제해결 훈련을 제공했는데, 이 개입방법은 일반적인 돌봄보다 어머니의 고통을 줄이는 데 더 효과적이었다(문제해결능력도 증가했다). 긍정적인 결과는 영어, 히브리어, 스페인어를 사용하는 어머니들에게서 관찰되었고, 치료시점으로부터 6개월 후까지 긍정적인 효과가 지속되었다. 이 연구는 병원기반으로 제공할 수 있는 돌봄제공자를 위한 심리 서비스의 효과성을 보여주는 좋은 근거이다.

외래환자 치료의 한 부분으로서 환자의 가족돌봄제공자를 위한 프로그램은, 돌봄제공자를 위해 설정된 구체적인 목표가 없으면 그다지 효과적이지 않다(Moore & Chaney, 1985). 그러나 돌봄제공자와 돌봄수혜자를 한 쌍으로 묶어서 환자의 상태, 자기관리와 대처에 대한 프로그램, 그리고 돌봄수혜자의 경험에 대한 이해를 증진시켜주는 프로그램에 보다 더 면밀하게 주목할 필요가 있다(Moore, 1989; Pakenham,

Dadds, & Lennon, 2002). 이들 연구에 대한 최근의 한 메타분석에 의하면, 만성질환자와 가족돌봄제공자 모두를 대상으로 하는 개입 프로그램은 돌봄수혜자와 가족돌봄제공자의 우울증을 감소시키는 데 효과가 있는 것으로 나타났다(그러나 이 효과의 정도는 비교적 작았다; Martire, Lustig, Schulz, Miller, & Hegelson, 2004).

그럼에도 불구하고 입원환자 중심의 단기간 교육 프로그램이 중증장애인을 돌보는 가족돌봄제공자의 욕구를 충족시킨다고 보는 것은 비논리적이다. 왜냐하면 이러한 욕구와 염려, 그리고 이들을 둘러싼 상황은 계속 변화할 뿐만 아니라, 신체적, 심리적, 사회적, 경제적 자원의 변화에 따라 그리고 돌봄수혜자가 가지고 있는 자원과 지위에 따라 달라지기 때문이다. 돌봄수혜자의 구체적인 의료적, 기능적 욕구에만 주목하게 되면 돌봄제공자의 건강과 안녕을 둘러싼 맥락적 이슈와 그 결과들에 민감하지 못하게 되고, 나아가서 돌봄수혜자에게도 좋지 않다. 돌봄제공자가 처한 돌봄의 특수한 상황과 시간에 따른 가용자원(혹은 고갈자원)의 변화에 따라, 전통적으로 재활 욕구(셋팅과 치료팀에 의해 정의된)에만 국한된 서비스들은 가족돌봄제공자와 점차 관련성이 없어질 수 있다.

병원 기반 돌봄제공자를 위한 지지집단은 지난 몇 년간 활용되었지만, 이 형식은 멤버들의 구성과 결속력에 따라 달라지고, 가족돌봄제공자가 참여하고 싶어도 이동과 교통 등의 수단적인 장애물이 참여를 저해하고 있다(Elliott, Rivera, & Tucker, 2004). 비공식적이고 비구조화된 지지집단의 효과성에 대한 연구는 적으며, 효과가 있다고 밝혀진 경우에도 지지집단은 보다 더 구조화된 심리교육적인 개입 프로그램을 보완하는 수단으로 제시되었다(Gallagher-Thompson et al., 2003; Mittelman, Roth , Coon, & Haley, 2004).

지역사회 및 가정 기반 프로그램

일반적으로 대부분의 개입 프로그램은 상명하달식으로 제공된다. 그 이유는 병원과 전문가들이 돌봄경험에 있어서 중요하다고 생각되는 문제에 대한 기술을 가지고 있으며, 이에 대한 교육을 제공할 자격이 있다고 생각되기 때문이다(Shewchuk & Elliott, 2000). 그러나 오히려 만성질환자를 둔 가족구성원을 "그들 자신의 일상생활 속 현실"에 대한 전문가라고 인식하고(Mechanic, 1998, p. 284), 그들이 "가족 기능을 유지하는데 기초가 되는" 일상적 일과 과업을 잘 수행할 수 있도록 도와주는 프로그램을 제공해주는 것이 더 바람직하다(Altman, Cooper, & Cunningham, 1999, p. 67).

질적 조사에 의하면 가족돌봄제공자는 폭넓고 다양한 문제를 경험하는데, 이 문제들이 반드시 돌봄 제공의 도구적 과업과 관련된 것이 아니라 가족생활, 자원과 책임의 관리, 그리고 건강상태에 따라 요구되는 역할의 변화에 따른 문제들과 관련되어 있다(Elliot & Shewchuk, 2002; Miller, Shewchuk, Elliot & Richards, 2000; Willer, Allen, Liss, & Zicht, 1991). 지역사회 또는 가정 기반 프로그램은 돌봄제공자가 접근하기에 더 용이하며, 가정환경에서 발생하는 문제와 시급한 걱정거리를 보다 더 신속하게 처리해줄 수 있다는 장점이 있다. 이러한 요소들은 개입 프로그램의 적합성과 효과를 증진시킬 수 있다. 이들 개입 프로그램은 이상적으로 가족돌봄제공자가 자기관리에 관해 더 적극적이고 전문적이 될 수 있도록 돕는다. 이는 또한 공식적인 보건체계의 연장선으로서 경쟁력이 있는 것으로 보인다(Wagner, Austin, & Von Korff, 1996).

가족돌봄제공자와 협력관계를 강조하는 프로그램은 가정이라는 환경에서의 교육, 지원, 그리고 상담의 필요성을 인정한다(Grant, Elliott,

Giger, & Bartolucci, 2001). 장애인이 된 가족을 돌보는 가족돌봄제공자를 위한 가정 기반 사정과 훈련은 최근 재활 프로그램의 연장선에서 제공되고 있다(Brown et al., 1999; Elliott & Berry, 2009). 또한 돌봄제공자 교육은 교회나 지역회관과 같이 참여자에게 부가적 프로그램과 필요한 지원을 제공하는 지역사회의 모임장소에서도 가능하다(Houts, Nezu, Nezu, & Bucher, 1996). 이들 프로그램은 교통이나 이동의 제한과 관련된 문제를 피해갈 수 있고, 많은 돌봄제공자들이 경험하는 시간의 제약이라는 조건 속에서도 성공적으로 이루어질 수 있다.

가족돌봄제공자와 돌봄수혜자는 전화상으로 제공되는 문제해결 기반의 개입 프로그램을 통해서도 얻을 수 있는 것이 많다(Elliott, Berry, & Grant, 2009; Grant, Elliott, Weaver, Bartolucci, & Giger, 2002; Rivera, Elliott, Berry, & Grant, 2008). 또한 전화면담은 조금 더 고전적인 병원 기반 프로그램을 보완할 수도 있다. 암환자 아동의 어머니를 대상으로 하는 면대면 문제해결 훈련 세션을 여러 지역에서 무작위 방식으로 진행한 한 사례에서, 강사가 진행하는 강좌에 최소한 한 번은 참여한 바 있으나 지정된 장소로 오지 못한 참가자들의 경우 전화면담을 제공했다(Sahler et al., 2002). 전화면담은 가족돌봄제공자에게 중간 강도의 운동을 지도하는 데 사용된 바 있으며, 이는 꽤 성공적이었다(King et al., 2002).

그 외의 원격기술은 돌봄제공자 당사자의 편의에 따라 약속을 잡을 수 있는 새로운 개입 프로그램을 탄생시켰다. 어떤 프로그램은 돌봄제공자가 질문을 하고, 정보를 요청하고 다우로드 할 수 있는 인터넷 게시판을 제공해주고 있는데, 다른 참여자들의 질문에도 답변과 댓글을 달 수 있게 해놓았다(Bucher & Houts,, 1999; Steiner & Pierce, 2002). 가족상담을 진행하는 웹기반 어플리케이션을 활용하는 보다 더 공식적인 개입 프로그램들도 있는데, 이 방식은 장애 청소년(Hufford, Gluekauf,

& Webb, 1999) 또는 장애 아동(Wade, Carey, & Wolfe, 2006)이 있는 가족에게 성공적으로 적용되었다. 가정 기반 비디오 상담과 스피커폰 상담, 그리고 면대면의 사무실 기반 상담은 간질 환자(아동 또는 가족구성원)가 직면하는 문제의 심각성을 감소시키는 데 효과가 있는 것으로 나타났다. 이 응답자들은 전통적인 사무실 방문 면담보다는 이 두 가지 가정 기반 방식을 더 선호한 것으로 나타났다(Glueckauf, et al., 2002). 인터넷 수신 안되는 경우, 유선전화로 저렴한 비디오 화상회의가 가능한데, 돌봄제공자는 텔레비전을 통해서 시각적인 접촉을 가지면서 가정에서 지도자로부터 지도를 받을 수 있게 된다(Elliot, Brossart, Berry, & Fine, 2008).

가정 기반의 건강 서비스가 몇몇 돌봄제공자들에게 제공되기는 하지만 농어촌 지역과 도심의 낙후된 지역에서는 예산부족으로 많은 가구들이 그 혜택을 보지 못하고 있다. 이들 프로그램은 가치 있는 서비스를 제공하지만 어느 정도의 추가적 돌봄제공자 훈련과 교육을 제공하는 데 있어서는 엄청난 차이를 보인다. 대규모로 여러 지역에서 진행되었던 알츠하이머 환자의 돌봄제공자를 위한 가정 기반 개입 프로그램의 임상실험에 의하면, 돌봄제공자에게 도움이 되는 여러 서비스가 가정 내에서 이루어질 수 있음을 보여주었다. 지금까지의 돌봄제공자 개입 프로그램 연구에 대한 일반적인 고찰은 돌봄제공자를 위해 "더 많이 할수록 더 좋다"는 결론을 내리고 있다: 서비스, 지지, 정보제공, 그리고 빈도와 지속성에 있어서 비교적 강하게 진행되는 기술훈련 제공 프로그램은 단기적, 간헐적인 프로그램 보다 그리고 교육 기반 프로그램보다 더 긍정적인 효과가 있다(Bourgeois, Schulz, & Burgio, 1996; Sorensen et. al, 2002). 돌봄제공자의 욕구에 딱 들어맞는 다양하고도 다차원적인 지원의 요소들을 통합하는 심리교육 개입 프로그램과 심리치료 개입 프로그램이 권장된다고 볼 수 있다(Gallagher-Thompson & Coon,

2007). 돌봄제공자의 고통은 특정한 돌봄제공 기술을 개선하는 데 초점을 맞추는 프로그램을 통해(Gitlin et al., 2003), 또는 컴퓨터-전화 통합 시스템을 통한 가족상담이나(Eisendorder et al, 2003) 자동 전화 접촉을 통한 지속적 지원(Mahoney, Tarlow, & Jones 2003)을 통해 현저하게 줄어들 수 있다.

정책과 옹호 : 현황과 미래의 방향성

오늘날 미국에서 가족돌봄제공자의 욕구는 공공보건정책(Talley & Crews, 2007)과 정신보건정책(Surgeon General's Workshop on Women's Mental Health, 2005)에서 공식적인 우선순위로 명시될 만큼 발전해왔다. "건강한 사람들 2010" (2000)은 장애인을 가정에서 돌보는 가족구성원의 건강과 삶의 질을 장려하는 행동주의적 실천과 사회적 실천의 개발을 권장하고 있다. 돌봄제공자의 욕구가 유동적이고 끊임없이 진화하고 있기 때문에, 또 신체적, 심리적, 사회적, 재정적 자원의 변화가 동반될 수 있기 때문에, 그리고 돌봄수혜자의 자원과 지위에 따라 상황이 다르기 때문에 독자적인 서비스 공급자나 기관이 돌봄제공자의 욕구를 모두 적절하게 효과적으로 해결해 줄 수 없음은 자명하다.

그러나 안타깝게도 가족개입 프로그램이 보건정책 의사결정자들의 관심을 끌 수 있기 위해서는 임상과 비용 등의 차원에서의 효과성을 입증할 필요가 있을 것이다(Thoits, 1995). 최근의 보건서비스 전달체계는 보건지출의 많은 부분을 차지하고 있는 고비용의 서비스를 활용하고자 하는 의지가 적다. 고비용의 서비스는 행동 기반 개입 프로그램 보다 장기적인 차원에서, 그리고 가정 기반 예방 프로그램과 건강유지 프로그램에서 효용성이 떨어질 수 있다(Zarit & Pearlin, 1993, p. 314). 안타깝게도 정책입안자들은 의학전문가들이 일반적으로 이해하고 권유하는 행동주의 개입 프로그램을 "상상할 수 없을 정도로 노동집약적"이라고 보는데, 그 이유는 "고도로 훈련받은 고비용의 훈련가가 일대일 상담을 해주는 것"으로 생각하고 있기 때문이다(Leviton, 1996, p. 47). 가족 단위에 가장 적합한 개입의 실천은 일상적 평가를 진행하고 자기관리에 대한 조언을 해줄 수 있는 저비용 인력에 의해 이루어질 수도 있다(Wagner et al., 1996). 줄어들기는 커녕 기하급수적으로 증가하는 만성질환 때문에 대부분의 제3 지불자(third party payer,[9] 장애인 보험과 의약품 보장 프로그램을 포함)는 만성질환관리 프로그램에 관해서는 저비용의 서비스 제공자를 두고 비용관리를 해야 할지도 모른다. 이들 프로그램은 가족돌봄제공자 훈련, 지지와 적응을 효과적으로 모니터하는 데 적합할 수도 있다.

개입에 대한 연구의 대부분은 예상할 수 있듯이 고령으로 인지적 기능이 손상된 사람의 돌봄제공자를 대상으로 이루어져 왔는데, 전반적인 돌봄에 대한 정책결정은 이들 연구의 결과를 반영하고 있다(Mahoney, Burns, & Harrow, 2000). 실제로 오늘날까지 가장 포괄적인 무작위 임상실험(randomized clinical trial, 이하 RCT)-REACH 프로젝트는 이 분야에서의 차세대 연구의 기반이 되는 풍부한 정보를 제공해주고 있다(Burgio et al., 2001). 하지만 이 작업은 포괄적이고 새로운 점을 시사해주기는 했으나, 청년기나 중년기에 심각한 신체적 장애(예를 들자면 척추의 부상, 뇌의 손상)를 갖게 되었지만 평균수명을 채워서 살게 될 환자를 돌보는 경험에 적용하여 일반화 할 수는 없다. 돌봄이 비교적 시간적으로 한정된 상태(질병의 시간적 진행에 의해 최종적으로 결정되는)인 것과 달리, 심각한 신체적 장애를 지닌 젊은 사람들은 정상

---

9) 미국에서 의료관련 비용을 지불하는 체제에는 2자 지불체제, 3자 지불체제가 있다. 2자 지불 체제에서는 1자가 환자 당사자이고 2자는 보험회사이다. 3자 지불체제에서 3자는 환자와 보험회사가 아닌 또다른 관리기구를 일컫는다.

적인 평균수명을 가질 수 있고, 결과적으로 평생토록 자신을 돌볼 수 있는 지속적이고 규칙적인 가족돌봄제공자가 필요하다(Lollar & Crews, 2003). 이런 상황에 놓여진 가족들은 질환의 특수성에 따른 욕구가 있을 것이며, 2차 합병증의 예방에 효과적인 돌봄은 필수적일 것이다. 나아가서 효과적인 돌봄은 돌봄수혜자의 삶의 질을 보장하고 본인에게 유의미한 사회적, 개인적, 직업적 역할을 계속 해나가는 데 있어서도 중요하나(Elliott & Schechuk, 2004). 교육과 훈련의 필요성은 시간에 따라 드러나고 진행될 것인데, 생애주기와 가족생활 행로에 따른 역학의 영향을 받을 것이다. 돌봄제공자 역할을 수행하는 가족구성원에게 지원을 해주는 주(state)는 많지 않은데, 결과적으로 돌봄제공자는 심각한 장애가 있는 가족구성원을 간병인 등 임금을 받는 돌봄제공자에게 맡기게 된다. 최근에 미국 보훈처(Veterans Administration)는 영구적으로 장애인이 된 참전용사를 돌보는 배우자에게 약간의 지원을 해주고 있다. 이 시스템의 지원을 받고 있는 가족돌봄제공자의 수는 급격하게 증가하고 있는데, 국제분쟁에서 신체적인 장애를 안고 귀국하는 군인이 증가하고 있기 때문이다(특히 개인적, 사회적, 직업적 역할을 손상시킬 수 있는 뇌 손상 때문에).

고령인구를 대상으로 하는 연구결과를 일반화하기 어려운 또 다른 이유는 가족돌봄은 상황에 따라서 다르게 이해되고, 해석되고 있기 때문이다. 예를 들자면, 척추부상(spinal chord injury, SCI)을 지닌 환자의 배우자는 엄격한 임상적 기준으로 볼 때 일상적 "돌봄" 활동에 깊이 관여하는 듯해 보이지만, 이들은 부부관계를 결혼과 그 연관되는 맥락에서 이해하고 있을 수도 있다(Olkin, 1999). 다시 말해서, 배우자는 자신을 "파트너," "연인," 또는 "부인"으로 스스로를 규정하고 자신을 "돌봄제공자"로 보지 않을 수도 있다(Crewe, 1993). 비슷한 사례로 많은 부모들은 돌봄의 도구적, 정서적 과업을 수행하고는 있지만, 스스로를 "돌봄제공자"와 연관시키기를 거부하고 엄마나 아빠로서 그 역할을 수행하고 있다고 규정한다. 이들 상황에서는 지지와 적합한 훈련이 여전히 필요한 것이기는 하지만, 지속적인 지원의 방식은 본인들이 자신의 역할과 그들이 필요하고 유용하다고 생각하는 지원의 속성을 이해하고 이를 포함시켜야만 할 것이다.

더불어 우리사회의 돌봄제공자들이 직면하고 있는 요구사항들은 보건과 공공정책의 즉각적 관심을 필요로 하는데, 이러한 욕구들은 RCT를 근거로 하는 엄격한 경험적 연구로 파악되지 않을 수도 있다. 이러한 연구들은 의도하지 않게 돌봄제공자의 전체 스펙트럼, 즉 총체적 경험에 무감각할 수도 있다. RCT는 실험적 방법의 논리적 연장으로서 "인과관계를 증명하는 수단에 가장 근접한 과학"일 뿐이다(Haaga & Stiles, 2000, p. 14). 그러니 이 모델은 응용된 서비스를 제공하는 시스템이 작동하는 복잡한 상황에는 잘 맞지 않을 수도 있다. "현실 세계"의 여건에서 제공되는 실제 서비스들은 혼란변수, 매개변수, "아웃라이어", "공변인" 등이 많이 발견되는데, 이들 변수들은 많은 RCT 연구방법론에서 활용되는 배타적 기준 때문에 연구 윤리의 차원에서, 그리고 실제적 차원에서 배제되면 안 되는 것이다. 앞에서 논의했듯이 돌봄제공자와 돌봄수혜자의 적응은 다양한 행동주의적, 사회적, 그리고 맥락적 요인의 영향을 받는데, 이 요인들은 일반적으로 특정한 보건서비스 전달체계의 실천적 영역에 소속되어 있지 않을 수도 있고, 또는 구체적으로 특정한 직업군에 속해 있지 않을 수도 있다. 가장 좋은 RCT 설계는 적응에 영향을 미칠 가능성이 있는 요인 중 하나 또는 두 개에 집중되어 있다. 따라서 지역사회 거주 돌봄제공자를 대상으로 하는 RCT 효과의 크기는 (개인차원과 누적차원에서) "작은" 그리고 "보통"의 범위 사이에 있을 가능성이 많다. 결과적으로 RCT의 근거는 만성질환자의 가족이 대상이 되는 경우, 외부 타당성이 결여될 수도 있다(Levant, 2004). RCT는 프로그램에 참여하지 않은 통제집단과 연구 참여도에 영향을 미치는 측정되지 않은 특징에 의존하는데 이는 서비스에 대한 접근이 제한되어 있거나 연구 참여에의 접근이 제한되어 있는 사람들에 대한 우리의 올바른 이해를 저해할 수도 있다(Tucker & Reed, 2008).

또한 RCT 설계는 일반적으로, 그리고 암묵적으로 치료에 대한 선형적 응답(linear response)이 나올 것이라고 간주한다. 예컨대 고통의 감소는 효과적인 심리사회적인 개입의 "조제"에 대한 반응으로 일어난다는 가정과 같은 것이다. 하지만 심리논리적인 개입에 대한 반응의 모든 변화는 항상 선형적이지는 않다: 상담과정 중에도 진정한 좌절 그리고 극적인 발전이 일어날 수 있음을 우리는 잘 알고 있다 ("비연속적인" 변화의 표시; Hayes, Laurenceau, Feldman, Strauss, & Cardaciotto, 2007). 지역사회에 거주하는 돌봄제공자들이 심리사회적 개입에 대해 이처럼 반응을 보일 수 있다는 근거들이 존재한다(Elliott et al., 2008; Rivera et al., 2008). 세련된 설계와 이에 상응하는 분석적 전략은 돌봄제공자와 돌봄수혜자 모두의 변화의 메카니즘과, 특정한 시기에 따라 그들이 필요한 지원의 종류를 파악하게 해줄 것이다.

연구자들이 기존 서비스에 대한 프로그램 평가를 하는 것도 중요한데, 이러한 연구는 기존의 병원 기반 실천들을 검토하면 도움을 받을 수 있을 것이다(Horn, 1997). 임상적 실천연구와 프로그램 평가는 임상실험에서 부각되지 않은 돌봄제공자 개입의 일반적인 효과성에 대한 추가적이고도 중요한 정보를 제공해줄 수도 있다(임상실험은 원래 특정한 변수 또는 기법 연구에 국한되어 있기 때문이다).

교육과 훈련 프로그램은 위험에 처한 돌봄제공자와 자신이 돌봄제공자임을 인식하고 인정하게 되면 보다 더 잘 지낼 수 있는 돌봄제공자를 구별해내는, 보다 더 정교한 방법을 개발해야만 할 것이다. 이러한 평가

수준은 서비스 제공에 대한 "만병통치약"식의 접근을 피하기 위해서는 필수적이다. 예를 들어서 많은 돌봄제공자들은 그 역할에서 의미를 찾고 적응을 잘하며, 또한 돌봄제공자-돌봄수혜자 관계가 발전하는 경우들도 많다(꽃을 피우기도 한다)(Olkin, 1999). 하지만 애석하게도 개인적인 성장과 돌봄제공자의 안녕에 대한 연구들은 많지 않다(Kramer, 1997). 돌봄제공자들 사이에서도 상당한 변이가 있다는 점을 우리는 잘 알고 있고, 세련된 모델링 기술을 쓰는 예측 연구들은 우울증과 건강 악화의 위험성이 높은 돌봄제공자들의 특징을 도출하기도 했다(Elliott, Shewchuk, & Richards, 2001). 또한 돌봄 역할을 시작한지 1년이 된 돌봄제공자가 2차 합병증의 위험이 있는 돌봄수혜자를 돌볼 때 갖는 특징을 알아내기도 했다(Elliott et al., 1999). 프로그램들은 위험에 처해있는 가족을 식별하고 모니터링(관찰-관리)해야 하며, 필요한대로 적합한 지지와 지원을 제공해주어야 한다. 돌봄제공자 고유의 특징과 가족 특징을 고려하는 프로그램 평가연구와 예측모델은 숙련된 전문가가 제공하는 보다 더 집중적인 치료개입이 필요한 사람들을 구별해 내게 될 것이며, 이러한 고비용의 서비스를 받았을 때 가장 많은 효과를 볼 수 있는 사람들도 식별하게 될 것이다 (Shewchuk & Elliott, 2000).

참고문헌

Acton, G. J., & Kang, J. (2001). Interventions to reduce the burden of caregiving for an adult with dementia: A meta-analysis. Research in Nursing & Health, 24, 349-360.

Altman, B. A., Cooper, P. F., & Cunningham, P. J. (1999). The case of disability in the family: Impact on health care utilization and expenditures for nondisabled members. The Milbank Quarterly, 77, 39-73.

Bourgeois, M. S., Schulz, R., & Burgio, L. (1996). Intervention for caregivers of patients with Alzheimer' s disease: A review and analysis of content, process, and outcomes. International Journal of Human Development, 43, 35-92.

Brodaty, H., Green, A., & Koschera, A. (2003). Meta-analysis of psychoeducational interventions for caregivers of persons with dementia. Journal of the American Geriatrics Society, 51, 657-664.

Brown, R., Pain, K., Berwald, C., Hirschi, P., Delehanty, R., & Miller, H. (1999). Dis tance education and caregiver support groups: Comparison of traditional and telephone groups. Journal of Head Trauma Rehabilitation, 14, 257-268.

Bucher, J. A., & Houts, P. A. (1999). Problem-solving through electronic bulletin boards. Journal of Psychosocial Oncology, 16(3-4), 85-91.

Burgio, L., Corcoran, M., Lichstein, K., Nichols, L., Czaja, S., Gallagher-Thompson, D., et al. (2001). Judging outcomes in psychosocial interventions for dementia caregivers: The problem of treatment implementation. Gerontologist, 41, 481-489.

Burman, B., & Margolin, G. (1992). Analysis of the association between marital relationships and health problems: An interactional perspective. Psychological Bulletin, 112, 39-63.

Campbell, T. L., & Patterson, J. M. (1995). The effectiveness of family interventions in the treatment of physical illness. Journal of Marital and Family Therapy, 21, 545-583.

Crewe, N. (1993). Spousal relationships and disability. In F. P. Haseltine, S. Cole, & D. Gray (Eds.), Reproductive issues for persons with physical disabilities (pp. 141-151). Baltimore: Paul H. Brookes Publishing.

Donelan, K., Falik, M., & DesRoches, C. (2001). Caregiving: Challenges and implications for women' s health. Women' s Health Issues, 11, 185-200.

Donelan, K., Hill, C. A., Hoffman, C., Scoles, K., Hoffman, P. H., Levine, C., et al. (2002). Challenged to care: Informal caregivers in a changing health system. Health Affairs, 21, 222-231.

Eisendorfer, C., Craja, S., Loewenstein, D., Rubert, M., Arguelles, S., Mitrani, V., et al. (2003). The effect of a family therapy and technology-based intervention on caregiver depression. The Gerontologist, 43, 521-531.

Elliott, T., & Berry, J. W. (2009). Brief problem-solving training for family caregivers of persons with recent-onset spinal cord injury: A randomized controlled trial. Journal of Clinical Psychology, 65, 406-422.

Elliott, T., Berry, J. W., & Grant, J. S. (2009). Problem-solving training for family caregivers of women with disabilities: A randomized clinical trial. Behaviour Research and Therapy, 47, 548-558.

Elliott, T., Brossart, D., Berry, J. W., & Fine, P. R. (2008). Problem-solving training via videoconferencing for family caregivers of persons with spinal cord injuries: A randomized controlled trial. Behaviour Research and Therapy, 46, 1220-1229.

Elliott, T., Rivera, P., & Tucker, E. (2004). Groups in behavioral health and medical settings. In J. L. DeLucia-Waack, D. Gerrity, C. Kalodner, & M. Riva (Eds.), Handbook of group counseling and psychotherapy (pp. 338-350). New York: Sage.

Elliott, T., & Shewchuk, R. (2002). Using the nominal group technique to identify the problems experienced by persons who live with severe physical disability. Journal of Clinical Psychology in Medical Settings, 9, 65-76.

Elliott, T., & Shewchuk, R. (2004). Family adaptation in illness, disease, and disability: Implications for research, policy, and practice. In J. Racynski, L. Bradley, & L. Leviton (Eds.), Health and behavior handbook (Vol. II, pp. 379-403). Was hington, D. C.: American Psychological Association Press.

Elliott, T., Shewchuk, R., & Richards, J. S. (1999). Caregiver social problem-solving abilities and family member adjustment to recent-onset physical disability. Rehabilitation Psychology, 44, 104-123.

Elliott, T., Shewchuk, R., & Richards, J. S. (2001). Family caregiver problem solving abilities and adjustment during the initial year of the caregiving role. Journal of Counseling Psychology, 48, 223-232.

Frank, R. G. (1997). Lessons from the great battle: Health care reform 1992-1994. Archives of Physical Medicine and Rehavilitation, 78, 120-124.

Gallagher-Thompson, D., Arean, P., Rivera, P., & Thompson, L. (2001). A psychoeducational intervention to reduce stress in Hispanic caregivers. Clinical Gerontologist, 23(1-2), 17-32.

Gallagher-Thompson, D., & Coon, D. W. (2007). Evidence-based psychological treatments for distress in family caregivers of older adults. Psychology and Aging, 22, 37-51.

Gallagher-Thompson, D., Coon, D., Solano, N., Ambler, C., Rabinowitz, Y., & Thompson, L. (2003). Change in indices of distress among latino and anglo female caregivers of elderly relatives with dementia: Site-specific results from the REACH national collaborative study. The Gerontologist, 43, 580-591.

Gitlin, L., Winter, L., Corcoran, M., Dennis, M., Schinfeld, S., & Hauck, W. (2003). Effects of the home-environmental skill-building program on the caregiver-care recipient dyad: 6-month outcomes from the Philadelphia REACH initiative. The Gerontologist, 43, 532-546.

Glueckauf, R. L., Fritz, S., Ecklund-Johnson, E., Liss, H., Dages, P., & Carney, P.(2002). Videoconferencing-based family counseling for rural teenagers with eqilepsy: Phase 1 findings. Rehabilitation Psychology, 47, 49-72.

Grant, J., Elliott, T., Giger, J., & Bartolucci, A. (2001). Social problem-solving telephone partnerships with family caregivers of persons with stroke. International Journal of Rehabilitation Research, 24(3), 181-189.

Grant, J., Elliott, T., Weaver, M., Bartolucci, A., & Giger, J. (2002). A telephone intervention with family caregivers of stroke survivors after hospital discharge. Stroke, 33, 2060-2065.

Haaga, D. A., & Stiles, W. (2000). Randomized clinical trials in psychotherapy research: Methodology, design, and evaluation. In C. R. Snyder & R. E. Ingram(Eds.), Handbook of psychological change: Psychotherapy processes and practices for the 21st Century (pp. 14-39). New York: Wiley.

Hayes, A. M., Laurenceau, J. P., Feldman, G., Strauss, J., & Cardaciotto, L. (2007). Change is not always linear: The study of nonlinear and discontinuous patterns of change in psychotherapy. Clinical Psychology Review, 27, 715-723.

Horn, S. D. (1997). Clinical practice improvement methodology: Implementation and evaluation. New York: Faulkner & Gray.

Houts, P. S., Nezu, A. M., Nezu, C. M., & Bucher, J. A. (1996). The prepared family caregiver: A problem-solving approach to family caregiver education. Patient Education and Counseling, 27, 63-73.

Hufford, B. J., Glueckauf, R. L., & Webb, P. M. (1999). Home-base, interactive videoconferencing for adolescents with epilepsy and their families. Rehabilitation Psychology, 44, 176-193.

Institute of Medicine. (2001). Crossing the quality chasm: A new health system for the 21st century. Washington D. C.: National Academy Press.

Israel, B. A., Schulz, A. J., Parker, E. A., & Becker, A. B. (1998). Review of community-based research: Assessing partnership approaches to improve public health. Annual Review of Public Health, 19, 173-202.

King, A. C., Baumann, K., O' Sullivan, P., Wilcox, S., & Castro, C. (2002). Effects of moderate-intensity exercise on physiological, behavioral, and emotional responses to family caregiving: A randomized controlled trial. Journals of Gerontology, 57, M26-M36.

Kramer, B. J. (1997). Gain in the caregiving experience: Where are we? What next? The Gerontologist, 37, 218-232.

Lakdawalla, D. N., Bhattacharya, J., & Goldman, D. (2004). Are the young becoming more disabled? Health Affairs, 23(1), 168-176.

Lengnick-Hall, C. A. (1995). The patient as the pivot point for quality in health care delivery. Hospital & Health Services Administration, 40, 25-39.

Levant, R. (2004). The empirically-validated treatment movement: A practitioner/educator perspective. Clinical Psychology: Science & Practive, 11, 219-224.

Leviton, L. C. (1996). Integrating psychology and public health: Challenges and opportunities. American Psychologist, 51, 42-51.

Lollar, D. J., & Crews, J. E. (2003). Redefining the role of public health in disability. Annual Review of Public Health, 24, 195-208.

Lovett, S., & Gallagher, D. (1988). Psychoeducational interventions for family caregivers: Preliminary efficacy data. Behavior Therapy, 19, 321-330.

Mahoney, D. F., Burns, R., & Harrow, B. (2000). From intervention studies to public policy: Translating research into practice. In R. Schulz (Ed.), Handbook on dementia caregiving: Evidenced-based interventions in family caregiving (pp. 249-281). New York: Springer.

Mahoney, D. F., Tarlow, B., & Jones, R. (2003). Effects of an automated telephone support system on caregiver burden and anxiety: Findings from the REACH for TLC intervention study. The Gerontologist, 43, 556-567.

Martire, L. M., Lustig, A., Schulz, R., Miller, G., & Hegelson, V. (2004). Is it beneficial to involve a family member? A meta-analysis of psychosocial interventions for chronic illness. Health Psychology, 23, 599-611.

Mechanic, D. (1998). Public trust and initiatives for new health care partnerships. The Milbank Quarterly, 76, 281-302.

Miller, D., Shewchuk, R., Elliott, T., & Richards, J. S. (2000). Nominal group technique: A process for identifying diabetes self-care issues among patients and caregivers. The Diabetes Educator, 26, 305-314.

Mittelman, M. S., Roth, D., Coon, D., & Haley, W. (2004). Sustained benefit of supportive intervention for depressive symptoms in caregivers of patients with Alzheimer' s disease. American Journal of Psychiatry, 161, 850-856.

Mittelman, M. S., Roth, D., Haley, W., & Zarit, S. (2004). Effects of a caregiver intervention on negative caregiver appraisals of behavior problems in patients with Alzheimer' s disease: Results of a randomized trial. Journal of Gerontology: Psychological Sciences, 59B, P27-P34.

Moore, L. I. (1989). Behavioral changes in male spinal cord injured following two types of psychosocial rehabilitation experience. Unpublished doctoral dissertation: St. Louis University.

Moore, J. E., & Chaney, E. F. (1985). Outpatient group treatment of chronic pain: Effects of spouse involvement. Journal of Consulting and Clinical Psychology, 53,326-339.

Navaie-Waliser, M., Feldman, P. H., Gould, D., Levine, C., Kuerbis, A., & Donelan, K. (2002). When the caregiver needs care: The plight of vulnerable caregivers. American Journal of Public Health, 92, 409-413.

Olkin, R. (1999). What psychotherapists should know about disability. New York: Guilford Press.

Pakenham, K., Dadds, M., & Lennon, H. (2002). The efficacy of a psychosocial intervention for HIV/AIDS caregiving dyads and individual caregivers: A controlled treatment outcome study. AIDS Care, 14, 731-750.

Partnerships for Solutions. (2004). Chronic conditions: Making the case for ongoing care. Baltimore: Johns Hopkins University.

Quittner, A. L., Opipari, L., Regoli, M., Jacobsen, J., & Eigen, H. (1992). The impact of caregiving and role strain on family life: Comparisons between mothers of children with cystic fibrosis and matched controls. Rehabilitation Psychology, 37, 275-290.

Rivera, P., Elliott, T., Berry, J., & Grant, J. (2008). Problem-solving training for family caregivers of persons with traumatic brain injuries: A randomized controlled trial. Archives of Physical Medicine and Rehabilitation, 89, 931-941.

Sahler, O., Fairclough, D., Phipps, S., Mulhern, R., Dolgin, M., Noll, R., et al. (2005). Using problem-solving skills training to reduce negative affectivity in mothers of children with newly diagnosed cancer: Report of a multisite randomized trial. Journal of Consulting and Clinical Psychology, 73, 272-283.

Sahler, O., Varni, J. W., Fairclough, D., Butler, R., Noll, R., Dolgin, M., et al. (2002). Problem-solving skills training for mothers of children with newly diagnosed cancer: A randomized trial. Journal of Developmental and Behavioral Pediatrics, 23, 77-86.

Shewchuk, R., & Elliott, T. (2000). Family caregiving in chronic disease and disability: Implications for rehabilitation psychology. In R. G. Frank & T. Elliott (Eds.), Handbook of rehabilitation psychology (pp. 553-563). Washington, D. C.: American Psychological Association Press.

Sorensen, S., Pinquart, M., & Duberstein, P. (2002). How effective are interventions with caregivers? An updated meta-analysis. Gerontologist, 42, 356-372.

Steiner, V., & Pierce, L. (2002). Building a web of support for caregivers of persons with stroke. Topics in Stroke Rehabilitation, 9(3), 102-111.

Talley, R. C., & Crews, J. E. (2007). Framing the public health of caregiving. American Journal of Public Health, 97, 224-228.

Thoits, P. A. (1995). Stress, coping, and social support processes: Where are we?

What next? Journal of Health and Social Behavior(suppl.), 53-79.

Toseland, R., Blanchard, C., & McCallion, P. (1995). A problem solving intervention for caregivers of cancer patients. Social Science and Medicine, 40, 517-528.

Toseland, R., McCallion, P., Smith, T., Huck, S., Bourgeois, P., & Garstka, T. (2001). Health education groups for caregivers in an HMO. Journal of Clinical Psychology, 57, 551-570.

Tucker, J. A., & Reed, G. (2008). Evidentiary pluralism as a strategy for research and evidence-based practice in rehabilitation psychology. Rehabilitation Psychology, 53, 279-293.

U.S. Department of Health and Human Services. (2000). Healthy people 2010. Washington, D. C.: U. S. Department of Health and Human Services. Available at http://www.health-gov.healthypeople.

Vitaliano, P. P., Zhang, J., & Scanlan, J. (2003). Is caregiving hazardous to one' s physical health? A meta-analysis. Psychological Bulletin, 129, 946-972.

Wade, S. L., Carey, J., & Wolfe, C. (2006). The efficacy of an online cognitive-behavioral family intervention in improving child behavior and social competence following pediatric brain injury. Rehabilitation Psychology, 51, 179-189.

Wagner, E. H., Austin, B. T., & Von Korff, M. (1996). Organizing care for patients with chronic illness. The Milbank Quarterly, 74, 511-544.

Willer, B. S., Allen, K., Liss, M., & Zicht, M. (1991). Problems and coping strategies of individuals with traumatic brain injury and their spouses. Archives of Physical Medicine and Rehabilitation, 72, 460-464.

Surgeon General' s Workshop on Women' s Mental Health, Workshop Report (November 30 - December 1, 2005). (2005). Washington, D. C.: Department of Health and Human Services.

Zarit, S. H., & Pearlin, L. I. (1993). Family caregiving: Integrating informal and formal systems for care. In S. H. Zarit, L. I. Pearlin, & K. W. Schaie (Eds.), Caregiving systems: Informal and formal helpers (pp. 303-316). Hillsdale: Lawrence Erlbaum.

제5장 | 돌봄제공자 교육과 지지 프로그램에서 민족성과 문화, 그리고 성인지적 쟁점

캐롤 콕스
(Carole Cox)

민족성, 문화, 그리고 젠더는 집단을 구성하는 중요한 근거로서, 집단체험에 의미를 부여하는 변수들이다. 사람이 집단에 동참하고 그 안에서 의사결정을 할 때, 또는 집단의 효과를 가늠하는 데 있어서 민족성, 문화, 그리고 젠더는 큰 영향을 미칠 수 있다. 사회가 다원화되고 돌봄집단들도 늘어나고 있기 때문에 집단체험에서 민족성, 문화, 그리고 젠더의 역할을 이해하는 것은 매우 중요하다. 본 장에서는 민족성, 문화, 그리고 젠더가 돌봄교육과 지지집단 프로그램에 어떤 영향을 미칠 수 있는가를 논의할 것이다. 집단에서 이들 변수의 역할을 보여주기 위해서, 저자는 조부모가 돌봄주체가 되는 지지집단에서의 효과와 영향을 설명할 것이며, 손자를 돌보는 조부모를 위한 교육과 지지프로그램을 소개할 것이다(Cox, 2000).

문화와 민족성

문화는 개인과 집단의 행동에 형태를 부여하는 공유된 상징, 믿음체계, 그리고 관습들이다 (LeVine, 1974; Ogbu, 1993). 굳이너프(Goodenough, 1999)에 의하면 문화는 사람들이 함께 일하고 살아가면서 습득하며, 일상의 상호작용과 활동에 지속적으로 사용하게 되는 말하기, 행동하기, 해석하기, 평가하기의 기준 또는 명문화 되지 않은 지침서다. 결과적으로 문화는 돌봄이라는 경험에 의미를 부여하게 되며, 또한 돌봄제공자를 지지해주기 위해 고안된 지지집단과 같은 개입에도 의미를 부여하게 된다.

문화로부터 민족성을 분리한다는 것은 어려운 일이다. 왜냐하면 민족집단은 가치, 믿음체계, 전통, 그리고 행동규범을 구성하는 공유된 문화로 엮어져 있기 때문이다. 하지만 민족성은 문화와 구분되는 면도 있는데, 민족성은 한 집단의 공유된 정체성을 의미하는 것으로, 이는 세대에서 세대로 이어져 오는 독특한 사회문화적 민족정신에 근거하고 있다 (Gordon, 1964). 미국에서의 집단적 정체성은 인종, 종교, 국적, 또는 이들 항목의 특정한 조합의 맥락에서 이해되고 있다(Mindel, Habenstein, & Wright, 1988). 한편, 당사자가 민족성에 얼마만큼 어떻게 의미부여를 하느냐에 따라서 민족성을 기준으로 자신을 규정하려고 하는 정도도 개인차가 있을 것이다(Gans, 1979).

민족성은 정체성과 행동에도 영향을 미치는데, 한 사람이 자신에 대해 어떻게 느끼고 있는 지에도 영향을 주기 때문이다(Pinderhugues, 1989). 따라서 어떤 민족 집단이 부정적인 취급을 받았거나 사회로부터 억압을 받았으면 이 집단에 속하는 사람들은 이러한 부정적인 반응을 내면화시킬 수도 있고, 자신을 스스로 타인에 비해 지위가 더 낮고 푸대접을 받아도 되는 사람으로 생각하고 살아갈 수도 있다. 이러한 부정적 감정들은 이 사람들의 대사회적인 상호작용에도 영향을 미칠 수 있다.

정체성의 맥락에서 민족성의 중요성은 그 집단이 이민해온 역사적 기간과 그 집단이 사회에 얼마만큼이나 무리 없이 동화되었는가에 따라 다르게 나타난다(Gelfand & Fandetti, 1986). 반면에 언어와 신체적 특성과 같은 요소들은 동화를 저해할 수는 있지만 그 집단이 민족적 정체성을 버리고 싶어도 이를 유지시키는 기제가 될 수도 있다. 또한 한 사람이 특정한 민족 집단에 속해 있다고 해서 그 집단에서 중요하다고 생각하는 문화적 가치, 기대, 그리고 행동을 모두 따른다고 생각해서는 안 된다. 이 같은 생각은 고정관념으로 이어지는데, 고정관념은 그 사람에 대한 올바른 이해와 의미 있는 상호작용을 방해하는 중요한 요인이다.

집단 내에서의 민족성과 문화

민족성과 문화, 젠더는 집단에서 고려되어야 하는 중요한 요소들인데, 사람들이 타인을 인식하고 상호작용하는 데 결정적인 영향을 미치기 때문이다. 예를 들어서, 특정한 민족 집단에 속해 있는 한 개인은 집단상황에 자신의 문제와 걱정을 드러내놓기를 원하지 않을 수도 있다. 자신의 민족적 정체성을 부정적으로 경험한 사람이라면, 즉 자기혐오와 거부의 감정을 내면화한 사람이라면, 지배문화의 사람들로 구성된 지지집단에 참여하고자 하는 욕구가 더 클 것이다. 또한 남녀 구분 없이 모두 참여할 수 있는 집단인 경우 이것이 집단의 친밀도에 영향을 미칠 수 있으며, 어떤 사람들은 이를 불편하게 생각할 수도 있기 때문에 집단화의 과정은 더욱 더 복잡해질 수 있다(Cox & Ephross, 1988).

여러 민족 집단과 일을 할 때 담당자는 가치, 전통, 그리고 믿음체계에 대한 충분한 지식을 가지고 있어야 하는데, 이런 요소들은 특정한 지지집단에 속해 있는 사람들 간의 상호작용에 영향을 미치기 때문이다. 마찬가지로 남성 돌봄제공자와 일하는 경우, 담당자는 어떤 요인들이 남성들의 집단 참여를 유인하는지 혹은 저해하는지도 잘 파악하고 있어야 한다. 권위, 권력, 남성과 여성, 친밀도, 집단 밖에 있는 사람들, 그리고 집단의 기능에 대한 각 개인들의 시각을 이해하는 것은 매우 중요한데, 이는 집단 참여와 이에 대한 반응에 영향을 미치는 아주 중요한 요소들이기 때문이다. 집단 프로그램의 진행을 맡은 담당자들은 참여자들이 얼마만큼 자신의 이야기를 공개하고자 하는지, 어떤 표현방식을 선호하는지 잘 파악하고 있어야 하며, 참여자들이 집단상황에서 새로운 행동을 시도할 준비가 되어 있는지 여부를 알고 있어야만 한다.

돌봄제공자 지지집단을 조직하는 일을 맡았을 때 가장 중요한 것은 돌봄이 어떻게 해석되고 있는가를 이해하는 것이다. 어떤 문화권에서는 아예 돌봄이라는 용어가 없을 수도 있는데, 결과적으로 그 문화에 속해 있는 사람은 자신을 돌봄제공자로 스스로 인식하지 않을 수도 있다. 대신에 그들은 아주 어린 가족구성원에서부터 고령의 구성원에게까지 도움을 제공해주는 전통적인 역할을 수행하는 것 정도로 생각할 수도 있다. 때로는 알츠하이머 질환과 여타 치매질환처럼 그 질환 자체가 고령화 과정의 자연스러운 결과로 이해되면서, 가족은 의례 노인을 도와줘야 하는 것으로 이해되는 경우도 있다(Henderson & Gutierrez-Mayka, 1992). 나아가서 공식적인 지원과 서비스를 활용하게 되면, 마치 자신이 자식으로서 부여된 역할을 제대로 수행하지 못했다는 일종의 실패감을 가질 수 있어서 돌봄제공자들의 스트레스를 가중시킬 수도 있다(Cox & Monk, 1993).

치매환자를 둔 아시아계 가족돌봄제공자에 대한 연구는 문화가 질환에 대한 인식과 반응에 어떻게 영향을 미치는가를 잘 보여준다. 중국, 일본, 필리핀, 그리고 베트남 가족에 대한 한 연구는 이들이 돌봄과 도움을 구하는 것에 대해 비슷한 생각을 공유하고 있음을 보여준다. 예를 들자면, 치매는 고령화 과정에서 일반적으로 생기는 일이라는 점, 치매는 치유될 수 없다는 점, 자식은 부모를 의무적으로 돌봐야 한다는 점,

어려운 문제는 가족끼리만 논의하고 굳이 밖에 알리지 않는다는 점, 그리고 가족의 치매관련 문제에 대해 얘기하는 것은 창피한 일이라는 점 등이 이들 문화권 연구에서 공통적으로 드러났다(Brown & Browne, 1998). 여기 제시된 대부분의 문화적 집단에서 치매는 그 가족 전체에 낙인을 찍는 것으로 인식되었다. 인지장애와 관련된 낙인은 이 질환이 가족 바깥으로는 거의 논의되지 않는다는 것을 의미하고, 결과적으로 그 어떤 공식적인 지지집단에 참여하는 것을 당연히 꺼리게 된다.

아시아계 돌봄제공자는 흑인계 또는 백인계 돌봄제공자에 비해 자신이 돌보는 사람이 알츠하이머 증후군 또는 그 외의 정신질환을 앓고 있다고 보고하는 경향이 적고, 역시 스트레스를 받는다고 보고하는 경우도 더 적다(National Alliance for Caregiving and AARP, 2004). 노인을 돌보는 일은 가족이 수행해야 할 전통적 역할이라는 기대가 있으며, 치매가족을 돌보는 것은 이 과정의 일부일 뿐이라는 인식이 강하다. 예를 들자면, 한국계 가족에서는 며느리가 연로한 시부모를 돌봐야 하는 것으로 되어 있다(Youn, Knight, Jeong & Bengston, 1999). 이 역할을 수행하지 않을 경우, 며느리는 중요한 가족적 의무와 도덕적 의무를 무시한 것으로 인식된다. 나아가서 외부 지원을 요청하는 것은 돌봄제공자로서의 역할을 제대로 하지 못한다거나 할 의향이 없음을 나타낸다고 인식된다.

우리가 인정해야 할 또 다른 중요한 점은 지지집단 참여와 관련된 행동과 태도가 문화적 가치와 규범보다는 오랜 기간 동안 누적되어온 역사적 차별과 인종주의 때문일 수도 있다는 점이다. 사회생활을 하면서 타인의 의한 억압과 제도적 배제에 익숙해져 있는 사람들, 그리고 질 낮은 서비스와 서비스 제공자에 익숙해져 있는 사람들은 지배집단에서 후원하는 지지집단에 참여하는 것을 불편하게 생각할 수 있다.

돌봄제공자 지지집단과 교육집단에서의 젠더

돌봄제공자 지지집단을 논의할 때 일반적으로 참여자 성별의 역할은 심도 있게 검토되지 않는다. 이는 아마도 대부분의 돌봄제공자가 여성이라는 점, 돌봄 자체가 여성이 수행해야 하는 역할이라는 점, 그리고 남성 돌봄제공자들이 여성보다는 지지집단 등의 서비스를 덜 이용한다는 점 때문인 것 같다.

남성은 돌봄제공자의 약 30%를 차지하고 있지만, 특별한 상황에서는, 예를 들자면 젊은 AIDS 남성 환자 경우에는 41~53%가 남성 돌봄제공자들이다(Turner & Catania, 1997; Turnet, Catania, & Gagnon, 1994). 한 서베이 조사에 따르면, 18세 이상자로서 만성질환을 가진 배우자나 노인을 조금이라도 돌보는 표본에서는 44%가 남성으로 나타났다(National Family Caregivers Association, 2000).

여성과 비교해 볼 때 남성의 돌봄경험에 대해 알려진 바가 많지 않다. 돌봄을 제공하지 않은 남성 그리고 치매노인이나 AIDS환자를 돌보는 남성을 비교한 연구에서, 돌봄제공자인 남성이 우울증을 더 심하게 앓고 있는 것으로 나타났다(Folkman, Chesney, & Christopher-Richards, 1994). 또한 이들은 숙면을 취하는 데도 어려움이 많았고, 처방 없이 살 수 있는 의약품의 구매율도 높았으며, 호흡기관의 문제도 더 많은 것으로 나타났다 (Fuller-Jonap & Haley, 1995). 여성 돌봄제공자에 비해서 남성 돌봄제공자의 우울증 정도는 시간이 흐르면서 증가한다(Schulz & Williamson, 1991). 나아가서 남성 돌봄제공자는 여성 돌봄제공자에 비해서 깊은 슬픔에 빠지는 반응을 보일 때가 더 많다(Rudd, Viney, & Preston, 1999).

이처럼 돌봄 자체가 남성에게 더 큰 스트레스가 되는데도 불구하고, 돌봄 서비스와 지지집단에서 남성의 수는 매우 적다. 알츠하이머 환자를 돌보고 있는 남성 돌봄제공자에 관한 한 연구에서는, 이들이 여성 돌봄제공자와 똑같은 도전과 어려움, 부담을 겪고 있다고 얘기하고 있음에도 불구하고 지지집단 참여에 대한 관심은 여성보다 현저히 떨어지는 것으로 보고하고 있다(Cox & Albisu, 2003; Cox & Monk, 1996). 한편, 지지집단에 참여하는 남성은 지지집단이 큰 도움이 되고 있다고 보고하고 있다(Kaye & Applegate, 1993).

지지집단 운영자를 대상으로 한 전국조사에 따르면, 남성 돌봄제공자가 지지집단에 참여하는 것을 꺼려하는 가장 큰 원인은 남자는 혼자서 잘 할 수 있어야 하며, 지지집단에 참여하는 것 자체가 나약함, 통제권의 상실, 그리고 실패를 드러내는 것이라는 생각 때문이라고 한다(Kaye & Applegate, 1993). 개인적인 문제를 집단에서 공유하는 것에 대한 껄끄러움, 건강이나 지지집단에 대한 정보 부족, 그리고 집단의 목적과 기능에 대한 오해 등도 참여를 저해하는 요인들이었다.

남성 돌봄제공자를 대상으로 지지집단을 꾸리고자 할 때도, 다양한 민족 집단과 일을 하는 경우와 마찬가지로, 담당자는 남성이 자신의 역할과 지원서비스의 역할을 스스로 어떻게 인식하고 있는가에 대해서 민감하게 대응해야 하며, 자신의 고정관념과 선입견에 대해서 미리 숙지하고 있어야 한다. 많은 남성들이 돌봄기술의 보완과 강화를 원하면서 지원을 얻고자 하는데, 이는 돌봄 역할의 표현적 속성을 확인하려고 하는 것일 수도 있다. 따라서 지지집단 진행자는 자신들의 선입견과 태도가 남성 돌봄제공자의 적극적인 참여를 저해하지 않도록 돌봄에서 남성의 역할과 관여방식에 대해 자신은 어떻게 생각하고 있는지를 미리 점검해야 한다.

남성의 경우, 특히 나이가 많은 남성의 경우에는, 남성으로만 구성된 집단에서 보다 더 좋은 효과를 거둘 수 있다고 한다. 그것은 아마도 혼자서도 잘 해낼 수 있다는 인상을 주는 데 신경을 덜 써도 되기 때문인 것으로 보인다(Kaye & Applegate, 1990). 여성만으로 구성된 지지집단에 한 남성이 참여하는 것은 어려운데, 그것은 친밀감, 신뢰, 그리고 의사소통과 같이 효과적인 지지집단을 만드는 조건의 활성화를 방해하기 때문이다. 남성 돌봄제공자에게 지지집단에의 참여를 독려하는 또 다른 방법은 지지집단을 정보수집과 돌봄기술을 확보하는 곳으로 명시하는 것이다. 이러한 조건이 감성적인 지지를 강조하는 프로그램보다 남성 돌봄제공자의 관심을 더 많이 끌 수 있다.

맥페어랜드와 샌더스(MacFarland and Sanders, 2000)는 알츠하이머 환자를 돌보는 남성 돌봄제공자를 대상으로 하는 심리교육적인 지지집단을 개발했는데, 이 집단은 4회의 만남을 가졌다. 이 경험을 근거로 이들은 남성 돌봄제공자 지지집단 구성을 위한 다음과 같은 제언을 했다: 감정과 생각을 공유할 수 있기 위해서 집단의 규모는 작아야 하며; 구체적인 돌봄기술을 논의하는 데 일정한 시간을 할당해야 하며; 프로그램에 교육도 넣어야 하고; 스트레스 관리기술에 대한 논의를 포함시켜야 한다고 했다.

지지집단을 "지지집단"보다는 기술향상 수업으로 광고하는 것도 남성 돌봄제공자를 참여시키는 또 다른 유용한 방법으로 제시되고 있다. 또한 다양한 곳에서 참여자를 모집하는 것; 집단의 소집 시간을 유연하게 잡는 것 또는 집단을 다른 서비스와 연계해서 직업이 있는 돌봄제공자의 욕구를 충족시킬 수 있는 것; 그리고 돌봄기술을 가르치고 여타 서비스를 받을 수 있는 방법에 대한 정보를 제공하는 것 등도 좋은 방법으로 제안되었다 (Lauderdale & Gallagher-Thompson, 2002).

조부모 돌봄제공자를 위한 교육과 지지 집단

지난 몇 년간 손 자녀를 돌보는 조부모를 위한 지지집단의 수는 급격하게 증가했다 (Cohen & Pyle, 2000). 이들 집단의 대부분은 조부모들이 스스로 조직한 자조집단에서 출발했다. 그 목적은 고립감을 줄이고, 주변상황에 대한 판단력을 키워주며, 역량의 개발을 목적으로 두고 있다(Kirkland, 1992). 이들 집단은 정보를 공유하고 새로운 양육기술을 배우는 기회로 자리 잡았으며, 다양한 민족 집단으로 구성된 집단에서도 진행될 수 있도록 개발되었다(AARP, 2003).

흑인계 미국인 조부모 집단에 대한 초기의 연구에서는 다음과 같은 사실이 발견되었다: 참여자들은 유사한 문제점과 상황에 처해 있는 다른 사람들을 만나면서 스트레스를 줄일 수 있었다고 하는데, 본인이 무엇을 느끼고 있고 무슨 말을 해도 다른 참여자들도 이를 잘 이해할 수 있어서 창피해하거나 수치스러워하지 않아도 된다는 이유에서였다. 지지집단은 참여하는 조부모의 삶에서 중요한 부분이라고 하는데, 이 공간에서 조부모들이 공유의 기회를 갖고 또 새로운 행동양식을 배울 수 있는 장이라고 인식하기 때문인 것으로 보인다.

다른 돌봄제공자 집단과 마찬가지로, 조부모와 일하는 담당자들은 이들의 집단 참여방식과 양육에 영향을 미칠 수 있는 민족적 배경, 가치, 그리고 전통에 대해서 잘 알고 있어야 한다. 또한 가족관계, 그들의 전통문화에서 부모와 조부모가 하는 역할, 그리고 손자녀에 대해 직접적인 책임을 진다는 것의 문화적 의미 등도 담당자들이 고려해야 하는 내용들이다.

조부모 돌봄제공자와 지지집단에 대한 연구에서 눈에 띄게 부족한 것은 조부, 즉 할아버지에 대한 논의이다. 자료에 의하면 조부모가 가장 역할을 하는 가구의 약 절반정도에 할아버지가 있는데도 불구하고

(Casper & Bryson, 1998), 이들의 경험에 대해서는 거의 알려진 바가 없다. 최근의 한 연구에 의하면(Bullock, 2005), 할아버지들은 새롭게 주어진 역할에 대해 일종의 무력감을 경험할 수 있으며, 따라서 이들의 적응을 도와주는 개입 프로그램이 효과일 것이라고 제안되었다. 그러나 다른 집단과 마찬가지로 남성 참여자를 모집하는 것은 매우 힘들다. 남성의 구체적인 욕구에 맞춰서 지지집단을 구성하고 이들의 참여를 유도하는 것은 여전히 도전적인 일이다.

역량강화집단

역량강화집단은 특별한 종류의 지지적 교육집단이다. 이 집단은 참여자가 개인적으로 자신감을 확보하고, 개인과 지역사회를 둘러싼 문제의 연관성을 인식할 수 있도록 하고, 기술을 개발하고, 사회를 변화시킬 수 있도록 협동하는 방법 등 구체적인 목표를 달성하도록 구성되어 있다(Gutierrez, Glen Maye, & DeLois, 1995). 구티에레스와 오르테가(Gutierrez & Ortega, 1991)에 의하면 개인적 차원에서의 역량강화는 그 사람의 개인적인 힘과 효율성에 대한 자기 판단과 연관되며, 개인 상호 간의 차원에서는 그 사람이 타인에게 영향을 미칠 수 있는 능력으로 가늠된다. 따라서 역량을 강화하기 위해서는 그 사람의 성장과 변화를 방해하는 태도와 같은 장애물들을 제거해야 한다.

역량강화에 초점을 맞추는 집단은 참여자가 걱정거리를 공유할 수 있고, 서로에게서 배울 수 있으면서, 자신들의 성장과 능력을 키우는 구체적인 기술을 연습하는 환경을 제공한다. 참여자가 이 기술을 충분히 습득하면, 집단에서 나와 바깥환경에서 이 기술을 사용해보라고 권유받는다. 집단지도자의 역할은 일을 수월하게 해준다는 것인데, 집단지도자들이 숙지해야 할 것은 참여자들이 바로 전문가이며, 이들은 경험을 공유하면서 배우고 기술을 터득한다는 점이다.

결과적으로 역량강화는 조부모 돌봄제공자에게 매우 중요한 도구이다. 왜냐하면 역량강화는 정보를 공유하는 등 그들이 직면한 다양한 도전에 효과적으로 대처하게 하면서 주 양육자로서의 역할을 할 수 있도록 도와주기 때문이다. 또 집단이 효과적이기 위해서는 집단지도자들이 참여자의 문화적 배경과 내용에 대해 민감해야 하는데, 이러한 요인들은 집단과 역량강화를 받아들이는 방식에 영향을 미치기 때문이다.

여기서 소개하고 있는 역량강화 집단 프로그램은 다양한 조부모 집단의 욕구를 충족시켜주기 위해 개발되었다. 이 프로그램은 3시간 동안 진행되는 세션이 총 14개로 구성되어 있다. 각 세션은 이들 가족에게 도움이 될 만한 다양한 범주의 주제로 구성되어 있는데, 예를 들면 상실과 슬픔, 그리고 자존감과 행동과 관련된 문제들이다. 세 개의 세션은 지역사회의 서비스, 법적인 대처, 그리고 옹호를 다룬다. 모든 주제는 가족과 지역사회 내에서의 조부모 역량강화와 관련된다.

조부모 역량강화집단의 참여자들은 미국 북동부 어느 한 대도시의 조부모 지지집단에서 선발하였다. 각 역량강화집단은 15명의 참여자로 구성되어 있었는데, 유일한 참가조건은 조부모가 손자녀 양육을 책임지고 있어야 한다는 것뿐이었다. 역량강화집단의 목표는 조부모의 양육기술을 개발하고 가족과 지역사회 모두에서 이들의 역량을 강화하는 것이었다.

여기서 논의하고 있는 연구결과는 다음과 같은 다양한 집단에서 도출되었다: 영어에 능통하지 않은 히스패닉계[10] 미국인 조부모 집단; 흑인계 조부모 집단; 히스패닉계와 흑인계로 구성된 조부모 집단이다. 히스

10) 미국의 다양한 민족 집단을 얘기할 때 "Hispanic"은 보통 라틴아메리카에서 이주해온 미국인을 일컫는데, 주로 멕시코, 쿠바와 푸에르토리코 등과 같은 국가에서 온 이주민 또는 그 2, 3세를 일컫는 경우도 있다(역자주).

패닉계 조부모들은 주로 모두 1세대 이민자로, 푸에르토 리코와 도미니카 공화국에서 이주해온 사람들이었다. 이들 참여자들이 역량강화에 접근하는 방식을 보다 깊이 이해하기 위해서는 이들의 문화에 대한 이해, 그리고 문화가 조부모로서의 역할과 집단 내에서의 역할에 미치는 영향을 반드시 이해할 필요가 있다.

흑인계 미국인의 문화와 역량강화

미국에서 흑인계 사람들의 역사는 가족의 역할, 특히 돌봄제공자로서 여성의 역할에 매우 큰 영향을 미쳤다. 19세기 초반부터 1960년대 중반까지 흑인계 할머니가 직계 손자녀를 받아들이고 키울 뿐만 아니라 그 외 일가친척과 마땅히 거주할 곳이 없는 고아들도 키워냈다. 미국 남북전쟁이 끝난 후 할머니들은 부모가 직장을 찾게 됨에 따라 손자녀를 키워달라는 부탁을 자주 받게 되었다(Jackson, 1986). 또한 부모들이 북부 그리고 서부의 도시로 이주함에 따라 아이들을 돌봐야 하기도 했다(Burton & Dilworth-Anderson, 1991).

이와 같은 아이들 양육과 별개로, 노예제의 유산 때문에 많은 흑인계 여성들은 가정 도우미와 농사 일손 등과 같은 역할을 맡게 되었다. 이러한 역할은 전통적인 역할과 충돌하는 경향도 있었지만, 동시에 여성들은 가족과 지역사회를 묶어주는 결정적인 역할을 노예가정에서 해왔던 것이다. 이 역할은 노예해방 이후에도 종결되지는 않았다. 왜냐하면 흑인남성보다 흑인여성이 일을 찾는 것이 더 쉬웠고, 결과적으로 여성이 가장노릇을 하게 되면서 이 역할은 오히려 강화되었다고 볼 수 있다.

이러한 경험과 더불어 오랜 기간의 차별과 억압은 흑인여성에게 공통적으로 자립을 독려하는 결과를 낳았다(Tate, 1983). 왓슨(Watson,

1974)에 의하면, 흑인여성은 지역사회가 그들에 대해서 가지고 있는 여성상, 즉 강하고 독립적이며 자원을 잘 찾고 활용할 줄 아는 여성상을 내면화하고 있었다 한다. 연구에 의하면 돌봄을 제공하는 흑인계 여성들이 백인 여성들보다 돌봄 역할을 자신이 잘 수행하지 못한다는 느낌을 갖게 되거나 또는 이에 대한 대처능력이 떨어질 때 더 많은 스트레스와 우울증을 느낀다고 한다(Cox, 1995). 이는 결과적으로 조부모가 손자녀를 양육할 때 그 책임과 요구에 압도되는 위험에 충분히 노출될 수 있다는 말이다. 역량강화는 조부모들이 앞으로 경험할 수 있는 도전에 잘 적응하고 대처할 수 있도록 도와줄 수 있다.

라티노[11] 문화와 역량강화

라티노 문화에 대해 지금까지 정형화되어 있는 인식은 가족주의의 가치에 충실하다는 것이다. 가족주의란 개인보다 가족의 요구를 우선적으로 생각하고 가족구성원들에게 정서적, 경제적 지원을 해주어야만 한다는 의무감으로 정의되어 왔다(Sabogal, Marin, & Otero-Sabogal, 1987). 특히 아동과 노인의 중요성이 크게 강조되며, 이들이 도움이 필요할 때면 반드시 도움을 줘야하는 것으로 되어 있다. 나아가서, 이 같은 기대가 충족되지 않았을 경우 세대 간 불만족이 생길 수 있는 여지가 증가한다(Cox & Gelfand, 1987).

1세대 히스패닉 이민자들 사이에서는 성역할 구분이 매우 강하게 남아있다. 남성은 통제를 하고, 권위주의적이며, 소유욕이 강하고, 가족경제를 책임지는 가장 역할을 충실히 해야 하는 것으로 인식되는데, 이러

11) "라티노(Latino)" 문화는 "히스패닉"이라는 용어와 유사하게 통용된다. 주로 멕시코 이민자들과 그 후손을 일컫는데 사용되지만, 더 포괄적으로 라틴아메리카에서 미국으로 이민해 온 집단과 그 후손을 가리키는 경우도 있다(역자주).

한 특성들은 마치스모[12]와 긴밀한 연관이 있다. 이 관념 하에서 여성은 보호를 받아야 하는 대상이며, 남성에게 순종해야 하고 아이들을 보호해야 한다(Carillo, 1982).

히스패닉계 조부모들이 손자녀의 양육을 지원해주는 것은 흔히 볼 수 있는 관행이다. 히스패닉계 가족이 미국으로 이민해올 때, 조부모가 손자녀를 돌보는 역할은 더욱 중요해지는데, 이는 가족이 미국에서 성공할 것이냐 아니냐의 여부를 판가름하는 결정적인 요소이기 때문이다. 물론 그렇다고 해서 가치관의 차이로 인한 세대 간의 갈등이 일어나지 않으리라는 보장은 없다(Gelfand, 1993). 따라서 성인자녀가 부재하기 때문에, 또는 무능하기 때문에 손자녀를 돌보게 되는 조부모들은 심한 역할 갈등을 느끼면서 자신들의 전통적인 역할에 대한 기대를 새로운 사회에 적응시키려고 애를 쓰게 된다(Burnette, 1999).

푸에르토리코 노인여성을 연구한 산체스-아옌데스(Sanchez-Ayendez, 1994)에 의하면, 이들에게 아동양육은 최우선적인 책임이었고, 아동이 자라서 성인이 될 때까지도 지속되었다. 동시에 여성에게는 모성적 역할이 주된 역할이지만, 가장 또는 아내로서의 역할이 중요할 때도 있었다. 젊은 히스패닉계 여성들의 경우, 적절한 멘토와 충분한 격려가 주어진다면 이들도 지역사회에서 효과적인 리더의 위치를 점할 수 있다는 연구결과도 있다(Lazzari, Ford & Haughey, 1996). 역량강화의 과정 중에 할머니들은 보다 더 강력하게 자신의 주장을 필 수 있는 리더십 역할을 편하게 생각하게 하는 멘토링 훈련도 받는다.

---

12) "마치스모(machismo)"는 라틴아메리카에서 발견되는 일종의 남성우월주의와 권위주의로, 이 문화권에 깊이 자리잡고 있는 남성의 역할과 사회적 위치에 대한 내용으로 구성되어 있다. 즉, 마치스모에서 남성은 "마초", 즉 수컷적인 속성을 지닌다고 하는데, 힘(정신적인, 육체적인 힘 모두)이 세고 권위적이며 인정받기를 원하는 속성을 갖는다. 여성은 소유의 대상이 되면서 여성편력이 심하고 남성과 여성간의 불평등의 관계를 당연시하고 재생산에 기여한다(역자주).

역량강화집단에서 문화가 미치는 영향

흑인계 미국인과 히스패닉계 조부모들은 역량강화에 대하여 각기 다른 관점과 역할로 접근하였다. 흑인계 미국인은 가족의 중요한 사안에 대해 의사결정을 하는 역할에 익숙해있었던 것에 비해, 히스패닉계 할머니들은 그렇지 않았다. 이들은 자신의 역할을 부재중인 성인자녀를 대신해서 아동을 돌보는 정도로 생각했지, 권위와 통제력을 가지고 있다고 생각하지는 않았다. 이 역할은 조부모의 지위에 의해 더 복잡해졌다. 흑인계 미국인 집단은 대부분 손자녀에 대한 법적인 양육권을 가지고 있는 반면에, 히스패닉계 할머니들은 대부분 손자녀와 그 어떤 법적 효력을 갖는 관계도 없었다.

흑인계 미국인 할머니들은 가족관계에서 주장을 강하게 피기도 하지만, 또한 지역사회에서 활동하고 서비스를 요청하는 데 있어서도 적극성을 보였다. 두 집단 모두 지역사회 프로그램에 대해 잘 알고 있었고 또 활용할 의향도 있었지만, 흑인계 미국인은 자신들이 받을 수 있는 혜택과 참여할 수 있는 프로그램에 대해 더욱 더 적극적으로 자신들의 권리주장을 했다. 서비스를 제공하는 단체의 직원들이 스페인어를 유창하게 구사했음에도 불구하고, 히스패닉계 조부모들은 언어장벽으로 인한 제약을 받는 듯 했다. 많지는 않지만 손자녀의 통역에 의존해야 하는 경우도 있었다.

대체적으로 흑인계 미국인 할머니들은 다양한 집단에 참여하는 것에 더 익숙했었다. 이와 대조적으로, 연구에 참여한 모든 히스패닉계 할머니들은 조부모 지지집단의 구성원이었음에도 불구하고, 미국에서 교육이나 훈련 프로그램에 참여했던 바는 없었다. 결과적으로 역량강화집단에 참여한다는 것은 이들에게 매우 새롭고도 특수한 경험이었던 것이다.

이 두 집단은 유사한 걱정거리를 가지고 있었다. 두 집단 모두 손자녀와 어떻게 의사소통을 해야 하는지를 적극적으로 배우고 싶어 했고 그들을 이해하고자 했으며, 문제행동에 대처하는 방법을 알고 싶어 했다. 두 집단 모두 청소년이 돌보기 가장 어렵다고 느끼고 있었으며, 손자녀에 대한 보호와 안전에 대해 염려했다.

집단 내에서의 행동은 다양했다. 교육이 진행되는 동안 흑인계 미국인 집단은 수업내용과 각자의 이야기, 그리고 집단 진행자와 토론하고 질문하며, 때로는 교육과정에 나오는 내용을 따지기까지 했다. 이와 대조적으로 라티나 할머니들은 토론을 부담스러워하지는 않았지만 교재나 집단 진행자에게 순응하는 태도를 보였다. 이들은 또한 손자녀 또는 다른 가족과의 문제나 걱정거리를 공유하는 것에 대해 망설였다. 하지만 다른 참여자들에게 귀를 기울이고 그들이 한 말에 대해 코멘트를 하곤 했다.

히스패닉계 조부모들은 AIDS와 중독성 물질의 남용에 대해 배우고자 했지만, 이 주제들이 자신들의 인생에 상당한 영향을 끼쳤음에도 불구하고 자신들의 얘기를 꺼내기를 꺼려했다. 반면에 흑인계 집단은 AIDS와 가족의 AIDS를 둘러싼 갈등과 고통, 그리고 가족에 대한 마약의 영향에 대해서 허심탄회하게 논의했다. 우리가 주목해야 하는 것은, 흑인계 미국인과 히스패닉 미국인이 모두 참여한 집단에서 흑인계 미국인의 허심탄회한 태도가 히스패닉계 미국인을 상당히 자극했다는 점이다. 히스패닉계 미국들은 결과적으로 집단 내에서 자신들의 개인적인 문제를 의논하는 것을 조금 더 편안하게 생각하게 되었다.

히스패닉계 조부모들의 역량강화 과정은 느리고 점차적인 것이었지만 엄청난 변화를 가져왔다. 교육의 마지막에 한 할머니는 자신이 어떻게 3명의 손자녀들에게 성과 AIDS에 대한 설명을 귀 기울여 듣도록 만들었는지 얘기해주었다. 아이들은 너무 놀란 나머지, 청소년기의 한 손자는 손가락으로 가슴에 십자가를 그었다고 한다. 이 할머니는 성과 AIDS 같은 주제에 대해 가족과 대화를 함으로써 가족 내에서의 자신의 위치를 더 공고히 하게 되었다고 생각했다. 또 다른 할머니는 딸에게 양육과 훈육에 대한 조언을 할 때 지지집단 교육에서 받은 책자들을 보여주면서 했다고 한다. 딸이 자신의 말에 집중을 하고 관심을 가져준 것이 이 할머니의 자존감과 권위의식을 강화시켜주었다.

히스패닉 할머니들은 지역사회 내에서도 더 강한 존재로 성장했다. 두 명의 할머니는 아이들 방과 후 프로그램의 증대를 위해 주정부 청사에 로비를 하러 가는 집단에 참여하기도 했다. 이들이 이 얘기를 역량강화 집단에서 전해줄 때 다른 참여자들에게 중요한 역할모델이 되기도 했다. 또 다른 할머니는 학교 운영위원회에서 활발한 활동을 벌였는데, 학교에 조부모 돌봄제공자의 구체적인 욕구를 전하고 이들이 더 많은 지원을 받을 수 있도록 만들었다.

교육과정에서 역할놀이는 중요한 학습도구였는데, 이는 할머니들이 새로운 방법으로 행동을 취할 수 있게 도와주었다. 더불어 할머니들이 다른 사람과 짝을 지어 손자녀 또는 기관직원의 역할을 하면서 교육내용의 타당성을 설득시키고자 했고, 내용을 이해하는 데도 도움을 주었다. 특히 문자해독이 어려운 할머니들에게 이 방법은 큰 도움이 되었다. 중요한 것은 이 학습방법이 두 집단 모두에게 새로운 것이었음에도 불구하고 매우 적극적으로 받아들여졌다는 사실이며, 두 집단 모두가 이 경험을 통해 즐기고 배울 수 있었다는 점이다.

교육과정을 마치고 나서 모든 참여자들은 학교, 경로당, 교회, 지지집단 등 지역사회의 다양한 기관에서 프레젠테이션을 하기 시작했다. 지식을 공유함으로써 그들은 자신들의 역할을 강화하고 역량강화의 느낌을 구체화시킨다. 흑인계 미국인 할머니들의 예를 따라서 히스패닉 할머니들은 지지집단과 그 활동내용을 정리한 안내책자를 제작하기 시작했다. 이 책자의 전면에는 나무가 그려져 있다. 이 나무는 가지가 많았고 할머니들의 중요성을 상징하는 뿌리가 매우 두터웠다. 나무는 "Abuelas en Accion"(변화를 추구하는 할머니들)이라는 말로 둘러져 있었다.

레즈비언, 동성애자, 양성애자, 트랜스젠더 돌봄 제공자

연구와 서비스 대상에서 유독 드물게 다루어진 집단은 레즈비언, 동성애자, 양성애자, 트랜스젠더(lesbian, gay, bisexual, transgender, 향후 LGBT로 표기) 돌봄제공자들이다. 메트라이프(MetLife, 2006)[13]의 전국조사에서 41~61세에 속하는 LGBT 천 명을 조사한 결과, 4명중 1명은 최근까지 돌봄제공자로서의 역할을 하고 있었다고 한다. 1/3이상인 36%는 부모를 돌보고 있었고, 18%는 자신의 파트너를 돌보고 있었다. 이 조사의 결과는 상반되는 응답을 보이기도 했는데, 응답자의 약 40%가 LGBT 공동체의 일원으로서 지원망이 잘 되어 있다고 하면서도, 정작 5명에 1명은 누군가가 자신을 돌봐주어야 할 때 그 사람이 누가 될 것인지에 대해 답하지 못했다.

뉴욕시에 사는 LGBT를 대상으로 한 연구(Cantor, Brennan, & Shippy, 2004)에서는 약 절반 정도가 돌봄을 현재 제공하고 있거나 지난 5년간 제공한 경험이 있다고 했다. 더불어 원가족과 자신이 선택한 "새로운" 가족을 돌보는 경험의 차이는 작지 않았다. 또한 이 돌봄제공자들은 이성애자 돌봄제공자와 마찬가지로 일시보호, 정보와 전달, 백업 서비스와 지지집단과 같은 지원이 필요했다. 이들의 2/3는 자신들의

13) 미국의 한 보험회사이다(역자주).

성적 성향 때문에 가족이 자신들로부터 기대하는 역할에 변화가 생기지는 않는다고 진술했다. 나아가서 이 집단의 돌봄제공자들이 다른 돌봄제공자와 동일한 종류의 스트레스와 긴장을 느끼고 있는 데도 불구하고, 다른 돌봄제공자에게 주어지는 사회적, 정서적, 경제적 지원에 대한 접근성이 동일하게 주어지지 않고 있었다.

가족 및 돌봄제공 정책과 프로그램들은 점차적으로 그 수가 증가하고 있는 이들 집단의 돌봄제공자에 대해 특히 이들의 역할과 욕구에 대하여 반드시 인식해야 한다(Fredriksen-Goldsen & Hooyman, 2007). 이 집단의 돌봄제공자가 서비스에 참여하는 것을 더욱 복잡하게 하는 것은 이들에 대한 차별과 서비스 공급자들이 자신을 차별할 것이라는 이 집단 돌봄제공자들의 생각이다(Brotman & Richard, 2007).

고령화가 되면서 돌봄제공자들을 지지해주어야 하는 필요성과 역할은 더욱 더 증가할 것이다. 이 집단의 돌봄제공자들을 참여시키려는 다양한 노력들이 꼭 필요한데, LGBT 공동체 구성원의 특성을 배려하고 이해하는 전략이 나와야만 한다.

요약 및 제언

조부모 돌봄제공자의 역량강화에 대한 논의는 문화와 민족성이 집단체험에 어떻게 적용되는지, 그리고 집단 그 자체가 참여자의 문화에 의해 어떻게 구성되는지를 잘 보여준다. 이들 요인이 돌봄제공자의 교육 및 지지집단에 대한 참여와 학습과정에 어떠한 영향을 미치는가를 이해하는 것은 사람들이 수용할만한 의미있는 프로그램을 개발하는 데 매우 중요하다. 다양한 돌봄제공자에게 서비스가 도달되려면 그 사람들의 돌봄제공 경험에 대한 생각과 집단 그 자체에 대한 생각을 이해하는 것이 필요하다.

남성 돌봄제공자에게 도달하는 것은 여전히 크나큰 도전이다. 앞에서 언급했듯이, 이 사람들은 지지보다는 교육을 강조하는 집단에 참여할 가능성이 더 높다. 따라서 돌봄제공의 경험을 도와줄 수 있는 새로운 기술과 전략을 배울 수 있도록 집단의 환경을 설정하는 것이 정서적 지지를 지원하는 것으로 홍보하는 것보다 효과적일 수 있다. 남성은 집단 참여자가 모두 남성인 것을 선호할 수는 있지만, 남성 지원자가 워낙 적기 때문에 남녀가 모두 참여하는 집단에의 참여를 독려하는 방법들이 고안되어야 한다. 남녀 모두의 참여가 보장될 수 있도록 지지집단의 강점을 강화하고 홍보하는 방안에 대한 연구가 이루어져야 할 것이다.

앞서 역량강화 모델에서 보여준 것처럼 돌봄제공자 집단은 지지집단 그 이상일 수도 있다: 그것은 참여자의 권리주장 기술을 강화시키는 중요한 맥락일 수도 있다. 자신들의 요구에 더 잘 부응하는 정책과 서비스의 변화를 위해 스스로 변화하고 노력하는 것 자체가 학습효과가 있으며 돌봄제공자 교육과정의 중요한 부분이기도 하다. 지지집단 내에서 참여자는 로비를 위한 전략, 연대의 위력, 그리고 정책입안자들이 자신들의 문제에 귀를 기울일 수 있게 하는 방법을 배울 수 있다. 권리주장(옹호)은 변화를 위한 필수조건이며, 지지집단 내에서 돌봄제공자들은 자신들의 그런 노력에 크게 기여할 수 있음을 배울 수 있다.

집단 지도자들은 자신과 참여자 간의, 그리고 참여자들 간의 문화적 차이에 민감해야만 한다(Davis, Galinsky, & Schopler, 1995). 그들은 또한 자신들의 반응과 신념에 영향을 미칠 수 있는 선입견과 사고방식에 대해 미리 숙지하고 있어야 한다. 이러한 문화적 민감성이 선행되어야만 집단의 긍정적 기운을 보장할 수 있고, 참여자들은 토론을 통해 성장할 수 있게 된다.

민족적 다양성은 지지집단이나 역량강화집단에 참여하는 데 장애물이

어서는 안 된다. 흑인계 미국인과 히스패닉계 조부모 집단의 경우가 보여주는 것처럼, 사람은 누구나 문화나 배경의 차이와 관계없이 서로에게서 배울 수 있다. 인종적 다양성은 참여자들에게 흥미로운 학습도구가 되기도 하는데, 자신들이 겪고 있는 어려움과 문제가 본인들에게만 국한된 것이 아니라 다른 사람들도 똑같이 겪고 있음을 알 수 있게 되기 때문이다. 집단 내에서, 그리고 공유하는 과정에서 민족적 차이를 극복하고 강한 유대를 형성하게 될 수도 있다. 한편, 집단내의 다양성은 독려되어야겠지만, 같은 언어를 사용하지 않은 사람들의 경우는 어려울 수도 있다. 집단에서 통역사를 두는 것은 의사소통을 저해할 수도 있고 오히려 집단역량강화 과정을 방해하는 결과를 낳는다.

참여자를 모집하고자 할 때 다양한 참여자의 관심을 끌 수 있도록 노력해야 하며, 모집된 집단은 집단의 문화와 상호작용 패턴을 따르도록 해야 한다. 지지집단이 돌봄제공자의 안녕을 증대시키는 효과적인 개입이 될 수 있도록 하기 위해서는 민족적 다양성과 성적 다양성을 지닌 인구집단의 특성과 관심에 잘 맞도록 해주는 요소들을 이해하고 활용하는 것이 반드시 필요하다.

참고문헌

American Association of Retired Persons. (2003). Lean on me: Support and minority outreach for grandparents raising grandchildren. Washington: American Association of Retired Persons.

Braun, K., & Browne, C. (1998). Perceptions of dementia, caregiving, and help seeking among Asian and Pacific Islander Americans. Health and Social Work, 23, 262-274.

Brotman, S., & Richard, B. (2007). Coming out to care: Caregivers of gay and lesbian seniors in Canada. The Gerontologist, 47(4), 490-503.

Bullock, K. (2005). Grandfaters and the impact of raising grandchildren. Journal of Sociology and Social Welfare, 32, 101-115.

Burnette, D. (1999). Social relationships of Latino grandparent caregivers: A role theory perspective. The Gerontologist, 39, 49-58.

Burton, L., & Dilworth-Anderson, P. (1991). The intergenerational family roles of aged Black Americans. Marriage and Family Review, 1(1), 311-330.

Cantor, M., Brennan, M., & Shippy, R. (2004). Caregiving among older Lesbian, gay, bisexual, and transgender New Yorkers. New York: National Gay and Lesbial Task Force Policy Institute.

Carillo, C. (1982). Changing norms of Hispanic families: Implications for treatment. In E. Jones & S. Korchin (Eds.), Minority mental health (pp. 250-266). New York: Praeger.

Casper, L., & Bryson, K. (1998). Co-resident grandparents and their grandchildren: Grandparent maintained families. U. S. Bureau of the Census, Population Division Working Paper No. 26, Washington.

Cohen, C., & Pyle, R. (2000). Support groups in the lives of grandparents raising grandchildren. In C. Cox (Ed.), To grandmothers house we go and stay: Perspectives on custodial grandparents (pp. 235-253). New York: Springer.

Cox, C. (1995). comparing the experiences of black and white caregivers of dementia patients. Social Work, 40, 343-349.

Cox, C. (2000). Empowering grandparents raising grandchildren: A manual for group leaders. New York: Springer.

Cox, C., & Albisu, K. (2003). The impact of caring for a relative with dementia: A comparison of those caring for persons living alone, spousal caregivers, and co-resident adult children. Journal of Mental Health and Aging, 8, 52-69.

Cox, C., & Ephross, P. (1998). Ethnicity and social work practive. New York: Oxford University Press.

Cox, C., & Gelfand, D. (1987). Familial assistance, exchange and satisfaction among Hispanic, Portuguese, and Vietnamese elderly. Journal of Cross-Cultural Gerontology, 2, 241-255.

Cox, C., & Monk, A. (1993). Hispanic culture and family care of Alzheimer' s patients. Health and Social Work, 18, 92-100.

Cox, C., & Monk, A. (1996). Strain among caregivers: Comparing the experiences of African American and Hispanic caregivers of Alzheimer' s relatives. International Journal of Aging and Human Development, 43, 93-195.

Davis, L., Galinsky, M., & Schopler, J. (1995). RAP: A framework of leadership for multiracial groups. Social Work, 40, 155-165.

Folkman, S., Chesney, M., & Christopher-Richards, A. (1994). Stress and coping in caregiving partners of men with AIDS. Psychiatric Clinics of North America, 17, 35-53.

Fredriksen-Goldsen, K., & Hooyman, N. (2007). Caregiving research, services and policies in historically marginalized communities: Where do we go from here? Journal of Gay and Lesbian Social Services, 18(3-4), 129-145.

Fuller-Jonap, F., & Haley, W. (1995). Mental and physical health of male caregivers of a spouse with Alzheimer' s disease. Journal of Aging and Health, 7, 99-118.

Gans, H. (1979). Symbolic ethnicity: The future of ethnic groups and cultures in America. Ethnic and Racial Studies, 2, 1-20.

Gelfand, D. (1993). Immigration and the older Latino. In M. Sotomayor & A. Garcia (Eds.), Elderly Latinos: Issues and solutions for the 21st century. Washington: National Hispanic Council on Aging.

Gelfand, D., & Fandetti, D. (1986). The emergent nature of ethnicity: Dilemmas in assessment. Social Casework, 67, 542-550.

Goodenough, W. (1999). Outline of a framework for a theory of cultural evolution. Cross-Cultural Reaearch, 33, 84-107.

Gordon, M. (1964). Assimilation in American Life, New York, Oxford University Press.

Guiterrez, L., & Ortega, R. (1991). Developing methods to empower Latinos: The importance of groups. Social Work with Groups, 14, 23-43.

Gutierrez, L., Glen Maye, L., & DeLois, K. (1995). The organizational context of empowerment practices: Implications for social work administration. Social Work, 40, 149-154.

Henderson, J., & Gutierrez-Mayka, M. (1992). Ethnocultural themes in caregiving to Alzheimer' s desease patients in Hispanic families. Clinical Gerontologist, 11, 59-74.

Jackson, J. (1986). Black grandparents: Who needs them? In R. Staples (Ed.), The black family: Essays and studies. Belmont: Wadsworth.

Kaye, L., & Applegate, J. (1990). Men as caregivers to the elderly: Understanding and aiding unrecognized family support. Lexington: Lexington Books.

Kaye, L., & Applegate, J. (1993). family support groups for male caregivers: Benefits of participation. Journal of Gerontological Social Work, 20, 167-185.

Kirkland, B. (1992). Definition of a self-help group. Grandparents United Newsletter, February, 1.

Lauderdale, S., & Gallagher-Thompson, D. (2002). Men providing care: What do they need and how can we do it. Clinical Gerontologist, 26, 53-70.

Lazzari, M., Ford, H., & haughey, K. (1996). Making a difference: Women of action in the community. Social Work, 41, 197-205.

LeVine, R. (1974). Child rearing as cultural adaptation. In P. Leiderman, S. Tulkin, & A. Rosenfeld (Eds.), Culture and infancy: Variations in the human experience (pp. 15-27). San Diego: Academic.

McFarland, P., & Sanders, S. (2000). Educational support groups for male caregivers of individuals with Alzheimer' s disease. American Journal of Alzheimer' s Disease and Other Dementias, 15, 367-373.

MetLife Mature Market Institute, & Zogny International, American Society on Aging. (2006). Out and aging: The Metlife study of Lesbian and gay baby boomers. Westport: Metlife.

Mindel, C., Habenstein, R., & Wright, J. (1988). Family lifestyles of America' s ethnic minorities: An introduction. In C. Mindel, R. Habenstein, & R. Wright (Eds.), Ethnic families in America (3rd ed.). New York: Elsevier.

Minkler, M. and Roe, K. (1993). Gandparents as Caregivers: Raising Children of the Crack Epidemic, Newbury Park, Sage.

National Alliance for Caregiving and AARP. (2004). Caregiving in the United States. Bethesda: National Alliance for Caregiving and AARP.

National Family Caregivers Association. (2000). Random sample survey of family caregivers. Summer, Unpublished.

Ogbu, J. (1993). Differences in cultural frames of reference. International Journal of Behavioral Development, 16, 483-506.

Pinderhughes, E. (1989). Understanding race, ethnicity, and power: The key to efficacy in clinical practice. New York: Free Press.

Rudd, M., Viney, L., & Preston, C. (1999). The grief experienced by spousal caregivers of dementia patients: The role of place of care of patient and gender of caregiver. International Journal of Aging and Development, 48, 217-240.

Sabogal, F., Marin, G., & Otero-Sabogal, R. (1987). Hispanic familism and acculturation: What changes and what doesn't? Hispanic Journal of Behavioral Sciences, 9, 397-412.

Sanchez-Ayendez, M. (1994). Elderly Puerto Rican women: Value orientation and adjustments to aging. In M. Sotomayor (Ed.). Triple Jeopardy: Aged Hispanic women: Insights and experiences. Washington: National Hispanic Council on Aging.

Schulz, R., & Williamson, G. (1991). A 2-year longitudinal study of depression among Alzheimer' s caregivers. Psychology and Aging, 6, 569-578.

Tate, N. (1983). The Black aging experience. In R. McNeely & J. Colen (Eds.), Aging in minority groups (pp. 95-108). Beverly Hills: Sage.

Turner, H., & Catania, J. (1997). Informal caregiving to persons with AIDS in the United States: Caregiver burden among central cities residents eighteen to forty-nine years old. American Journal of Community Psychology, 25, 35-49.

Turner, H., Catania, J., & Gagnon, J. (1994). The prevalence of informal caregiving to persons with AIDS in the United States: Caregiver characteristics and their implications. Social Science and Medicine, 38, 1543-1552.

Watson, V. (1974). Self-concept formation and the African-American woman. Journal of African-American Issues, 2, 226-236.

Youn, G., Knight, B., Jeong, H., & Bengston, D. (1999). Differences in familism values and caregiving outcomes among Korean, Korean American and White American caregivers. Psychology and Aging, 14, 355-364.

제 6 장 | 돌봄제공자 지지집단 : 동료 진행 vs. 전문가 진행

메라딘 매스, 쟈넷 스펙트
(Meridean L. Maas, Janet P. Specht)

돌봄제공자 지지집단은 돌봄제공자들이 스트레스를 줄이고 대처기술을 배워 이를 적용할 수 있도록 돕기 위해 고안된 하나의 개입 전략이다. 돌봄제공자들은 지지집단을 통해 돌봄경험과 쟁점을 나누는 기회를 갖게 될 뿐 아니라, 유사한 경험과 문제를 가진 사람들로부터 정서적 지지를 얻을 수 있고, 다른 사람들로부터 효과적인 돌봄제공의 전략을 배울 수 있다(Toseland, Rossiter, Peak, & Hill, 1990). 몇 가지 유형의 지지집단이 있긴 하지만, 최근 연구들은 어떤 지지집단이 가장 효과적인가에 대해 결론을 짓지는 못하고 있다. 특정한 가족돌봄제공자에게 가장 도움이 되는 지지집단 유형은, 다른 유형의 개입과 마찬가지로, 돌봄제공자와 돌봄수혜자의 특성, 사회적·물리적 환경의 특성에 의해 좌우되는 경향이 있다(Zarit & Leitsch, 2001). 이번 장에서는 동료 진행 지지집단 대 전문가 진행 지지집단에 초점을 두어 지지집단의 유형을 논하고자 한다. 지지집단의 일반적인 효과성을 포함하여, 돌봄제공자에 대한 지지적 개입을 평가한 최신의 연구들 그리고 동료 진행 및 전문가 진행 지지집단을 비교한 소수의 연구들을 검토하고, 연구자들이 제안하는 성공적인 지지집단과 진행자의 특성은 어떤 것인지 살펴본다. 미국 뿐 아니라 다른 여러 나라에서 질환이나 장애를 가진 사람을 돌보는 이들 중 가장 많은 비중을 차지하고 있는 사람이 가족돌봄제공자들인데, 이 장의 마지막에서는 가족돌봄제공자들을 더 잘 보조하기 위해 어떤 교육과 실천 그리고 연구와 정책이 필요한지에 대해 논의할 것이다. 현재 대다수의 돌봄제공자 지지집단이 치매환자의 가족돌봄제공자로 구성되어 있다는 점을 반영하여, 이들을 대상으로 한 연구결과에 주로 초점을 맞추고자 한다.

지지집단의 종류

돌봄제공자 지지집단을 구분하는 가장 일반적인 방법은 진행자가 집단 참여자와 유사한 상황에 있는 동료 돌봄제공자인가 아니면 전문가인가를 기준으로 삼는 것이다. 사실 돌봄제공자 지지집단을 구분하는 요소들은 여러 가지가 있고, 진행자에 따른 분류는 지지집단을 분류하는 기준 중 한가지이지만 다른 분류 기준들은 진행자 효과에 영향을 줄 수 있는 변이로 밝혀지고 있다(미국보건복지부, 2001)

흔히 자조집단이라고 불리는 돌봄제공자 지지집단은 동료에 의해 진행되며, 그 외에 전문가가 진행하는 지지집단 그리고 동료와 전문가가 함께 진행하는 지지집단이 있다. 여기서 말하는 동료는 대개 지지집단에 참석한 적이 있는 가족돌봄제공자들인데, 이들은 집단을 이끌어가는 방법을 (진행자가 아닌) 참가자로서 관찰하면서 습득하거나 혹은 공식적인 훈련을 통해 익힌 사람들이다. 전문가 진행자는 통상적으로 지지집단지도를 공식적으로 훈련받았거나 혹은 별도의 훈련을 받지 않은 사회복지사나 간호사, 정신과 의사를 말한다. 쉐파드와 동료들(Shepard et al., 1999)은 전문가 진행 대 동료 진행 지지집단 분류는 인위적인 이

분법일 뿐 실제로는 대부분의 지지집단이 어느 한 부류에 속한다기 보다는 동료 진행과 전문가 진행이라는 양 끝점을 연결하는 연속선상에 위치하고 있다고 주장한다.

두 번째 분류방법은 집단의 진행 기간이 정해져있는가 그렇지 않은가를 기준으로 한 것이고, 세 번째는 지지집단이 직접 대면하는 면대면 집단인가 아닌가를 기준으로 한 것이다. 네 번째는 집단의 목적과 초점에 따라 구분하는 방법인데 여기에는 상호지지, 교육, 심리치료/상담, 사교/레크리에이션, 기술향상, 또는 토론 등이 포함된다. 다섯 번째는 지지집단의 상호작용이 동시적인가 비동시적인가로 나누는 방법이다. 지지집단 구성원 사이의 비동시적인 상호작용은 전화나, 웹기반 전자메일 또는 채팅방을 통해 이루어지며, 거의 대부분이 공식적인 진행자가 없는 자조집단인 경우가 많다. 마지막으로는 위에서 언급한 유형 중 하나 또는 그 이상이 혼합된 돌봄제공자 지지집단이며 이것이 일반적이다. 그러나 일관된 돌봄제공자 지지집단 유형이 존재하는 것도 아니고 유형에 대한 명확환 정의도 부족한 실정이다. 이러한 상황에서 대부분의 연구들도 동료 진행 지지집단과 전문가 진행 지지집단을 비교하기 보다는 동료 진행이든 전문가 진행이든 관계없이 하나의 돌봄제공자 지지집단을 대상으로 그 산출을 평가하고 있다. 따라서 얼마 되지 않는 두 집단 비교 연구를 검토하기에 앞서, 일반적인 돌봄제공자 지지개입에 대한 세 개의 메타분석결과를 연구배경으로 제시하고자 한다.

연구 배경과 선행 연구

가족돌봄제공자란 암, 뇌졸중, 당뇨, 관절염, 손상, 치매 등의 만성질환이나 장애가 있는 자신의 가족을 돌보는 사람을 말한다. 돌봄제공자 지지집단은 이렇게 다양한 질병과 장애를 가진 가족원을 돌보는 사람의 부담과 스트레스를 줄이기 위한 전략이지만 산출 및 효과성 연구의 대부분은 치매노인의 돌봄제공자 지지집단을 대상으로 연구한 것이다. 치매환자의 돌봄제공자 지지집단에 대한 최근까지의 연구결과들은 일관되기 보다는 매우 혼합되어 있다(Zarit & Leitsch, 2001).

치매환자의 가족돌봄제공자에 대한 개입이 효과적이었는지를 검토한 메타분석에는 세 연구가 있다(Acton & Kang, 2001; Brodaty, Green, & Koschera, 2003; Sorensen, Pinquart, & Duberstein, 2002). 하지만 이들 메타분석에서 검토한 연구의 수가 제한적이어서 돌봄제공자 지지집단의 여러 유형에 따른 효과성을 별도로 분리하여 파악하기가 쉽지 않다.

소렌슨과 동료들(Sorensen et al, 2002)은 일곱 개의 선행연구에 포함되어 있는 모든 지지적 개입을 종합 검토하였는데, 그 결과 돌봄제공자에 대한 지지적 개입이 돌봄제공자의 부담을 줄일 뿐 아니라 그들의 지식과 능력을 향상시킨다는 사실을 발견하였다. 메타분석에 포함된 일곱 개의 연구가 대상으로 한 돌봄제공자 지지집단은 대부분 전문가 진행 집단이었다.

브로대티와 동료들(Brodaty et al, 2003)은 치매환자의 돌봄제공자를 위한 심리사회적 개입에 대한 메타분석을 실시하였는데, 이 분석에서는 총 30개의 연구에 포함되어 있는 34개의 개입이 검토되었다. 분석결과에 따르면, 심리사회적 개입은 돌봄제공자들의 심리적 고통을 줄이고 돌봄에 대한 지식을 향상시키며, 치매환자의 기분에 긍정적인 효과를 가져오는 반면, 돌봄제공자의 부담에는 별다른 영향을 주지 못했다. 또한 돌봄제공자와 돌봄수혜자 모두가 개입 프로그램에 참여한 경우 긍정적인 효과를 보이는 경향이 있었다. 일곱개 중 네 개의 연구는 심리사회적 개입이 요양원 입소시기를 늦춘다는 점을 지적하고 있지만 돌봄제공자 지지집단만을 따로 분리하여 효과성을 검토한 것은 없었다.

액톤과 강(Acton & Kang, 2001)은 24개 연구에 포함된 27개 치료에 대한 메타분석을 통해 치매환자의 가족돌봄제공자의 부담을 경감시키는 개입의 효과성을 평가하였다. 여기서는 지지집단, 교육, 심리교육, 상담, 휴식 및 다양한 요소가 혼합된 다중요소 개입이 돌봄제공자의 부담에 어떤 효과를 가져오는지를 살펴보았다. 연구에 포함된 지지집단은 대체로 돌봄 경험이 있는 비전문가가 진행하는 집단이었다. 분석결과, 돌봄제공자의 부담에 대한 집합적인 효과는 발견되지 않았으며, 돌봄제공자 지지집단만을 별도로 분리하여 효과를 분석해놓지 않았다. 지지적 개입의 종류 중 오직 다중요소 개입만이 돌봄제공자 부담에 긍정적 효과를 가져오는 것으로 나타났다. 연구자들은 부담이라는 것이 돌봄제공자에 대한 개입의 효과를 평가하는 최선의 산출이 아닐 수도 있다는 점을 지적하였다.

종합하면, 문헌들은 전문가 진행과 동료 진행 지지집단 모두가 다 성공적일 수 있다는 것을 보여준다(Toseland et al., 1990). 전문가가 이끄는 지지집단은 대개 진행 기간이 정해져 있으며, 동료 진행 집단에 비해 교육적 요소를 더 많이 가지고 있다. 한편, 개입 효과성 연구에서는 부담을 가장 빈번하게 사용하고 있지만 과연 부담이 성과를 측정하는 최선의 척도인지에 대해서는 의문을 가지고 있다. 자리트와 레이취(Zarit & Leitsch, 2001)는 두 단계의 평가를 권하고 있는데, 1단계에서는 지지집단 과정을 살펴보고 2단계에서는 부담과 같은 성과측정 대신 목적을 평가하자고 제안한다. 이들은 이렇게 과정과 목적을 사정함으로써 개입이 제대로 실행되었는지, 목적이 달성되었는지를 보다 정확하게 판단내리고 평가할 수 있게 되며, 그렇게 함으로써 결과에 대한 해석을 향상시킬 수 있고, 돌봄제공자의 부담과 같은 산출에 긍정적인 영향을 주었는지를 규명할 수 있게 된다고 말한다.

지지적 개입에 대한 메타분석에서는 전문가 진행과 동료 진행 간의 효과성 비교를 구체적으로 하고 있지는 않지만, 분석결과의 일부는 단일 연구의 결과와 마찬가지로 진행자에 관한 제언을 하고 있다. 대부분의 돌봄제공자들은 지지집단에 참여함으로써 서로에 대한 지지와 지식을 얻었다고 생각했다(Acton & Kang, 2001; Brodaty et al., 2003; Sorensen et al., 2002). 이들이 꼽은 첫 번째의 긍정적인 점은 상호지지였으며, 돌봄수혜자의 질병이나 행동에 대한 정보를 얻을 수 있었다는 점이 그 다음 순이었다. 또한 돌봄제공자가 돌봄수혜자와 함께 참여하는 경우 돌봄제공자의 지지집단 출석률이 높았으며(Brodaty et al., 2003), 직업이나 가사 등과 같이 돌봄제공과 병행해야 하는 일이 적고, 활용할 수 있는 시간이 많을수록, 그리고 집단모임이 참여하기 편리한 장소에서 진행될 때 높은 것으로 나타났다(van den Heuvel, de Witte, Sanderman, Schure, & Jong, 2002). 게다가 우울증과 같은 돌봄제공자의 특정한 문제를 다루기 위해 설계된 집단(Mittleman, Roth, Coon, & Haley, 2004)인 경우, 진행 기간이 제한이 없는 경우(Glosser & Wexler, 1985), 그리고 하나 이상의 전략(예컨대 상호지지, 교육)을 택한 경우(Acton & Kang, 2001), 지지집단이 가장 효과적인 것으로 나타났다. 일부 연구에서는 지지집단을 진행하는 진행자의 훈련과 기술이 가장 중요한 성공요인임을 주장하는 반면(Toseland, Rossiter, & Labrecque, 1989; Toseland et al., 1990), 다른 연구에서는 진행자의 유형이나 훈련보다는 오히려 그 집단의 내용(contents)이 더 많은 영향력을 가지고 있으며, 그에 따라 개입의 성과들이 달라진다는 것을 보여주고 있다(Liberman & Bliwise, 1985; Toseland & Rossiter, 1989). 끝으로 자리트와 레이취(Zarit & Leitsch, 2001)는 돌봄제공자를 위한 개입을 설계할 때 돌봄제공자-돌봄수혜자 양자관계에서 발생하는 욕구와 목적 그리고 그 욕구와 목적의 사회적 맥락이 반드시 고려되어야 한다고 주장한다. 알츠하이머가 있는 배우자를 돌보는 사람 406명을 대상으로 한 최근의 무작위 통제 실험연구에 따르면, 돌봄제공자 지지집단 참여와 함께 구조화된 상담을 받은 실험집단이 통상적인 지지집단에 참여하면서 필요한 자원에 대한 정보만 얻은 통제집단의 경우보다 우울, 부담, 안녕, 시설입소의 지연 등에서 더 좋은 결과를 보이는 것으로 나타났다(Gaugler, Roth, Haley, & Mittelman, 2008; Mittleman, Haley, Clay, & Roth, 2006). 이 결과는 지지집단의 중요성을 감소시키는 것이라기 보다는 구조화된 상담과 지지가 결합될 때 보다 더 효과적이라는 점을 시사하고 있다.

돌봄제공자 지지집단 진행자

지금까지의 연구결과, 돌봄제공자 지지집단을 동료가 진행하든 전문가가 진행하든 혹은 동료와 전문가가 함께 진행하든, 지지집단을 효과적으로 진행하여 성공적인 지지집단으로 이끌 수 있게 해주는 열쇠는 진행자의 훈련, 참가자의 집단참여도, 그리고 참가자들의 욕구에 초점을 맞추는 것이다(Gonyea, 1989; Molinari, Nelson, Shekelle, & Crothers, 1994). 일반적으로 진행자의 역할은 구성원을 하나로 묶는 것, 집단구성원과 함께 집단이 어디에 초점을 둘 것인가 그리고 어떤 활동을 할 것인가를 계획하는 것, 집단을 위한 장기 계획을 마련하는 것, 집단진행에 필요한 준비(모임 일정과 장소, 초청강사, 간식 등)를 하는 것, 구성원 간의 상호지지를 촉진하는 것, 구성원 간의 지지와 정보교환을 강화하고 요약 정리해주는 것 등이다(Molinari et al., 1994).

구성원들의 상호지지를 촉진하기 위해 진행자는 먼저 구성원들이 현재의 상황을 잘 이해할 수 있도록 돕고 자유롭게 자신의 의사를 표현할 수 있는 분위기를 조성해야 한다. 그리고 구성원 각자가 자신의 욕구를 명확히 하고 이를 충족할 수 있도록 지지해주어야 한다. 뿐만 아니라 구성원간의 대처 메커니즘을 제공해주고 강화하며, 구성원 간의 문제해결을 촉진하면서 집단 내에서의 상호지지에 초점을 두어야 한다(Toseland & Rivas, 2012).

동료가 진행하는 집단은 진행자가 참여자들과 같은 처지에 있기 때문에, 집단성원들의 욕구에 초점을 맞추기가 상대적으로 쉽다. 뿐만 아니라 동료 진행자가 진행하는 집단은 상호지지라는 측면에 의해 보다 많은 동기부여가 된다(Stewart & Reutter, 2001). 그러나 동료 진행자가 집단프로그램을 제대로 진행하려면 집단역동에 대해 더 많은 훈련을 받아야 할 필요가 있으며, 때로는 돌봄제공자로서 집단을 진행한다는 것이 진행자에게 또 다른 부담이 될 수 있다. 그래서 이들은 전문가가 진행하는 집단보다 더 자주 초청 강사를 초대하기도 한다(Stewart & Reutter, 2001). 이와는 달리 전문가가 진행하는 지지집단은 상호지지를 주로 했던 동료 진행자 집단보다는 진행자가 설정한 목표에 보다 많은 초점이 맞춰지게 된다. 여기에는 교육이라든지 혹은 여타의 지지적 개입방법이 활용되곤 한다(Stewart & Reutter, 2001). 전문가가 진행하는 지지집단에서 집단 진행자는 계획을 수립하거나 집단을 관리하는 면에 있어 집단구성원들을 지지해줄 수 있는 자원을 보다 많이 가지고 있다. 하지만 동료진행 집단에 비해 시간적 제약이 따른다는 점이 특징이다. 진행자로서 훈련을 받는 것은 동료 진행 집단에서나 전문가 진행 집단에서나 똑같이 중요하다(Toseland et al., 1990). 47명의 지지집단 진행자에 대한 연구에서 곤예(Gonyea, 1998)는 진행자의 약 절반(55%)이 어느 정도 훈련을 받은 사람들이었다는 사실을 발견하였는데 이는 매우 고무적이다.

전문가와 동료가 공동으로 지지집단을 진행하는 것은 어느 한 사람이 진행하는 것보다 확실히 많은 이점이 있다. 연구에 따르면, 공동 진행 집단은 참여자들이 각 진행자의 장점을 활용할 수 있기 때문에 가장 효과가 높다(Chesler, 1991; Miller, 1998; Stewart & Reutter, 2001; Weiss, 1992). 즉, 각 유형의 상호 보완적 측면들이 결합된 것이 공동 진행 집단인 셈이다(Stewart & Reutter, 2001). 만성적 질병을 가진 아이, 심장질환이 있는 노인, 어르신에 대한 전화 지지집단 등을 포함한 전문가 동료 공동 진행 집단 21개를 연구한 결과에 따르면, 집단 참가자들은 "전문가는 집단분위기를 안정되게 만들고, 집단 진행과정을 모니터링하며, 모든 구성원들의 얘기가 경청되고 있는지를 확인하는 반면, 동료 진행자는 집단 구성원들의 참여를 격려하고, 용기를 주며 대처전략에 대한 정보를 제공한다"고 보고하였다(Stewart & Reutter, 2001, p. 109). 공동 진행 집단은 참여자들을 돕고자 하는 전문가의 동기가 상호지지라는 동료 진행자의 동기와 결합된 것이라 할 수 있다. 또한 공동 진행 집단은 동료 진행자가 초점을 두고 있는 집단의 목표와 전문가 진행자가 초점을 두는 진행자의 목표가 혼합된 것이라고 할 수 있다. 공동 진행자의 서로 다른 동기와 초점이 혼합되어 있다는 것은 결국 그만큼 상호지지를 강조하는 것이며, 또 다른 한편으로는 돌봄제공자를 지원하기 위한 다른 종류의 개입들을 강조하는 것이기도 하다. 비록 지지집단의 진행자 유형은 동료 진행과 전문가 진행을 양 끝점으로 하는 연속선상의 어디에나 위치할 수 있지만, 지지집단과 바람직한 성과 간의 정적 관계는 공동 진행 집단일 때이며, 또한 지지집단이 상호 지지적이고, 상호 존중되며, 유용하고 평등하며 서로를 신뢰하는 경우일 때라는 것이 체계적으로 밝혀지고 있다(Banks, Crossman, Poel, & Stewart, 1997; Shepherd et al., 1999; Weiss, 1992).

향후과제

교육

전문가와 동료 진행자 모두 전문적인 훈련을 받을 필요가 있다. 그러나 안타깝게도 훈련의 필요성에 있어서 진행자 유형 간에 어떤 차이가 있는지를 밝혀주는 자료는 없다(Price, Butow, & Kirsten, 2006). 두 유형 가운데 동료 진행자는 특별한 훈련 없이 순전히 자신이 돌봄제공자로서 경험한 것 혹은 지지집단에 참가자로서 참여한 경험을 기반으로 집단을 진행하는 경우가 많다. 샤프와 동료들(Sharpe, Koerber, Macera & Euster, 1996)은 동료 진행자를 대상으로 한 교육훈련 프로그램을 시행해 보았다. 시행결과 이 프로그램을 마친 동료 진행자들은 지식, 의사소통기술, 개념화 능력이 향상되었으며, 진행자 역할에 대한 만족감도 증가한 것을 발견하였다. 이에 비해 전문가 진행자들은 집단 역동성이나 리더십 이론에 대한 지식을 갖춘 사람들이지만, 동료 진행자와 마찬가지로 지지집단 진행에 대해서 별도의 훈련을 받지 않은 경우도 있다. 따라서 동료 진행자와 전문가 진행자 모두에게 훈련의 기회를 제공하는 것이 필요하며, 진행자는 자신의 특성에 따라 각기 다른 목적을 가진 지지집단을 진행할 수 있도록 준비되어야 한다. 또한 여러 가지 다른 전달 방법에 대해서도 진행자들이 훈련을 받아야 할 필요가 있는데, 여기에는 지원 및 지지집단에 대한 접근성을 높일 수 있도록 하기 위해 최신기술(전화나 인터넷)을 활용하는 방법도 포함된다. 덧붙여 간호학, 사회복지학, 심리학, 노년학 분야의 교육자들은 최신 연구에서 나타난 효율적이고 효과적인 돌봄제공자 지지개입을 교육과정에 포함시키도록 해야 한다. 동시에 동료 진행자와 전문가 진행자 사이의 동반자적 관계와 이에 따른 역할에 대한 강조(Hughes, 2000), 상호지지의 원칙(Simpson, 1996), 집단적 문제해결(Stewart & Reutter, 2001) 등도 포함시켜야 한다. 돌봄제공자 지지집단의 전달유형(전통적인 면대면, 통신기술활용을 통한 면대면 혹은 면대면이 아닌 통신기술활용)이 무엇이든간에, 진행자는 훈련을 통해 지지집단의 목적과 대상을 구분할 수 있도록 준비되어야 하며, 집단 참가자들의 책임, 토론주제의 선정과 연속성에 대한 것도 역시 훈련받아야 한다. 집단 진행자들은 또한 집단이 진행되는 과정에서 자연스럽게 제기되는 쟁점을 능숙하게 다룰 수 있는 전략, 지지과정을 문서화하여 남기는 것, 지지집단의 범위를 넘어선 그 이상의 지지를 요구하는 참여자에 대한 지원 등도 훈련받아야 한다. 동료 진행자와 전문가 진행자의 보완적 역할을 어떻게 최적화 할 수 있는가에 대한 훈련 역시 중요한데 이는 공동 진행에 따른 추가적인 혜택을 참여자가 실제로 얻을 수 있도록 하기 위해서이다. 마지막으로 교육 내용에는 돌봄제공자의 스트레스 요인, 스트레스 반응, 대처전략에 대한 구체적인 지식, 회기별 주제를 구성하기 위한 준비, 토론을 위한 사례연구, 자원 매뉴얼, 행정업무, 기술적인 것 다루기 등이 포함되면 좋다(Stewart & Reutter, 2001). 단언하건데, 집단 진행자 훈련에 대한 근거기반이 반드시 필요하다(Price et al., 2006).

공동 진행자 교육 프로그램의 재정을 어떻게 그리고 누가 마련하고 제공할 것인가 하는 것은 매우 중요한 질문이다. 예를 들어, 알츠하이머협회가 현재 약간의 훈련을 제공하고 있는데 이와 함께 지역노인센터도 지지집단 진행자 훈련을 제공할 수 있을 것이다. 그 지역사회의 전문대학(community collcgc)이나 직업기술학교를 통해 훈련을 제공하는 것도 고려해볼 만 한다. 보건대학이 있는 여러 종합대학교에는 외부로 지원받아 운영하는 노인성 질환 전문가 교육 센터가 있는데, 이를 통해서도 역시 지지집단 진행자를 위한 교육 프로그램을 제공할 수 있다. 진행자 훈련은 간호사나 사회복지사, 정신과 의사 등 관련 전문가들을 준비시키는 공식적 프로그램에 포함될 수도 있지만 평생교육의 차원에서 보다 다양한 인구집단에게 제공될 수도 있을 것이다.

실천

비록 제한적이긴 하지만 최근까지 이루어진 연구에 따르면, 지지집단 참여자들은 전문가와 동료가 공동으로 진행하는 방식을 선호하며, 어느 한 쪽이 단독으로 진행할 때보다 공동으로 진행할 때 더 많은 이점이 있는 것으로 보인다(Toseland & Rivas, 2012). 이러한 이점과 최근 강조되고 있는 전문가와 참여자와의 협력관계 구축이라는 맥락에서 공급자들에게도 지지집단의 공동 진행을 권장하며; 공동 진행 지지집단의 성공적인 실행을 위해서 필요하다고 판단되면, 지지집단 리더십과 협력기술훈련을 증진시키는 것도 권장하고; 장기적인 지지집단 리더십을 위해서 집단 참가자들을 동료 진행자로도 준비시켜야 하며; 그 산출들을 문서화해야 할 것이다(Courtney, Ballard, Fauver, Gariota, & Holland, 1996; Stewart & Reutter, 2001; Tse, Doughty, & Bristol, 2004).

돌봄제공자에 대한 지지를 확대하기 위해 공급자와 전문가들이 첨단기술을 활용할 것이라는 것은 확실하다. 이미 현재의 기술로도 장거리에 있는 돌봄제공자들과 면대면 접촉을 통해 사회적 지원을 할 수 있게 되었다(Czaja & Robert, 2002; Hanson, Tetley, & Clarke, 1999; Morrow-Howell, Mahoney, Tennstedt, Friedman, & Heeren, 1999; Wright, Bennet & Gramling, 1998). 이제는 어느 곳에 있더라도 웹기반 장치나 원격통신기법을 활용하여 지지집단을 조직하거나 참가할 수 있게 되었다(Czaja & Robert, 2002; Galegher, Sproull, & Kiesler, 1998; Mahonet, Tarlow, & Jones, 2003; Smith &

Toseland, 2006; Wright et al., 1998). 최근 연구들에서는 이메일이나 채팅방을 이용한 돌봄제공자 간의 의사소통과 지지가, 비록 공식적인 진행자가 없고 비동시적 의사소통이기는 하지만, 긍정적인 성과가 있음을 보여주고 있다(Brennan, Moore, & Smyth, 1995; Galegher et al., 1998; White & Dorman, 2000). 콜빈과 동료들이 보고한 바와 같이, 돌봄제공자가 지각한 원격통신 활용의 이점은 익명성, 비동시성, 개별적 이용이 가능함 등이다(Colvin, Chenoweth, Bold, & Harding, 2004). 반면, 돌봄제공자들은 컴퓨터 이용에 대한 두려움과 제한을 원격통신 활용의 단점으로 꼽았다.

상이한 진단을 받은 환자를 돌보는 돌봄제공자들로 지지집단을 구성하기 보다는 우울이나 행동전략 등 구체적인 문제를 가진 사람들로 특화된 지지집단을 구성하는 것을 권장하는데 이는 후자의 경우가 전자보다 더 이로운 점이 많다고 여겨지기 때문이다(Wilson, Flanagan, & Rynders, 1999). 대부분의 연구는 특화된 지지집단, 예컨대 치매환자를 돌보는 남녀 돌봄제공자로 구성된 집단의 이점에 대해 조사해 왔다. 남성 돌봄제공자 지지집단이 증가하는 추세에 있지만 남녀가 함께 참여하는 지지집단과 남성만 참여하는 지지집단의 효과성을 체계적으로 비교한 연구는 드물다(Tsey, Patterson, Whiteside, Baird, & Baird, 2002). 따라서 향후에는 많은 남성 돌봄제공자를 포함하여 성별에 따른 효과성을 연구하는 것이 필요하다(Houde, 2002). 또한 남성이 지지집단개입을 이용하는가 이용하지 않는가를 포함하여 남성의 돌봄제공 경험에 대한 보다 심층적인 탐색이 필요하다(Pierce & Steiner, 2004). 특화된 지지집단이 지닌 몇 가지 장점은 이미 알려져 있는데, 가장 자주 언급되는 장점은 참가자들이 지닌 공동 요소가 증가함으로 인해 상당한 지지가 생겨난다는 것이다. 게다가 특화된 지지집단 참여자의 돌봄수혜자는 같은 질병을 앓고 있기 때문에, 진행자는 이와 관련하여 더 깊이 있게 참여자들을 지지하고 교육할 수 있으며, 참여자들은 서로에 대한 지지가 필요하다는 것을 잘 알고 있을 뿐 아니라 다른 이들을 지지해 주고자 하는 마음이 더 크다는 것이 장점으로 꼽힌다. 특화된 지지집단에서의 정보제공이나 확인(affirmation), 정서적·도구적 지지 등과 같은 이점은 사회적 비교나 사회적 교환, 그리고 사회 학습에 의해 영향을 받는다(Stewart, Davidson, Meade, Hirth, & Weld-Viscount, 2001).

돌봄제공자에 대한 지지와 개입을 최적화하기 위해 어떤 전략을 선택하든지 간에, 중요한 것은 서비스 공급자(의사, 간호사, 사회복지사, 정신과 의사 등)들이 돌봄제공자들을 클라이언트로 받아들이는 것이다(Buckwalter & Hall, 1987; Stewart et al., 2001). 돌봄수혜자의 욕구에 초점이 맞추어지다 보면 가족돌봄제공자들의 정서적, 신체적, 사회적 욕구는 너무 쉽게 간과되고 만다. 전문가들이 가족돌봄제공자들의 욕구를 사정하여 그들의 건강을 증진시키고 질병을 예방하거나 치료할 수 있는 개입 방안을 처방하는 것이 합리적일 것이다. 돌봄의 책임을 담당할 최상의 주체가 가족돌봄제공자라고 전제한다면, 그래서 돌봄수혜자의 시설 입소를 예방하거나 늦추고자 한다면, 돌봄제공자-돌봄수혜자의 양자관계에 대해 서비스 공급자들이 보다 깊은 관심을 가져야 한다.

연구

최근 다른 유형의 만성질환자를 돌보는 돌봄제공자에 대한 연구도 증가하고는 있지만 가장 많은 연구가 이루어진 영역은 치매환자를 돌보는 돌봄제공자에 대한 것이다. 문헌연구 결과 돌봄제공자를 지지하는 개입에 대해서는 지금까지 세 가지 메타분석이 이루어졌을 뿐이며 그나마 각 분석에 사용된 연구의 수도 소수에 그치고 있었다(Acton & Kang ,

2001; Brodaty et al., 2003; Sorensen et al., 2002). 연구결과는 일관성이 없었으며 이것은 결국 동료 혹은 전문가가 진행하는 돌봄제공자 지지집단을 포함하여 돌봄제공자를 지지하는 개입의 효과를 올바르게 평가하는 보다 체계적인 연구가 이루어져야 한다는 것을 시사한다. 동료 진행 대 전문가 진행의 돌봄제공자 지지집단에 대한 최근의 연구를 검토하면서 우리는 여러 가지 논쟁거리가 있음을 알 수 있었다.

가장 근본적인 이슈는 분류를 어떻게 할 것인가 하는 것이다. 향후 돌봄제공자를 지지하기 위한 실천적 개입에 대한 연구를 촉진하고, 근거를 축적하기 위해서는 먼저 개념과 용어들을 명확히 하고, 이를 조작적으로 정의한 후 측정 가능하도록 만드는 것이 필요하다. 자리트와 레이취 (Zarit & Leitsch, 2001)가 제안한 바와 같이, 연구설계 및 연구방법에서 개입의 과정과 목표를 기술하는 것에 더 많은 관심을 기울일 것이 권장된다.

아직까지도 축적된 연구가 거의 없는 분야들이 있는데, 여기에는 다른 유형의 지지적 개입(상호지지, 교육, 지지집단 그리고 이들 간의 조합)에 대한 비교연구, 지지집단의 전달방식(전통적 방식 혹은 최신과학기술의 도움을 받는 면대면 등)에 따른 비교연구, 진행자(동료, 전문가 또는 공동 진행)에 따른 비교연구, 리더십 전략(지시적, 권한 이양적, 참여적, 방임적)에 따른 비교연구 등이 포함된다.

향후 연구는 이처럼 다양한 지지적 개입의 접근방법에 따른 성과비교에 강조를 두어야 하며, 어떠한 상황에서 돌봄제공자들이 지지집단이나 지원 프로그램을 찾아보려하고 참여하고자 하는지를 기술할 필요가 있다.

동료가 진행하든 전문가가 진행하든 간에 만약 돌봄제공자 지지집단이 최적화된 서비스를 제공하고자 한다면, 초기 치매환자를 돌보는 사람을 포함하여 돌봄제공자의 다양성을 반드시 고려해야 한다. 누가 집단을 이끌든, 다양성이 부족하다는 것 그리고 개별 참여자들에 대해 깊이 있는 정서적 지지가 부족하다는 점을 유념해야 한다(Gonyea, 1989). 치매환자의 돌봄제공자 지지집단에 참여하는 사람은 대부분 중산층 백인들이었다(Monahan, Greene, & Coleman, 1992). 한 연구에서 참여자들은 자신이 지지를 받고 있다고 느끼긴 하지만, 숙련된 전문 진행가가 집단을 진행했음에도 불구하고 개별적으로 힘든 문제에 대해서는 정서적 지지를 받지 못하고 있다고 보고하였다(Gonyea, 1989; Toseland et al., 1990). 따라서 지지집단이나 다른 지지적 개입에 대한 연구에서는 보다 많은 남성과 소수자들을 포함할 것과 치매초기단계에 있는 사람들을 돌보는 돌봄제공자를 보다 많이 모집할 것을 강조할 필요가 있다. 또한 돌봄제공자가 더 많은 스트레스나 보다 심각한 질환에 노출되는 것을 예방하기 위해 지지집단 진행자는 심각한 정서적 어려움을 가진 돌봄제공자가 누구인지를 찾아내는 것에 좀 더 관심을 기울여야 할 것이다.

돌봄제공자와 사회적 성과에 대한 것도 향후 연구과제 중 하나이다. 돌봄제공자 지지집단의 유형을 포함하여, 어떤 특정 개입이 돌봄제공자의 성과에 가장 민감한가(즉, 가장 좋은 효과를 보이는가-역자주)를 탐색하고 문서화하는 것이 필요하다. 향후 연구에서 관심을 둘 만한 사회적 성과로는 돌봄제공자의 대처, 우울, 신체적 건강, 돌봄제공자가 얻은 지지의 양과 유형, 돌봄제공자 및 수혜자의 물리치료나 병원외래 방문, 장기요양시설 재입소 등이 있다. 돌봄수혜자의 정서적, 신체적, 기능적 측면에서의 변화와 시설입소의 지연 역시 평가되어야 할 중요한 성과이다. 시설에서 돌봄수혜자가 돌봄을 받을 때의 비용 뿐 아니라 돌봄제공자에게 개입서비스를 전달하는 데 드는 비용도 효과성 측면과 연계하여 측정되고 평가될 필요가 있다(Peak, Toseland, & Banks, 1995). 지지적 전략의 잠재적 효과가 연령, 성, 민족에 따라 혹은 기타 인구학적 집단(예를 들면 자기 자녀를 돌보아야 하는 집단 대 자녀양육의 책임이 없는 집단)에 따라 어떻게 다른지를 평가하는 것도 성과 측정을 위해서뿐만 아니라 실천과 정책을 위해서도 중요하다.

정책/옹호

현 상황에서 요구되는 중요한 정책은 돌봄제공자 지지개입 연구에 대한 재원을 증가시키는 것이다. 돌봄제공자 지지프로그램, 지지집단 지도자 훈련 및 연구 등을 재정적으로 지원하도록 하기 위한 바람직한 방법은 각 주의 비영리 조직 및 옹호 조직들(예를 들면, 미국퇴직자협회, 알츠하이머협회, 전국돌봄제공자연합)들이 연합하는 것이다(Wolf, 2001). 현재 돌봄의 80%는 가족이 제공하고 있으며, 노령 인구와 만성질환자의 증가로 인해 이 비율은 더욱 높아질 전망이다(Feinberg et al., 2003). 지지집단, 지지집단 진행자 훈련, 일시보호와 같은 돌봄제공자 지원 프로그램이나 다양한 가족돌봄제공자의 돌봄에 대한 환급금 지급 등에 추가적인 재정지원이 이루어질 필요가 있다. 시설입소를 미연에 방지하는 방안도 돌봄제공자와 돌봄수혜자 그리고 가족 및 사회를 위해 바람직한 대안 중 하나가 될 수 있을 것이다.

요약

동료 진행 지지집단과 전문가 진행 지지집단 간의 성과를 비교한 연구는 극히 제한되어 있으며, 연구결과도 일관성이 없다. 그러나 보고된 연구결과들에 따르면, 진행자가 잘 훈련된 경우라면 동료 진행이든 전문가 진행이든 모두 성공적이라는 것이다. 또 한 유형의 진행자가 진행하는 집단에 비해 동료와 전문가가 공동으로 진행하는 집단이 더 많은 이점이 있을 수 있다는 것도 지금까지의 연구에서 찾을 수 있었다. 전문가와 참여자 간의 동반자적 관계를 점점 더 강조하는 현 추세와 더불어 이와 같은 추가적 이점들로 인해 지지집단의 공동 진행이 더욱 권장되고 있다. 향후 연구는 동료 진행과 전문가 진행 지지집단에서 산출되는 이점들을 비교 평가하는 것이 필요하다. 다양한 인구사회학적 특성을 지닌 돌봄제공자에 대해 지지적 개입의 유형과 전달 유형에 따른 성과를 비교하는 연구 역시 실천과 정책수립을 위해 향후 수행되어야 할 연구과제이다. 이상과 같이 돌보제공자에 대한 지지적 개입연구를 더 많이 수행하고, 가족돌봄제공자를 위한 서비스와 지지 프로그램을 재정적으로 뒷받침할 수 있기 위해서는 궁극적으로 재정마련을 위한 옹호가 가장 절실하다고 할 수 있다.

참고문헌

Acton, G, J., & Kang, J. (2001). Interventions to reduce the burden of caregiving for an adult with dementia: A meta-analysis. Research in Nursing and Health, 24, 349-360.

Banks, S., Crossman, D., Poel, D., & Stewart,M. (1997). Partnerships among health professionals and self-help group members. Canadian Journal of Occupational Therapy, 64(5), 259-269.

Brennan, P., Moore, S., & Smyth, K. (1995). The effects of a special computer network on caregivers of person with Alzheimer' s disease. Nursing Research, 44(3), 166-172.

Brodaty, H., Green, A., & Koschera, A. (2003). Meta-analysis of psychosocial interventions for caregivers of people with dementa. Journal of the American Geriatrics Society, 51(5), 657-664.

Buckwalter, K.C., & Hall, G. (1987). Families of the institutionalized older adult: A neglected resource. In T.H. Brubaker(Ed.), Aging, health and family: Long term care(pp. 176-196). Beverly Hills: Sage.

Chesler, M. A. (1991). Participatory action research with self-help groups: An alternative paradigm for inquiry and action. American Journal of Community Psychology, 19(5), 757-768.

Colvin, J., Chenoweth, L., Bold, M., & Haeding, C. (2004). Caregivers of older adults: Advantages and disadvantages of Internet-based social support. Family Relations, 53(1), 49-57.

Courtney, R., Ballard, E., Fauver, S., Gariota, M., & Holland, L. (1996). The Partnership model: Working with individuals, families, and communities toward a new vision of health. Public Health Nursing, 13(3), 177-186.

Czaja, S. J., & Robert, M.P. (2002). Telecommunications technology as an aid to family caregivers of persons with dementia. Psychosomatic Medicine, 64, 469-476. p.83

Feinberg, A. F., Horbath, J., Hunt, G., Plooster,L., Kagan, J., & Levine, C. (2003). Family caregiving and public policy: principles for change. Retrieved from http;//www.caregiving.org/data/principles04.pdf. Retrieval date September 15, 2008.

Galegher, J., Sproull, L., & Kiesler, S. (1998). Legitimacy, authority, and community in electronic support groups. Written Communication, 15(4), 493-550.

Gaugler, J. E., Roth, D. L., Haley, W. E., & Mittelman, M.S. (2008). Can counseling and support reduce burden and depressive symptoms in caregivers of people with Azheimer' s disease during the transition to institutionalization? Results from the New York University caregiver intervention study. Journal of the American Geriatrics Society, 56(3), 421-428.

Glosser, G., & Wexler, D. (1985). Participants' evaluation of educational/suppory groups for families of patients with Alzheimer' s disease and other dementioas. The Gerontologist, 25(3), 232-236.

Gonyea, J. G. (1989). Alzheimer' s disease support groups: An analysis of their structure, format and perceived benefits. Social Work in Health Care, 14(1), 61-

72.

Hanson, E. J., Tetley, J.,., & Clarke, A. (1999). A multimedia intervention to suppot family caregivers. The Gerontologist, 39(6), 736-741.

Houde, S. C. (2002). Methodological issues in male caregiver research: An integrative review of the literature. Journal of Advanced Nursing, 40(6), 626-640.

Hughes, J. (2000). Effect of health care reform on helping relationships. In M. J. Stewart(Ed.), Community nursing: Promoting Canadians' health(pp. 461-485). Toronto: W. B. Saunders.

Lieberman, M. A., & Bliwise, N. G. (1985). Comparisons among peer and professionally directed groups for the elderly: Implications for the development of self-help groups. International Journal of Group Psychotherapy, 35(2), 155-175.

Mahoney, D. F., Tarlow, B. J., & Jones, R. N. (2003). Effects of an automated telephone support system on caregiver burden and anxiety: Findings from the REACH for TLC intervention study. The Gerontologist, 43(4), 556-567.

Miller, J. E. (1998). Effective support groups: How to plan, design, facilitate, and enjoy them. Fort Wayne : Willowgreen publishing.

Mittleman, M. S., Haley, W. E., Clay, O. J., & Roth, D. L. (2006). Improving caregiver well-being delays nursing home placement of patients with Alzheimer disease. Neurology, 67, 1592-1599.

Mittleman, M. S., Roth, D. L., Coon, D. W., & Haley, W. E. (2004). Sustained benefit of supportive intervention for depression symptoms in caregivers of patients with Alzheimer' s disease. American Jounal of Psychiatry, 161(5), 850-856.

Molinari, V., Nelson, N., Shekelle, S., & Crothers, M. K. (1994). Family support groups of the Alzheimer' s Association: An analysis of attendees and non-attendees. Journal of Applied Gerontology, 136, 86-98.

Monahan, D. J., Greene, V. L., & Coleman, P. D. (1992). Caregiver support groups: Factors affecting use of services. Social Work, 37(3), 254-260.

Morrow-Howell, N., Mahoney, D., Tennstedt, S., Friedman, R., & Heeren, T. (1999). An automated telephone system for monitoring the functional status of community-residing elders. The Gerontologist, 39(2), 229-234.

Peak, T., Toseland, R. W., & Banks, S. M. (1995). The impact of a spouse- caregiver support group on care recipient health care costs. Journal of Aging and Health, 7(3), 427-449.

Pierce, L. L., & Steiner, V. (2004). What are made caregivers talking about? Topics in Stroke Rehabilitation, 11(2), 77-83.

Prie, M., Butow, P., & Kirsten, l. (2006). Support and traing needs of cancer support group leaders: A review. Psycho-Oncology, 15(8), 651-663.

Sharpe, P. A., Koerber, M. E., Maccera, C. A., & Euster, G. l. (1996). Training former dementia caregivers to provide peer education and social support. American Journal of Alzheimer's Disease, 11(4), 16-24.

Shepherd, M. D., Schoenberg, M., Slavich, S., Warren, M., & Meissen, G. (1999). Continuum of professional involvement in self-help groups. Journal of Community Psychology, 27(1), 39-53.

Simpson, R. G. (1996). Relationships between self-help health organization and professional health care providers. Health and Social Care Community, 4(6), 359-370.

Smith, T. L., & Toseland, R. W. (2006). The effectiveness of a telephone support program for caregivers of frail older adults. The Gerontologist, 46(5), 620-629.

Sorensen, S., Pinquart, M., & Duberstein, P. (2002). How effective are interventions with caregivers? An updated meta-analysis. The Gerontologist, 42(3), 356-372.

Stewart, M., Davidson, K., Meade, D., Hirth, A., & Weld-Viscount, P. (2001). Group support for couples coping with a cardiac condition. Journal of Advanced Nursing, 33(2), 190-199.

Stewart, M. J.,& Reutter, L. (2001). Fostering partnerships between peers and professionals. The Canadian Journal of Nursing Research, 33(1), 97-116.

Toseland, R. W., & Rivas, R. F. (2012). An introduction to group work practice(7th ed.). Needham Heights : Wiley.

Toseland, R. W., & Rossiter, C. M. (1989). Group interventions to support family caregivers: A review and analysis. The Gerontologist. 29(4), 438-448.

Toseland, R. W., Rossiter, C.M., & Labrecque, M. S. (1989). The effectiveness of peer-led and professionally-led groups to support family caregivers. The Gerontologist, 29(4), 465-471.

Toseland, R. W., Rossiter, C. M., Peak, T., & Hill, P. (1990). Therapeutic processes in peer led and professionally led support groups for caregivers. International Journal of Group Psychotherapy, 40(3),279-303.

Tse, S., Doughty, C., & Bristol, F. (2004). Peer support groups for people with bipolar disorders in New Zeland: A pilot study on critical success factors. The International Journal of Psychosocial Rehabilitation, 9(1),47-58.

Tsey, K., Patterson, D., Whiteside, M., Baird, L., & Baird, B. (2002). Indigenous men taking their rightful place in society? A preliminary analysis of a participatory action research process with Yarrabah Men' s Health Group. Australian Journal of Rural Health, 10(6), 278-284.

US Department of Health and Human Services. (2001). Older adults and mental health: Issues and opportunities. Rockville : US Department of Health and Human Services, Administration on Aging.

van den Heuvel, E. T. P., de Witte, L. P., Sanderman, R., Schure, L. M., & Jong, B. M. (2002). Non-participation and drop-out in support programs for caregivers of cognitively impaired elderly. Retrieved from http://dissertations.ub.rug.nl/FILES/faculties/medicine/2002/e.t.p.van.den.heuvel/c7..pdf. Retrieval date June 5, 2005.

Weiss, J. O. (1992). Support groups for pationts with genetic disorders and their families. Pediatric Clinics of North America, 39(1), 13-23.

White, M. H., & Dorman, S. M. (2000). Online support for caregivers. Analysis of an Internet Alzheimer mailgroup. Computers in Nursing, 18(4), 168-179.

Wilson, M. E., Flanagan, S., & Rynders, C. (1999). The FRIENDS program: A peer support group model for individuals with a psychiatric disability. Psychiatric Rehabilitation Journal, 22(3), 239-247.

Wolf, R. S. (2001). Support groups for older victims of domestic violence. Journal of Women & Aging, 13(4), 71-83.

Wright, L. K., Bennet, G., & Gramling, L. (1998). Telecommunication interventions for caregivers of elders with dementia. Advances in Nursing Science, 20(3), 76-88.

Zarit, S. H., & Leitsch, S. A. (2001). Developing and evaluating community based intervention programs for Alzheimer' s patients and their caregivers. Aging & Mental Health, 5(1), 84-98.

제 7 장 | 원격보건과 가족돌봄제공 : 연구, 교육, 정책 및 임상에서의 발달

로버트 글루카우프, 라 토냐 노엘
(Robert L. Glueckauf, La Tonya Noel)

원격보건(Telehealth)분야에서의 가장 흥미로운 발전 중 한 가지는 만성질환자를 돌보는 가족들에게 통신기술을 활용하여 건강정보와 교육 및 지지를 제공할 수 있게 되었다는 것이다. 원격보건이란 정보통신기술을 활용해서 치료효과의 유지를 위한 자문, 사정, 개입, 사후프로그램 및 다양한 건강정보와 서비스를 물리적 거리와 관계없이 어디서나 제공받을 수 있도록 하는 것을 의미한다. 인터넷, 영상회의, 이메일, 전화, 생체인식, 공급자와 가족돌봄제공자 간의 가상현실 상호작용 등이 모두 원격보건이라는 개념 속에 포함된다(Glueckauf & Ketterson, 2004; Glueckauf, Pickett, Ketterson, Loomis, & Rozensky, 2003).

최근의 역학연구에 따르면, 가족구성원을 돌보고 있는 사람의 수는 약 2천2백만에서 2천7백만 명에 이르며, 이 숫자는 2010년에 3천9백만으로 늘어날 전망이다(Alzheimer's Association and the National Alliance for Caregiving, 1999). 돌봄제공의 구체적 활동내용은 돌봄수혜자의 연령이나 장애 정도, 그리고 돌봄제공자가 이용할 수 있는 자원에 따라 천차만별이지만 일반적으로 돌봄제공이라는 과업에는 모니터링, 개인위생활동보조, 복잡한 약물투여 및 식사관리, 이동수단의 확보, 돌봄수혜자의 문제행동에 대한 대처(치료에 대한 과도한 집착이나 공격적인 반응 같은 문제행동에 대처하는 것) 등이 포함된다. 가정에서 이루어지는 강도 높은 돌봄활동은 불행하게도 신체·심리 및 경제적 측면에서 돌봄제공자들에게 막대한 부담을 안겨준다. 장애를 동반하는 질환을 가진 아동이나 성인을 돌보는 사람들은 신체적·정신적 건강의 악화뿐만 아니라 심각한 사회활동의 제약과 가족관계에서의 어려움까지 경험할 수 있다(예, Haley, Levine, Brown, & Bartolucci, 1987; Schulz & Quittner, 1998)

이처럼 심각한 심리사회적 이슈와 건강에 대한 우려를 해결하기 위해, 지역사회나 종교단체 뿐 아니라 정부기관 및 민간보건단체들은 장애가 있는 만성질환자와 그 가족돌봄제공자를 대상으로 하는 지지 프로그램과 일시보호, 주간보호, 일상생활보조 등의 광범위한 서비스를 개발해왔다. 몇 개 주에서는 가족돌봄제공자에게 훈련자료를 제공하는 아웃리치 프로그램을 개설, 운영해 왔으며, 일시보호와 정서적 지지를 제공하는 자원봉사자 네트워크 구축을 지원하고 있다(The Older Americans National Family Caregiver Support Program, 2004). 예를 들어, 플로리다 주는 15개의 기억장애진료소(memory disorder clinics)에 재정지원을 하고 있는데 여기서는 진단 서비스와 가족돌봄제공자 교육 및 4개 모델의 주간보호프로그램과 일시보호서비스를 제공하고 있다(Department of Elder Affairs, 2011). 전국 알츠하이머협회와 같은 민간보건단체는 가족돌봄제공자에게 치매돌봄에 대한 기본정보와 전화 또는 스마트 폰 어플리케이션으로 신분을 확인하는 프로그램(wandering ID program)을 제공하고 있을 뿐만 아니라 전국 지부를 통해 지지집단 프로그램을 제공하고 있다(알츠하이머 협회,

2011). 또한 전국에 있는 많은 교회와 사회서비스 제공기관들도 주간보호 프로그램과 교육포럼, 그리고 만성질환자와 그 가족돌봄제공자를 위한 정보제공용 전화망을 개설하여 운영하고 있다(예, ShareCare Project, 2010).

비록 이와 같은 조직들이 만성질환자와 그 가족을 위해 다양한 보조적 돌봄과 서비스를 제공하고 있긴 하지만 돌봄제공자의 욕구와 이용 가능한 서비스 간의 격차는 점점 더 벌어지고 있으며, 특히 건강 증진, 스트레스 관리, 라이프스타일 강화[14] 부문에서는 그 격차가 아주 심하다. 만성질환자를 위해 서비스를 제공하는 기관들 대부분은 적은 재원과 부족한 전문 인력으로 광범위한 지역을 감당해야 하는 실정이며, 서비스의 대부분은 의료적 진단을 위한 검사나 재가돌봄보조, 성인주간보호 및 일시보호에 중점을 두고 있는 상황이다. 그 결과 돌봄제공자들의 스트레스 관리나 돌봄제공의 기술, 라이프스타일 강화 등에 대한 전문가 자문은 받기도 어려울 뿐 아니라 비용이 많이 들고, 어떤 지역에서는 아예 존재하지 않는 경우도 있다(Glueckauf & Loomis, 2003; Stamm, 2003; Wade & Wolfe, 2005).

그러나 원격보건서비스의 발달 덕분에 정보나 교육 그리고 지지에 대한 가족돌봄제공자들의 욕구를 충족시켜줄 수 있는 대안이 생긴 것은 다행스러운 일이다. 돌봄수혜자의 의료적 상태에 대한 정보나 자신의 대처기술과 정서적 안녕을 향상시키고자 인터넷과 컴퓨터에 기반한 자원들을 이용하는 가족돌봄제공자가 점점 더 늘어나고 있다(예를 들어, DVD나 자동전화시스템, 온라인 가판대[Computerised kiosks] 등)(Glueckauf, Ketterson, Loomis & Dages, 2004). 가족돌봄제공자를 지원하는 원격보건서비스의 잠재성에 대해서는 이미 연방정부

14) 삶을 보다 건강하고 보람되고 풍부하게 살 수 있도록 하는 코칭, 관리 및 실천 등을 말한다(역자주).

나 전국보건기구의 정책입안자들도 인지하고 있으며, 그들이 수립하는 전략적 계획 속에도 들어가 있다. 비록 만성질환자와 그 가족돌봄제공자가 이용한 재가기반의 원격보건서비스 비용을 메디케어와 메디케이드 센터(CMS)가 상환해 주기까지는 매우 많은 시간이 소요되지만, 알츠하이머 협회와 같은 몇몇 단체들은 현재 인터넷과 전화를 통한 교육 및 지지를 다양한 돌봄제공자 집단에 제공하고 있다 (Glueckauf, Pickett, Ketterson, Nickelson, & Loomis, 2003). 더욱이 지난 10년간 연방정부와 주정부가 추진해 온 긴축정책 기조에 따라, 만성질환자 퇴역군인을 위한 Health Buddy(건강친구)의 활용 같은 재가기반의 장기요양이 대안으로 떠오르고 있으며, 이는 향후 돌봄제공자를 위한 프로그램이 지속성을 가지고 정부의 재정지원으로 운영될 수 있도록 하는 초석으로서의 역할을 하고 있다(Huddelston & Kobb, 2004; Schmacher, Stewart, Archbold, Dodd & Dibble, 2000).

본 장의 주된 목적은 (a)만성질환자를 돌보는 가족돌봄제공자에 대한 원격보건 개입의 결과에 대한 연구를 요약하고, (b)가족돌봄제공자에 대한 기술교육과 훈련에 대한 필요성과 장애물을 기술하며, (c)원격보건 정책과 실천 부문에서의 최근 개발 경향, 특히 원격보건서비스에 대한 연방 및 주정부의 비용상환확대를 위한 입법과정과 내용을 소개하는 데 있다. 원격보건과 가족돌봄제공에 대한 향후 방향은 본 장을 구성하는 세 가지 주요 부문에서 언급될 것이다.

원격보건과 돌봄제공자 개입에 대한 최근 연구

방법론 고찰: 절차와 선정 기준. 첫 번째로는 PubMed 전자정보검색을 이용하여 관련 문헌을 조사하였다. 이 검색엔진은 만성질환자의 돌봄제공자를 대상으로 하는 원격보건개입의 연구결과물을 집대성한 것

이다. 검색 시 사용한 색인어는 돌봄제공자, 가족돌봄제공자, 돌봄제공, 가족훈련, 부모훈련, 원격보건, 원격진료, 원격회의, 기술, 인터넷, 온라인, 전화, 화상회의 등이었으며, 1997~2008년까지의 연구를 대상으로 검색한 결과 150편이 넘는 문헌을 찾을 수 있었다. 그 다음으로는 두 개의 소규모 검색엔진을 통합한 CSA Illumina를 이용하여 관련 논문을 검색하였다. 처음과 동일한 검색어와 연도를 이용하였고, 그 결과 총 331편의 관련 논문이 검색되었다.[그림 7.1]

이렇게 검색된 500편 가량의 연구 가운데서, 고찰에 포함시킬 연구를 선정하였는데, 선정 기준은 다음과 같다; (1) 전자통신을 활용한 개입이 가족돌봄제공자의 정서적 신체적 심리사회적 기능에 얼마나 효과적이었는지를 평가한 내용이 포함되어 있으며, (2) 적어도 한 가지 이상의 비교연구가 병행된 것이어야 한다. 이상의 두 가지 조건을 모두 만족시키는 연구는 모두 25편이었다[표 7.1 참조].

[그림 7.1] 원격보건과 가족돌봄제공자 개입에 대한 전자 데이터베이스 검색 업무 흐름도 (1997-2008)

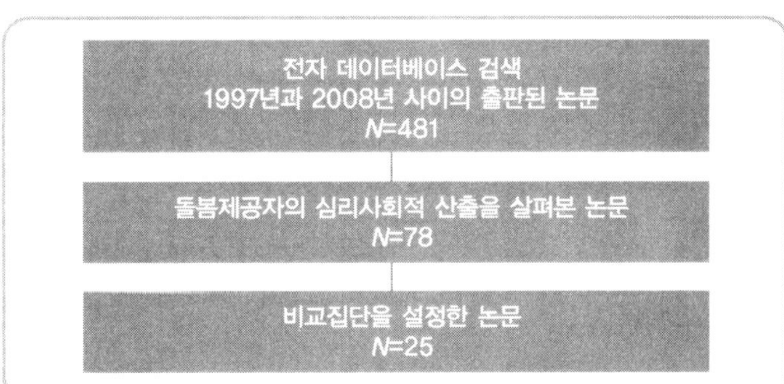

[표 7.1] 만성질환자의 가족돌봄제공자를 위한 원격보건개입 요약

저 자	개입양식	돌봄제공자 (CG)집단	설계	주요결과
Beauchamp Irvine, Seeley, & Johnson (2005)	직장 기반의 인터넷 개입 vs. 대기자 통제집단	치매노인의 가족 CGs*	RCT**	참여자(*N*=299)들은 치매노인을 돌보는 가족CG였다. 연구는 CG의 스트레스와 긴장, 우울증상 및 불안상태를 줄이고, 자기효능감과 지원을 얻고자하는 노력 등에서 개입효과가 있는지를 평가하기 위해 혁신적인 장거리 직장기반 개입을 사용했다. 개입집단(*n*=150)은 통제집단(*n*=149)보다 스트레스와 긴장, 우울감, 불안상태가 유의미하게 낮아졌다고 보고했다. 게다가 실험집단 참여자들은 통제집단에 비해 자기효능감과 지지를 얻고자 하는 노력 측면에서 통계적으로 유의미한 향상을 보였다.
Brown et al. (1999)	전화 vs 면대면 집단	동맥협착증 환자의 CGs	유사실험	동맥협착증 CG들은 10개의 전화상담집단 중 하나에 참여하거나(TG:*n*=52) 10개의 면대면 집단 중 1개에 참여하였다(OG:*n*=39). OG나 TG 집단 모두 산출측정치에서 비슷한 정도의 향상을 보였다. 일정한 간격으로 측정을 했을 때 모든 영역에서 도시거주 CG에 비해 농어촌 거주 CG들의 어려움이 더 적게 집계되었다. 두 집단 모두 정서적 안녕과 가족기능이 향상되었다. 농어촌 거주 CG들이 도시지역 CG들보다 더 높은 만족도를 보이기는 했지만 두 집단 참여자들은 모두 그들의 경험을 매우 긍정적으로 평가하였다.
Campbell et al. (2007)	전화기반커플 기술 훈련 (CST) vs. 일반 돌봄	전립선 암 생존자와 CGs	RCT	환자와 돌봄제공자 커플은 전화 기반 CST 혹은 일반적인 돌봄서비스 중 하나에 무작위로 할당되었다. 통제집단 참여자에 비해 CST 연구 참여자들은 CG의 긴장, 우울, 피로감을 더 적게 보고하였다.
Connell, Sanders, & Markie-Dadds(1997)	전화기반커플 기술 훈련 (CST) vs. 일반 돌봄자 자기주도적 행동주의부모 훈련프로그램 + 전화 자문 (SD) vs. 대기자 집단(WL)	임상적으로 행동상의 문제가 있는 농어촌 지역 미취학 아동과 그 부모	RCT	24명의 부모와 그 자녀들이 행동주의적 개입에 참여하였다. SD 집단(*n*=12) 에 속한 아동들의 경우 WL 집단(*n*=12)보다 문제행동이 유의미하게 향상되었다. 게다가 SD 엄마들 또한 WL 엄마들에 비해 불안, 우울, 스트레스 수준이 더 낮았다.

* Caregivers 돌봄제공자 ** Randomized Controlled Trial (RCT) 무작위 실험

Davis, Burgio, Buckwalter, & Weaver (2004)	전화, 재가 훈련 또는 우호 방문(비교 집단)	가족 CGs 와 치료 중인 치매환자(CRs)	RCT	CG와 CR로 짝지어진 참여자들은(n=71명) 다음의 세 가지 집단 중 하나에 할당되었다: 전화 훈련(TT), 재가 훈련(IT), 우호적 방문 비교집단(FC). IT 참여자들은 개입 후 12주가 지난 시점에서 조사했을 때 부담감과 고통이 감소된 것을 보여주었고, 다시 12주가 지난 두 번째 추후 사정에서도 그 효과는 그대로 유지되었다. 한편 TT 참여자들은 두 번째 추후 조사에서만 부담이나 고통이 유의미하게 감소된 것으로 나타났다. FC 참여자들은 CG의 부담과 고통이 12주 후 시행한 측정에서 감소를 보였으나 그 다음 12주 후 측정에서는 그 효과가 사라졌다.
Dew et al. (2004)	웹기반 및 일반적 서비스 VS. 일반 서비스	심장이식환자와 CGs	유사실험 설계	실험집단(n=20쌍)은 4개월 동안 웹기반의 심리사회적 훈련과 일상적인 돌봄서비스를 제공받았다. 한편 통제집단 참여자(n=20쌍)는 일상적인 돌봄서비스만 받았다. 웹 실험집단 CR들은 우울과 불안정도에서 일상적 서비스만 받은 CR보다 향상되었다. 한편 웹 CG들도 불안과 적대감이 통제집단 CG에 비해 더 많이 감소되었다. 그러나 의료적 순응(compliance)에서는 두 집단 간 유의미한 차이가 없었다.
Eisdorfer et al. (2003)	전화기반커플 기술 훈련 (CST) vs. 일반 돌봄	알츠하이머 환자의 CGs	RCT	개입 6개월 시점에서, 가족치료와 컴퓨터 기반의 전화 개입을 병행한 집단의 CG(n=52)는 최소한의 교육과 지지를 제공받은 CG(n=41)에 비해 우울증상이 훨씬 더 감소되었다.
Finkel et al. (2007)	컴퓨터기반의 전화 vs. 정보제공	치매환자의 가족 CGs	RCT	치매가 있는 노인의 가족 CG들은 컴퓨터 기반의 전화개입(CT)(n=23) 또는 정보만 제공하는 통제집단(n=23) 중 하나에 무작위로 배정되었다. 개입은 6개월 동안 지속되었는데, CR을 귀찮게 느끼거나, 우울감 그리고 사회적 지지 측면에서 CT CG들은 정보만 제공받은 통제집단 참여자에 비해 유의미한 향상을 보였다.
Grant, Steffen, & Lauderdale (2007)	영상훈련과 전화 코칭 vs. 일반 교육 및 확인전화	치매환자를 돌보는 남성가족 CGs	RCT	32명의 남성 CG들은 돌봄제공기술에 대한 영상훈련 및 전화코칭집단(n=17)이나 일반 교육 및 확인전화집단(n=15) 중 하나에 무작위로 배정되었다. 산출 측정에는 CG의 충격/곤혹감 정도 뿐만 아니라 자기효능감, 부정적 긍정적 영향이 포함되었다. 시간이

				경과함에 따라 두 유형모두 유의미한 산출의 차이를 보였다. 그러나 영상과 코칭을 병행한 개입이 특별히 더 긍정적인 효과가 있다는 것은 밝혀지지 않았다.
Glueckauf et al. (2002)	point-to point 화상회의, 전화 그리고 면대면 가족치료	농어촌 지역의 통제불가능한 뇌전증(간질)이 있는 10대 환자와 그 부모들	RCT	10대와 부모들은 개입 유형에 상관없이 (n=36), 개입 전부터 개입 직후 그리고 6개월 이후까지 문제의 심각성과 빈도가 유의미하게 줄었다고 보고하였다. 또한 부모들은 같은 기간 동안 친사회적 행동이 증가하였다고 보고하였다. 그러나 문제행동에 있어서는 부모와 교사 모두 변화가 없다고 보고하였다. 세 가지의 다른 개입 유형에 따른 차이는 없었다.
Glueckauf et al. (2007)	전화기반의 인지행동치료(CBT) vs. 최소 교육 및 지원(ES)	농어촌지역 성인치매환자의 CGs	RCT	17명의 CG들은 전화기반 CBT(n=14) 나 ES 통제집단(n=3)중 하나에 무작위로 등록되었다. CG가 주관적으로 인식한 부담감이나 우울증상에서는 두 집단간 차이가 없었다. 이와 달리, CBT CG들은 ES CG에 비해 일시보호욕구와 관련한 자기효능감 및 CR의 방해 행동 관리에 있어서 유의미한 향상을 보고하였다.
Grant (1999)	전화(T), 재가방문(IH) vs. 통제집단	뇌졸중 생존자의가족 CGs	유사실험설계	30명의 CG들은 다음 셋 중 하나에 등록했다: IH, T 또는 통제집단. IH와 T집단은 7회기 동안 진행되었다. 개입 후 2주, 5주, 13주가 지난 시점에서 각각 산출비교를 시행하였다. 5주 지난 시점에서 측정한 결과, 전화집단은 통제집단에 비해 우울증, 문제해결기술, CG 준비도에서 더 많은 향상이 있었다. 그러나 13주 측정에서는 5주차에 나타난 결과가 유지되지 않았다.
Grant, Elliott, Weaver, Bartolucci, & Giger (2002)	전화기반 문제해결(TPS) vs. 의사 통제(SC) vs. 통상적인 돌봄(RC)	뇌졸중 생존자의 가족 CGs	RCT	세 집단을 비교한 이 연구에는 모두 74명의 CG가 참여하였다. SC와 RC집단에 비해, TPS CG들은 정서적 문제와 관련된 우울 및 역할한계에서 유의미한 감소가 있었을 뿐 아니라 문제해결기술, 돌봄제공자 준비도, 활력, 사회성, 기능성 및 정신건강 측면에서 훨씬 더 좋았다. 그러나 돌봄제공자가 지니는 부담감은 집단 간 유의미한 차이가 발견되지 않았다.

Gray et al. (2000)	인터넷(baby carenet)과 일반산후 집중돌봄(NICU) vs. 일반 NICU	저체중아를 돌보는 CGs	RCT	일반돌봄에 비해 베이비케어링크 가족(n=26)이 전반적인 돌봄의 질에 대해 높이 평가하였다. 가족이 제공하는 돌봄의 질에 대한 문제점도 베이비케어링크 집단이 일반돌봄집단에 비해 훨씬 더 적게 보고 하였다. 게다가 베이비케어링크 가족들은 NICU의 물리적 환경과 가정방문정책에 대해 상당히 만족했다. 그러나 입원기간은 두 집단이 유사하였다.
Hartke & King (2003)	전화 심리교육 vs. 안내책자 및 보통의 지지	뇌졸중 생존자를 돌보는 배우자	RCT	88명이 참여자들은 8회기 전화심리교육(PT) 또는 일상적 돌봄 집단(UC) 중 하나에 무작위로 할당되었다. TP CG들은 집단에 등록한 이후 두 번의 추후 사정과 사후 개입이 진행되었다. UC CG의 경우는 한번의 추후사정만 받았다. 우울이나 외로움 또는 스트레스에서는 두집단간 차이가 없었다. 그러나 UC CG의 경우 부담감 측면에서 크게 향상을 보였고, TP CG의 경우는 확신 부분에서 큰 소득이 있었다.
Hauber & Jones (2002)	비디오폰 vs. 표준 돌봄	의식불명 ABI 환자의 CGs	유사실험설계	참여가족들(n=5)에게는 재활치료 이후 지지와 훈련을 위한 영상전화를 4-8주 동안 제공하였다. 추후 전화조사는 퇴원 후 6-9개월이 지난 시점에서 가족구성원들을 대상으로 진행되었고, 이를 표준돌봄집단(n=4)과 비교하였다. 비교집단 보다 영상전화집단에 속한 ABI 환자의 경우가 집에서 생활하면서 재활에 복귀한 사람이 더 많았다. 더욱이 비교집단에 비해 영상전화집단의 경우 더 많은 욕구가 충족되었다고 보고하고 있다.
King, Baumann, O'Sullivan, Wilcox, & Castro (2002)	재가기반 전화 훈련(TE) vs. 소집 통제 영양교육(NU)	치매노인의 CGs	RCT	NU CG(n=49)와 비교할 때, TE CG들(n=51)이 전체 에너지 소모나 스트레스성 혈압반응 그리고 최고 혈압에서 더 많은 향상을 보였다. 반대로 NU CG들은 TE와 비교할 때 지방 및 포화지방으로부터의 전체 칼로리가 더 많이 감소했다. 양 집단 모두 심리적 우울이 감소한 것으로 보고되었다.
Kozachik et al. (2001)	간호사 방문과 후속 전화 개입 (면대면 5회+ 전화 4회) vs. 일반 암환자 돌봄	암환자의 CGs	RCT	CG의 우울 증상과 관련하여서는 전화 및 간호사 방문 집단(n=61)이나 일반 돌봄집단(n=59) 간에 유의미한 차이가 나타나지 않았다.

Krishna et al. (2003)	인터넷+일반 천식 교육 vs. 일반천식교육	천식 아동과 그 CGs	RCT	일반 교육만 제공받은 통제집단(n=127)의 CG에 비해, 천식 통제 및 추적을 위한 상호다중매체 프로그램(IMPACT)에 참여한 CG들(n=119)은 아동의 천식에 대한 지식이 유의미하게 증가한 것으로 나타났다. 또한 IMPACT CG들은 통제집단 보다 응급실 방문이 현격히 적었다. 개입 후 12개월이 지난 시점에서 IMPACT 집단의 아동들이 복용하는 천식치료제의 평균 복용량은 통제집단 아동에 비해 유의미하게 적었다.
Mahoney, Tarlow, & Jones (2003)	컴퓨터 기반, 상호적 음성 반응(IVR) 전화개입 vs. 통상적인 교육과 지지	알츠하이머 환자의 가족 CGs	RCT	참여자들은 IVR 기술 훈련 및 지지집단(n=49) 또는 일반적인 지지집단(n=51) 중 하나에 무작위로 배정되었다. 초기 사정에서 숙련정도(mastery)가 낮은 CG들의 경우에는, 개입 후 18개월이 지난 시점에서 사후 평가를 했을 때, 일반지지집단 CG보다 실험집단 CG들이 환자로 인해 짜증이나거나 우울증상 불안과 불평 등을 경험하는 것이 현저히 낮아졌다. 초기 사정시 높은 수준의 숙련도를 가지고 있었던 CG의 경우에는 실험집단이나 통제집단 간에 유의미한 차이가 없었다.
Marziali & Donahue (2006)	인터넷 화상회의 vs. 무개입	알츠하이머, 혈관성 치매, 파킨슨질환을 가진 노인의 가족 CGs	RCT	66명의 CG들은 인터넷 기반의 심리사회적 개입집단(n=33)과 치료적 개입이 없는 통제집단(n=33) 중 하나에 무작위로 배정되었다. 실험집단은 매뉴얼화된 인터넷 기반 집단 회기 10회와 동료가 이끄는 온라인 지지 집단 12회기가 제공되었다. 개입이 완료된 후 실험자들이 지각한 스트레스는 유의미하게 감소하였다. 반대로, 통제집단은 시간이 지날수록 스트레스를 더욱 심하게 느끼는 것으로 나타났다.
Rivera, Elliott, Berry, & Grant (2008)	전화를 이용한 재가기반의 문제해결 기술훈련 VS. 전화를 이용한 재가기반 교육만 제공	외상후 뇌손상(TBIs)을 입은 환자의 가족 CGs	RCT	TBI의 CG들은 전화 문제해결 훈련집단(PST:n=33)이나 전화교육 통제집단(EO:n=34) 중 하나에 무작위로 배정되었다. PST CG들은 4회기의 재가기반 문제해결훈련을 받은 후 총 8차례의 추후 훈련 전화를 받았다. 반면, EO집단의 CG들은 미리 정해진 일정에 따라 교육만 제공하는 전화를 받았다. 전화 PST 집단의 경우, 우울이나 건강에 관련된 불편함, 역기능적 문제해결습관 등이 교육만 제공받은 집단에 비해 현격하게 줄어들었다. 그러나 CG의 전반적인 안녕과 부담감에서의 변화를 볼 때는 두 집단 간에 차이는 없었다.

Smith & Toseland (2006)	전화지지 vs 일반적 돌봄	허약노인을 돌보는 성인자녀 및 배우자	RCT	허약한 어르신을 돌보는 97명의 CG들을 전화 지지집단과 일반돌봄집단 중 하나에 무작위로 할당하였다. 성인자녀들의 경우, 전화 지지집단이 사회적 지원과 지역사회서비스에 대한 지식의 증가뿐만 아니라 걱정되는 문제나 부담감 및 우울증상의 감소에서 통제집단보다 더 효과적인 것으로 나타났다. 이와 반대로 배우자인 경우는 두 집단 간에 유의미한 차이가 발견되지 않았다.
Sneed, Finch, & Michel (1997)	전화상담과지시 vs 통상적 돌봄	심박제동기삽입 환사와 그 CGs	RCT	심박제동기 이식환자와 그들을 돌보는 CG 34명이 무작위로 전화상담집단(n=17) 또는 통상적인 수술 후 돌봄집단(n=17)에 배정되었다. 실험집단에게는 매주 전화, 평가, 정신과 간호사에 의한 상담이 제공되었다. 그러나 적응 측정치에서 실험집단과 통제집단 간에 유의미한 차이는 없었다.
Winter & Gitlin (2007)	전화개입 vs. 일반돌봄통제집단	치매여성의 CGs	RCT	치매여성의 CG들은 전화 지지집단(n=58)나 일반적인 돌봄 통제집단(n=45) 중 하나에 무작위로 할당되었다. 주요 산출변수에서는 이 두 개의 집단 간에 통계적으로 유의미한 차이는 없었다. 그러나 전화지원 집단에 속한 65세 이상 CG들은 통제집단에 속한 65세 이상 CG들 보다 우울증이 유의미하게 낮았다.

[표 7.1]에서 보여주는 바와 같이 원격보건 산출에 대한 연구(25개) 중 가장 많은 연구(21개)가 현실 실험 설계(true experimental designs, 즉, 적어도 한 개의 통제집단이 있으며, 참여자를 무작위로 할당함)를 사용하였다. 나머지 4개의 연구는 비동등 대조집단 설계(non equivalent control group design, 적어도 한 개의 통제집단을 포함하나 무작위 할당이 아님)를 하였다. 한편, 15개의 원격보건개입은 치료서비스를 전달하기 위해 일반적인 전화통신기술을 이용하였으며, 나머지 10개는 컴퓨터 기반의 전화통신(3개), 인터넷 또는 데스크탑 컴퓨터의 웹(5개), 일반 유선전화를 통한 비디오폰(1개), 그리고 통합서비스 디지털 네트워크 라인을 이용한 데스크탑 영상회의(1개)를 활용하였다.

전화기반 돌봄제공자 개입의 최근 결과들

전화를 기반으로 전달되는 개입이 지닌 효능에 대한 평가는 가족돌봄제공자에 대한 대다수의 연구결과물에서 나타나고 있다(Glueckauf & Ketterson, 2004; Toseland & Rivas, 2005). 비록 전화를 기반으로 한 서비스 전달양식이 지닌 한계가 있긴 하지만 (예를 들면, 몸의 움직임을 볼 수 없다는 것), 그럼에도 불구하고 전화는 가장 많이 사용되고 있을 뿐 아니라, 건강정보와 가족돌봄제공자 지원을 제공할 수 있는 가장 저렴한 기술이자 전달양식이다(Smith, Toseland, Rizzo, & Zinoman, 2004). 특별히 인터넷이나 다른 디지털 기술(예를 들면, point-to-point 화상회의)이 매우 느리게 보급되고 있는 농어촌 지역의 경우, 전화기반의 개입이 원격보건서비스를 전달하는 가장 적절한 수단이 될 수 있다(Glueckauf et al., 2005).

[표 7.1]에 따르면, 18개의 전화기반 개입연구[즉, 표준(n=15) 혹은 컴퓨터 기반의 전화 개입을 최소한 한 개의 개입 집단에 제공한 연구(n=3)]가 사용하고 있는 대표적인 치료적 개입은 심리교육(n=15)이다. 나머지 3개 연구에서는 가족체계접근, 행동수정, 운동과 영양에 대한 자문을 각각 활용하였다.

전화를 기반으로 한 개입의 전반적 결과는 대안적 원격보건 전달방식이 가족돌봄제공자들의 신체적 정신적 안녕을 향상시키는 데 효과적이라는 사실을 뒷받침하고 있다. 개입 전후와 추후 측정을 볼 때, 18개의 전화기반 개입의 산출연구 중 13개(Campbell et al., 2007; Connell et al., 1997; Davis et al,. 2004; Eisdorfer et al., 2003; Finkel et al., 2007; Glueckauf et al., 2007; Grant, 1999; Grant et al., 2002; King et al., 2002; Mahoney et al., 2003; Rivera et al., 2008; Smith & Toseland, 2006; Winter & Gitlin, 2007)에서 대

기자 혹은 통제집단에 비해 실험에 참여한 돌봄제공자들이 건강과 심리사회적 측면에서 유의미한 향상을 보여주고 있다(예, 수면장애 개선, 심리적 억압과 우울감 감소, 또는 사회적 기능 및 돌봄제공자 확신의 향상). 또한 일반 전화나 컴퓨터 기반의 전화를 통한 서비스 전달이 다양한 인구집단(예; 알츠하이머, 후천적 뇌손상, 뇌전증 환자 등)의 돌봄제공자들에게 높은 만족을 주는 것으로 나타났다. 그러나 이와 반대로, 4개의 연구(Grant et al., 2007; Hartke & King, 2003; Kozachik et al., 2001; Sneed et al., 1997)에서는 암, 치매, 심 장애(즉, 이식형 심장제세동기를 가진 환자)를 가진 성인들의 돌봄제공자에 대한 전화 개입은 일상적인 돌봄의 경우와 차이가 없었다. 전화 개입과 면대면 개입을 비교한 연구에서, 브라운과 동료들(Brown et al., 1999)은 전화 기반의 심리교육적 개입의 효능을 보다 더 강조하면서, 전화 개입과 면대면 개입이 동등한 수준의 긍정적 성과를 보여준다고 하였다.

전화기반의 개입연구가 지닌 일차적 한계는 표본 크기가 작다는 점 그리고 원격보건이라는 서비스 전달양식과 치료유형의 혼동하고 있다는 점이다. [표 7.1]의 처음 세 연구(Connell et al., 1997; Grant et al., 2002; Mahoney et al., 2003)는 통제 집단에 대한 전화기반 치료의 효과를 시험하였는데, 이들은 서로 다른 치료적 개입 방법을 사용하였다. 예를 들면, 그랜트와 동료들(Grant et al., 2002)은 두 개의 치료적 대안(즉, 전화로만 간결하게 지원하는 것과 일반적인 면대면 돌봄)에 참여하는 사람을 통제집단으로 설정해 두고, 전화기반의 문제해결훈련에 참여하는 실험집단에게서 어떤 효과가 나타나는지를 통제집단과 비교하여 살펴보았다. 그러나 그랜트와 동료들(2002)의 연구설계에는 전화기반이 아닌 직접 일대일로 문제해결훈련을 받는 가족돌봄제공자들, 즉 면대면 문제해결 통제집단이 포함되어 있지 않았다. 다시 말하면, 전화상으로 문제해결치료를 전달하는 것의 효과가 전통적인 면대면 문제해결치료를 받는 사람들과 직접 비교되지 않은 것이다. 비록 그랜트와 동료들(2002)이 면대면으로 돌봄을 받은 사람들보다 전화기반의 문제해결 훈련에 참여한 사람들에게서 우울증상이 더 크게 감소했다고 보고하고 있기는 하지만 전화기반 문제해결의 효능에 대한 인과적 결론으로서는 상당히 취약하다. 문제해결상황에서 치료 후 얻어지는 것이 전달양식(전화 vs. 면대면 치료)의 효과 때문일 수도 있고 치료유형의 차이(문제해결훈련 대 일반적 돌봄) 때문일 수도 있다. 코넬과 그 동료들(Connell et al., 1997)의 연구나 혹은 마호니와 동료들의 연구(Mahoney et al., 2003)에서도 역시 이와 유사한 전달양식과 치료유형 간의 혼동이 있음을 알 수 있다.

전화기반 돌봄제공자 개입에 대한 향후 연구

원격보건의 치료적 이점에 대한 이해를 증진시키려면 향후 면대면 개입과 전화 기반의 개입이 주는 효과에 대한 연구들이 활성화 되어야 할 것이다. 이번 고찰에서 살펴본 연구들 중에는 오직 한 개의 연구만이 두 가지 전달 방식이 주는 영향이 동일하다는 점을 밝히고 있다. 전화 기반과 면대면 돌봄제공자 개입의 양자 비교에서 (즉, 모든 조건은 동등하고 오직 전달방법만 달리한) 브라운과 동료들(Brown et al., 1999)은 뇌손상을 입은 가족구성원의 돌봄제공자에 대해 전화 개입과 면대면 개입을 했을 때 그 두 방식을 통한 심리사회적 산출이 모두 긍정적이고 동등하다는 것을 발견했다.

한편 표본크기도 중요한데, 지금까지 전화 기반 연구에 참여하는 돌봄제공자 수는 적었고, 이에 따라 전반적인 연구결과가 갖는 영향력이나 신뢰성 역시 떨어질 수밖에 없었다. 이러한 한계를 극복하기 위해서는 서로 다른 돌봄제공자 집단을 대상으로 다양한 측면의 무작위 추출을 통해 보다 많은 돌봄제공자를 확보해야 할 필요가 있다. 또한 그런 연구들을 통해 추후에는 서로 다른 원격보건 전달양식들을 시간경과에 따라, 참여집단에 따라, 혹은 지역에 따라 비교할 수 있도록 적절한 탄력성을 확보하는 것이 필수적이다.

영상회의 기반의 돌봄제공자개입에 대한 지금까지의 연구결과들

만성질환자의 가족돌봄제공자들이 지닌 교육적 지지적 욕구를 해결하기 위해 웹과 전화기반 화상회의를 구축하려는 많은 노력이 있었지만, 이 같은 전달방식의 활용성과 효능을 평가하는 통제된 연구는 아직도 소수에 불과하다. 통신기술에 익숙한 베이비부머들이 점차 그들의 부모를 돌보아야 하는 연령이 되면서, 쌍방향 영상, 특히 웹기반의 영상회의가 돌봄제공자 정보와 지지를 위한 매체로 선호될 것이라 예상된다. [표 7.1]에서 고찰한 문헌에 따르면(Beauchamp et al., 2005; Dew et al., 2004; Glueckauf et al., 2002; Gray et al., 2000; Hauber & Jones, 2002; Krishna et al., 2003; Marziali & Donahue, 2006), 영상회의는 표준화된 일반 돌봄제공자 면대면 개입의 대안으로 떠오르고 있다. 이들 연구의 대다수는 웹기반의 전화통신을 이용하고 있으며(5개), 하나는 일반 유선을 이용한 화상전화 그리고 나머지 연구는 통합된 서비스 디지털 네트워크 화상회의를 이용한 것이다. 7개의 화상회의 연구 모두가 돌봄제공자의 삶의 질과 돌봄기능을 향상시키기 위해 다양한 형식의 심리교육적 개입을 하고 있다. 이 가운데 4개의 대표적인 웹기반 화상회의 연구결과를 구체적으로 살펴보면 다음과 같다.

첫째, 보샹과 동료들(Beauchamp et al., 2005)은 웹기반 프로그램으로 직장 기반의 임상적 시도를 했는데 이것은 "돌봄제공자의 친구: 치매 다루기"로 알려진 프로그램으로 돌봄제공자의 부정적인 심리사회적 부산물을 줄이고, 대처기술을 향상시키기 위한 것이다. 치매환자의 돌봄제공자들은 웹기반의 심리사회적 개입집단 혹은 대기자 통제집단 중 하나에 무작위로 배정되었다. 보샹과 동료들은 통제집단에 속한 사람들보다 개입집단에 참여한 사람들이 더 높은 자기효능감을 보고하였으며, 돌봄제공과 관련한 지원을 구하는데 있어서 보다 적극이었다. 게다가 웹기반 돌봄제공자들은 통제집단에 속한 사람들보다 우울과 불안이 더 많이 감소한 것으로 나타났다.

둘째, 그레이와 동료들(Gray et al. 2000)은 메사추세츠주 보스톤에 있는 베스 이스라엘 디코네스 의료센터(Beth Israel Deaconess Medical Center)에서 베이비케어링크(Baby CareLink)라고 하는 혁신적인 웹 기반의 산후 돌봄 프로그램을 통해 고위험군 영아의 돌봄의 질에 어떤 효과가 나타나는지를 연구하였다. 저체중아의 가족돌봄제공자(즉, 부모)는 출산 후 10일 이내에 베이비케어링크(Baby CareLink)와 영유아 중환자실 개입(NICU) 돌봄을 병행하는 프로그램(n=36) 또는 일상적인 NICU 돌봄만 진행하는 프로그램(n=30) 중 하나에 무작위로 할당되었다. 베이비케어링크 개입은 두 단계, 즉, (1) 입원시, (2) 퇴원 후로 나뉘어 진행되었다. 입원기간동안 베이비케어링크는 부모들이 직접 영아를 방문하도록("당신의 아이를 만나요" 프로그램) 하고, 그날 행해진 치료에 대해 부모가 매일 보고받을 수 있게 했으며, 부모와 병원 직원 간에 비밀이 보장되는 메시지를 주고 받을 수 있게 하고, 가족성원을 위한 장거리 교육을 제공했다. NICU로부터 퇴원한 후에 베이비케어링크 프로그램은 병원과 지역사회 기반의 공급자들이 직접 영아의 집을 방문하도록 했고, 영아의 건강을 점검하고, 자주 묻는 질문에 대한 답을 제공해주는 "가족의 방(Familly Room)"을 선택사항으로 제공하였으며, 서비스나 자원에 대한 정보도 제공하였다. 한편, 통제집단 가족들은 NICU로부터 일반적인 치료만 제공받았다. 그레이와 동료들은 일반적인 치료를 진행한 통제집단에 비해 베이비케어링크 가족들이 돌봄의 질에 대한 평균점수가 더 높게 나왔다는 것을 발견했다. 또한 병원에서의 돌봄이나 산후 돌봄의 물리적 환경 그리고 방문 정책에 관해 느낀 문제점도 케어링크 가족들이 통제집단의 경우보다 훨씬 더 적었다. 나아가 케어링크 프로그램에 참여한 모든 영아들은 집으로 곧장 퇴원할 수 있었던 반면, 통제집단의 경우는 전체 30명 영아 중 6명이 최종 퇴원 이전에 2차 병원으로 의뢰되었다. 그레이와 동료들(Gray at al., 2000)은 집으로 곧장 퇴원하는 것이 베이비케어링크로 인한 중요한 비용감축이라고 주장하였으나 이런 결론을 지지하기에는 그들이 제기하고 있는 증거가 충분하지 않았다.

세 번째, 마지알리와 도너휴(Marziali & Donahue, 2006)는 신경퇴화를 앓고 있는 성인의 돌봄제공자 66명을 다음 중 하나의 집단에 무작위로 배정하였다: (1)웹기반의 심리사회적 개입 또는 (2)개입이 전혀 없는 통제집단. 인터넷 기반의 개입은 성인 돌봄제공자의 행동 표현상의 여러 변수들을 이해하기 위한 생애주기적 접근에 바탕을 둔 것으로 1시간의 웹 기반 화상회의를 총 10회기로 구성한 것이다. 개입집단은 각 질병별 하위집단으로 나뉘었는데 한 집단은 4~6명으로 구성되었다. 산출측정은 개입 이전 기초선과 개입 후 6개월이 지난 시점에서 실시되었다. 개입집단은 전반적인 심리사회적 스트레스에서 상당한 감소를 보여준 반면, 통제집단의 측정치는 고통의 패턴이 증가된 것을 볼 수 있다.

마지막으로 혁신적인 웹 기반의 자기관리 접근을 사용하여 크리쉬나와 동료들(2003)은 천식이 있는 288명의 아동들과 그 가족돌봄제공자들에 대하여 연구하였다. 연구 참여자들은 천식통제 및 추적을 위한 상호작용적 멀티미디어 프로그램(Interactive Multimedia Program for Asthma Control and Tracking, 이하 IMPACT)과 일반적인 돌봄을 병행하는 집단 혹은 그냥 일반 돌봄만 제공하는 통제집단 중 하나에 무작위로 배정되었다. IMPACT 개입에는 천식관리를 향상시키기 위해 44개의 권고사항이 포함되었으며, 증상 추적 모듈과 약물사용 기록을 위한 프로그램도 포함시켰다. 이 프로그램은 약속된 병원 방문일에 아동과 그 부모를 대상으로 정기적으로 실행되었다. 한편, 일상적인 돌봄 통제집단은 정기적인 호흡기 내과 방문 외에 전국 천식 교육과 예방 프로그램에 바탕을 둔 가족교육에만 초점을 두었다. 개입 후 12개월이 지난 시점에서 진행된 추후조사 결과, 크리쉬나와 동료들(2003)은 통제집단에 비해 IMPACT 참여자들이 천식 증상을 보이는 일수와 연간 응급실 방문수 그리고 코르티코스테로이드[15] 흡입제의 하루 평균 복용량이 현저히 줄었다는 것을 발견했다. 게다가 IMPACT 집단에서 돌봄제공자들은 통제집단에 비해 천식관리에 대한 지식의 수준이 훨씬 더 높았다. 그러나 IMPACT와 통제집단의 돌봄제공자들이 지각한 삶의 질에서는 두 집단 간 유의미한 차이가 없었다.

화상회의 기반 돌봄제공자 개입의 향후 방향

이 고찰을 통해 분명해 진 것은 웹 및 전화 기반의 화상회의가 돌봄제공자와 보건서비스 공급자 간의 동반자적 관계를 강화하는 수단이 될 것이라는 점, 그리고 돌봄제공자들로 하여금 만성질환을 가진 가족구성

15) Corticosteroid : 부신피질에서 생성 또는 합성되는 스테로이드 호르몬 및 이와 유사한 작용을 갖는 합성물질을 말한다(역자주).

원의 건강을 효과적으로 잘 관리할 수 있도록 도울 뿐만 아니라 돌봄제공자의 심리사회적 산출도 개선시킬 수 있다는 점이다. 또한 인터넷을 활용하여 가족돌봄제공자에게 교육과 지지를 제공하는 것이 일반적인 면대면 치료보다 더 경제적일 수 있다. 하지만 야심찬 비용절감, 비용효과성, 그리고 비용을 상쇄하는 분석을 통해 보건전달 방식이 얼마나 경제적인가를 보여줄 수 있어야 한다. 마지막으로, 화상회의 돌봄제공자 프로그램에 대한 연구 결과를 해석하는 데 있어서 주의가 필요하다. 특히 여기서 살펴본 7개의 통제된 연구들은 초기 시도인 만큼 얻어진 효과의 타당성을 높이기 위해서는 반복적인 실험이 요청된다.

가족돌봄제공자들을 위한 원격보건 교육과 훈련의 현재 위상

원격보건의 유용성에 대한 인식이 점점 더 확대되고는 있지만 그럼에도 불구하고 상당수의 가족돌봄제공자들은 원격통신기술의 활용을 위한 기본 훈련을 받지 못해 어려움을 겪고 있다. 기술훈련 프로그램에 참여하려면 장거리를 이동해야 하는 농어촌 지역의 가족돌봄제공자는 물론이고, 대도시에 거주하는 사람들조차도 지역 도서관이나 지역주민센터에서 제공하는 기술교육 프로그램에 참여하는 것이 쉽지 않다. 왜냐하면 교육을 받기 위해서는 돌봄수혜자를 일시보호기관에 맡겨야 하는데 그 비용이 너무 비싸고 이동수단도 적절하지 않기 때문이다(Glueckauf & Loomis, 2003; Glueckauf et al., 2005, 2007).

이와 같은 문제가 발생하는 이유는 (1) 전통적인 허브스포크(hub-spoke) 원격보건 전달모델에 대한 지나친 의존; (2) 재가 기반의 원격보건이 지닌 장점을 지지해주는 경험적 증거의 부족; (3) e-보건 시스템을 지역사회에 가장 잘 통합시킬 수 있는 방법에 대한 지식의 부족 때문이다. 먼저, 연방 및 주정부의 지원을 받는 원격보건서비스 시행자들의 대다수는 허브스포크 모델을 통한 돌봄에 의존하여 환자와 가족돌봄제공자들에게 자문과 보건서비스를 전달하고 있다(Maheu, Whitten, & Allen, 2001). 이 전달방법은 의료기관이 부족한 지역사회에 거주하는 만성질환자들을 주요 의료센터의 전문의와 연결하는 것인데, 여기서 스포크(spoke)는 일반적으로 지방 진료소 또는 작은 규모의 병원이나 보건 담당국을 말하며, 허브(hub)는 대학의 건강과학센터나 대도시에 위치한 대학병원을 말한다.

허브-스포크 교류(transaction)를 이용하기 위해서 만성질환자와 그 가족이 알아야 할 정보통신에 대한 지식이나 기술은 그리 많지 않다. 모든 원격통신 장비(devices)들이 효과적으로 작동하도록 하는 것 그리고 영상이나 소리가 분명하게 전달될 수 있도록 하는 것에 대한 전적인 책임은 원격보건 기술자나 보건서비스 제공자에게 있다. 그러나 집으로 전달되는 원격보건 서비스의 경우는 이와 정반대다. 후자의 경우, 효과적인 서비스 전달은 돌봄제공자가 컴퓨터 기반의 정보통신기술을 사용할 수 있는 지식이나 기술이 얼마나 있는가에 의해 좌우된다. 가족돌봄제공자들이 인터넷을 통해 정보와 서비스를 찾으려는 시도를 점점 더 많이 하고는 있지만(예, Monnier, Laken,& Cater, 2002), 대개 연방이나 주 정부는 인터넷에 기반한 돌봄제공자 및 환자의 자기관리 프로그램에 대해 재정 지원을 해주지 않는다는 것이 문제이다. 그런 기관들은 일반가정 컴퓨터를 작동시키는 방법에 대해 소비자를 훈련하거나 컴퓨터에 문제가 발생했을 때 이를 기술적으로 해결해 주는 데 따르는 추가적인 비용을 청구하는 경향이 있다. 지역의 허브-스포크 네트워크를 지원하는 데 오랜 기간 동안 상당한 재정투자를 했던 원격보건기관(예, 원격보건향상 사무국, 주정부원격의료 프로그램)들은 새로운 모델의 돌봄과 이를 지탱하기 위해 필요한 교육프로그램에 새롭게 투자하는 것을 거부해왔다(Schopp, Demiris, & Glueckauf, 2006).

기술 교육이 부족한 이유에 대한 두 번째 설명은 만성질환자들의 가족돌봄제공자에 대한 원격보건의 효과성에 대한 연구들이 최근에야 비로소 나타나기 시작했다는 점이다. 위 고찰에서 논의한 바와 같이, 돌봄제공자의 건강과 심리사회적 산출에 대한 원격보건기반의 개입과 전통적인 면대면 개입 간의 비교는 소수의 무작위 시도가 있었을 뿐이다. 더욱이 돌봄제공자의 심리사회적 기능과 돌봄수혜자의 건강이라는 양자 간의 상관관계에 대한 이해는 매우 부족한 실정이다(Glueckauf & Ketterson, 2004; Liss, Glueckauf, & Ecklund-Johnson, 2002; Schulz & Quittner, 1998). 따라서 공공과 민간 부문의 조직들(예, 국립보건원(National Institute of Health), 미연방정부의 교육부, 로버트우드존슨재단)은 가족돌봄제공자들에 대한 원격보건기반의 개입 프로그램의 효능과 비용효과를 지지하는 확실한 증거가 나타날 때까지는 기술교육에 대한 재정적 지원을 꺼리는 것이다.

세 번째로는, 전통적인 의료체계와 원격통신에 기반한 e-보건 서비스의 통합이 실패함으로써 돌봄제공자들에게 기술교육을 제공하기 위한 노력들이 좌절되었다는 점을 들 수 있다. 디지털 원격통신기술의 대중성과 보편성에도 불구하고, 어떻게 하면 원격보건(e-health)을 보다 광범위한 보건전달체계 속으로 가장 잘 통합시킬 수 있을 것인가에 대해 알려진 바가 거의 없다(Byrnes, Kulick, & Schwartz, 2004). 현재, 인터넷과 다른 원격통신방법을 통해 제공되고 있는 건강증진프로그램은 일반적인 의료행위와 병행하여 실행되고 있다. 이 두 가지 시스템은 보다 완전하게 통합될 필요가 있는데, 이는 비단 공평하고 동등하게 두 종류의 돌봄이 할당되는 것을 보장하기 위해서 뿐 아니라 만성질환자와 가족돌봄제공자의 건강증진 욕구를 충족시킬 수 있다는 전망을 확신하기 위해서 이다. 의료적 효율성의 극대화를 추구하는 여타의 공공보건조직들과 마찬가지로(예를 들어, 치실 사용과 같은 예방차원의 치아 관리 또는 콘돔의 사용 등) 환자와 돌봄제공자들 입장에서는 비용면에서 효과적인 원격보건 기술을 활용하려고 할 것이고, 이에 필요한 새로운 지식과 기술을 요구할 것이다.

향후 돌봄제공자 원격보건 교육 및 훈련의 방향

재가 기반의 컴퓨터 기술이 급성장함에 따라 미국내 보건관련 정보 및 서비스 전달은 급진적으로 변화되었다. 국립보건원, 원격보건사무국(Office for the Advancement of Telehealth), 국립장애재활연구소(National Institute on Disability and Rehabilitation Research)와 각 주의 보건국 등, 다양한 연방 및 주 차원의 조직들은 원격보건의 지형이 전환되었다는 것을 인식하고 재정지원의 우선순위를 재구성하는 것이 필요하다. 급증하는 의료비용을 고려할 때, 인터넷과 다른 컴퓨터 기반의 기술(예, 자동응답전화)는 건강관련 정보와 건강증진서비스를 만성질환자에게 공급하기 위한 대안적 수단이 될 수 있다. 인터넷을 통해 의료적 정보와 정서적 지지를 얻고자 하는 가족돌봄제공자들이 점점 늘어나는 상황에서, 원격보건기술의 활용에 대한 교육과 훈련은 그들의 건강증진욕구를 충족시키기 위해 필수적인 것이다.

돌봄제공자 원격보건의 현행 정책과 임상적 실행에 대한 고려

정부와 민간 돌봄제공자 조직들은 원격기술의 활용이 일상생활의 스트레스를 효과적으로 극복하기 위한 주요 결정요인이 되었다고 주장하지만, 원격보건운용에 대한 규제 및 비용상환에 관한 국가정책은 원격전달이라는 양식의 보다 광범위한 적용을 계속해서 가로막고 있다. 원격보건 네트워크 발전의 장애에 관하여는 여러 출판물에서 상세하게 논의되었다(예, Council on Competitiveness, 1996; Glueckauf, Nickelson, et al., 2004; Nickelson, 2000). 이들 장애물들은 오랜 전부터 존재해온 것이며, 특히 복잡하고 고도로 파편화된 보건체계의 맥락 속에서는 극복하기 어렵다. 원격보건 정책과 운용에 관한 광범위한 이슈들은 이 장의 범위를 넘어서는 것이긴 하지만, 원격보건의 향후 성장에 관한 핵심 문제 중 하나는 공급자 상환에 대한 현행 규제라고 할 수 있다.

몇 개의 미국 연방기관들, 예를 들면 국방부, 국립우주항공국, 재향군인부 그리고 보건복지부 등이 원격보건 정책과 프로그램 개발에 참여해왔다. 원격보건 산업과 수행기관을 대표하는 집단인 미국 텔리메디슨연합과 원격보건서비스공급자연합은 로비를 통해 미연방의 원격보건상환정책에 변화를 가져오도록 상당한 영향을 끼쳤다. 균형예산법(Balanced Budget Act BBA, 1997)과 메디케어, 메디케이드 그리고 SCHIP Benefits 개선과 예방법 2000 (H.R. 5661, 2000)은 바로 그러한 노력의 결과이다. BBA 1997은 의료공급이 부족한 농어촌 지역의 메디케어수급자에게 원격보건서비스를 제공하는 경우, 그 비용을 미국재정국([Health Care Financing Administration]: 2001년 7월 메디케이드와 메디케이드 서비스 센터로 변경함)이 지불하기로 입법화하였다. 비록 이 입법은 원조가 부족한 농어촌 지역의 환자와 돌봄제공자에게는 의미있는 돌파구이지만 그 효과를 저해하는 몇 가지 독소조항이 포함되어 있었다(예를 들면, 소규모의 공급자에게만 제3자 지불자격이 주어졌다). 그러나 다행히도 이런 제약은 '메디케어, 케디케이드, SCHIP Benefits 개선과 예방법 2000' 의 통과로 바로 잡아졌을 뿐 아니라 비용

상환에 대한 전문적 자격의 범위가 확대되었으며, 이 법을 통해 (a)원격보건서비스 공급자가 의뢰기관과 비용을 분담한다; (b)농어촌 지역의 의뢰기관 직원이 원격자문 면접을 하는 동안 그 자리에 함께 있어야 한다는 기존의 HCFA 법규가 무효화 되었다.

H. R. 5661(즉, SCHIP Benefits 개선과 예방법 2000)에는 "원격가정돌봄(Telehome Care)" 방문에 대한 것도 언급되어 있다. 비록 새 법안에서는 아직 원격보건방문이 일반적인 재가돌봄을 대체한다거나 상환 가능한 서비스로 인정되지 않았지만, 재가돌봄 기관들로 하여금 통상적인 돌봄에 더하여 추가적으로 원격통신에 기반한 접촉을 병행할 수 있도록 허용하고 있다. 이 법안이 지닌 한계는 여전히 있지만, 그럼에도 불구하고 만성질환자와 그 가족돌봄제공자에 대한 원격가정방문이 입원율과 응급실 비용을 유의미하게 감소시킨다는 것을 증명해 보이기만 한다면, 재가원격보건도 지원 가능한 서비스 범위 안에 포함될 수 있을 것이다.

아마도 재가기반 원격보건에 대한 관심과 활동이 보건 및 원격통신 시장보다 더 활발한 곳은 없을 것이다. 위에서 언급한 바처럼 인터넷은 가족이나 자신에게 필요한 건강정보를 찾고 있는 수많은 가족돌봄제공자들을 이끌어냈다. 예를 들어 퓨 인터넷 & 미국생활프로젝트 조사(Pew Internet & American Life Project Survey, 2003)에서 50%의 미국 성인들은 보건관련 정보를 얻기 위해 온라인 검색을 한다고 보고하였다. 더욱이 최근 건강정보를 검색한 사람들 중 절반이상은 자신이 아닌 다른 사람(배우자나 의료적 문제를 지니고 있는 사랑하는 사람)을 위해 그러한 정보를 찾고 있었다. 이와 같은 경향은 많은 보건 조직들로 하여금 자신들의 사업모델을 인터넷에 익숙한 소비자들의 증가와 연결지어 구상하도록 유도하고 있다.

원격보건 서비스에 대한 시장의 쏠림현상과 입법화에 대한 관심은 가족돌봄제공자들에게 아주 좋은 징조라고 볼 수 있다. 원격보건의 적용 범위를 넓히기 위해 돌봄제공자들이 할 수 있는 것은 통합적인 옹호모델-시장과 입법적 활동을 통합하는 것-을 활용하는 것이다(Glueckauf, Pickett, Ketterson, Nickelson, & Loomis, 2003). 이 모델의 추진력은 어떤 옹호활동-사업이나 로비활동을 위한 자문을 제공하는 것-이든 다른 영역의 보완적인 활동과 함께 수행되어야 한다는 점에 있다. 예를 들어, 돌봄제공자들은 그들이 지닌 고유한 욕구에 원격보건장비 판매원들이 보다 민감해지도록 할 수 있다(사용을 편리하게 하고, 견고함과 저렴한 통신기술에 대한 욕구 등). 주 정부 차원에서의 돌봄제공자 옹호는 알츠하이머 환자나 중증 뇌성마비 아동을 돌보는 특정 인구집단에게 어떻게 하면 보다 빠르고 저렴하고 효율적으로 원격보건 기술을 활용하여 아웃리치 서비스를 제공할 수 있는지에 대하여 입법자들을 교육할 수 있다.

그러나 고려해야 할 한 가지는 주정부가 지닌 자원이 부족한 경우가 상당히 많다는 것이다. 따라서 가능한 중간단계의 과정은 돌봄제공자, 원격보건 실천가 그리고 연구자들이 컨소시엄을 구성하여, 전통적으로 주정부가 서비스를 제공하던 광범위한 돌봄제공자 집단, 예를 들면 발달장애인의 돌봄제공자나 또는 장기적으로 주정부지원의 재활서비스를 필요로 하는 사람들에게 시범적인 프로그램을 운영하도록 제안하는 것이다.

돌봄제공자 원격보건에 있어서 향후의 정책적 실천적 고려

원격보건분야에서 허브앤스포크(hub-and-spoke)모델이 각광을 받게 된 것은 옛날부터 대부분의 보건서비스가 진료소나 병원에서 전달되어왔다는 전제 때문이다. 또한 이 허브앤스포크 접근은 북적이는 병원에서 환자를 진료하기보다는 그리 멀지 않은 지역에 사는 환자들에게는 원격보건으로 자문을 제공하는 것을 선호하는 바쁜 전문의들의 욕구도 충족시킬 수 있었다.

그러나 최근 들어서는 인터넷이 수 백만 명의 환자와 그 가족돌봄제공자에게 건강정보와 서비스를 전달하는 가장 일차적인 수단으로 등장하게 되었고, 이에 따라 원격보건의 외형에도 많은 변화가 일어났다. 원격보건을 지원하는 연방 정부나 주 정부는 보건서비스 전달 지형에서 나타나고 있는 변화들을 인식하고 예산 재배정을 통해 이를 우선순위에 두도록 하는 것이 필요하다. 날로 높아져만 가는 전문 의료적 돌봄비용을 고려할 때, 앞으로는 인터넷과 그 외 컴퓨터 기반의 기술들이 만성질환자들에게 건강정보와 건강증진서비스를 제공하는 수단으로 선택될 가능성이 높다. 그러나 지식이나 기술이 부족한 가족돌봄제공자의 경우는 원격보건에 기반한 서비스의 도움을 받기는 쉽지 않으며, 더욱이 그들은 자신의 건강과 정서적 안녕을 증진시킬 수 있는 정보와 서비스를 충분히 활용하지 못하게 되는 문제점이 나타날 수 있다.

결어

본 연구고찰은 원격보건이 가족돌봄제공자들의 교육적 지지적 욕구를 충족시킬 수 있는 좋은 수단이라는 점을 보여주고자 하였다. 그러나 원격보건 서비스가 전달될 수 있으려면 돌봄제공자들이 컴퓨터 기술을 잘 알고 있거나 혹은 그 기술을 교육받을 수 있는 기회를 가질 수 있어야 한다. 과거에 비해 컴퓨터를 이용할 줄 아는 미국의 노인들은 상당히 늘어났다. 그러나 여전히 컴퓨터를 구입하거나 인터넷 사용료를 지불할

능력이 없는 노인들이 많으며, 특히 서비스가 부족한 농어촌 지역 거주자들의 경우는 더더욱 그렇다(Glueckauf at al., 2005). 가족돌봄제공자들에게 있어서 컴퓨터를 다루는 기술과 교육이 얼마나 중요한지를 정부나 전문가 조직들이 잘 인식하고는 있지만 이를 위한 재원을 확보하는 일에는 매우 더디게 움직이고 있다. 그러므로 돌봄제공자들은 입법화나 원격보건시장의 활성화에 대해 더 해박해져야 하며, 건강증진과 기술적 욕구에 대해 어떻게 권리주장을 할 것인가 등에 대해서도 잘 알고 있어야 한다.

참고문헌

Alzheimer' s Association. (2011). Caring for Alzheimer's. Retrieved February 7, 2011 from http://www.alz.org/living_with_alzheimers_caring_for_alzheimers.asp.

Alzheimer' s Association and the National Alliance for Caregiving. (1999). Who cares?: Families caring for persons with Alzheimer' s disease. Washington, DC and Bethesda, MD: Alzheimer' s Association and the National Alliance for Caregiving.

Balanced Budget Act of 1997, Pub. L. No. 105-33 (1997).

Beauchamp, N., Irvine, A. B., Seeley, J., & Johnson, B. (2005). Work-site based internet multimedia program for family caregivers of persons with dementia. Gerontologist, 45, 793-801.

Brown, R., Pain, K., Berwald, C., Hirschi, P., Delehanty, R., & Miller, H. (1999). Distance education and caregiver support groups: Comparison of traditional and telephone groups. Journal of Head Trauma Rehabilitation, 14, 257-268.

Byrnes, J. A., Kulick, T. A., & Schwartz, D. G. (2004). Information-seeking behavior changes in community-based teaching practices. Journal of the Medical Library Association, 92, 334-340.

Campbell, L., Keefe, F., Scipio, C., McKee, D., Edwards, C., Herman, S., et al.

(2007). Facilitating research participation and improving quality of life for African American prostate cancer survivors and their intimate partners: A pilot study of telephone-based coping skills training. Cancer, 109(2 suppl), 414-424.

Connell, S., Sanders, M. R., & Markie-Dadds, C. (1997). Self-directed behavioral family intervention for parents of oppositional children in rural and remote areas. Behavior Modification, 21, 379-408.

Council on Competitiveness. (1996). Highway to health: Transforming U.S. health care in the information age. Washington, DC: Council on Competitiveness.

Davis, L., Burgio, L., Buckwalter, K., & Weaver, M. (2004). A comparison of in-home and telephone-based skill training intervention with caregivers of persons with dementia. Journal of Mental Health and Aging, 10, 31-44.

Department of Elder Affairs. (2011). Memory disorder clinics. Retrieved February 7, 2011 from http://elderaffairs.state.fl.us/english/alz.phptmem.

Dew, M., Goycoolea, J., Harris, R., Lee, A., Zomak, R., Dunbar-Jacob, J., et al. (2004). An internet-based intervention to improve psychosocial outcomes in heart transplant recipients and family caregivers: Development and evaluation. Journal of Heart and Lung Transplantation, 23, 745-758.

Eisdorfer, C., Czaja, S. J., Loewenstein, D. A., Rubert, M. P., Argulles, S., Mitrani, V. B., et al. (2003). The effect of family therapy and technology-based intervention on caregiver depression. Gerontologist, 43, 521-531.

Finkel, S., Czaja, S. J., Schulz, R., Martinovich, Z., Harris, C., & Pezzoto, D. (2007). E-care. A telecommunications technology intervention for family caregivers of dementia patients. American Journal of Geriatric Psychiatry, 15, 443-448.

Gant, J. R., Steffen, A. M., & Lauderdale, S. A. (2007). Comparative outcomes of two distance-based interventions for male caregivers of family members with dementia. American Journal of Alzheimer's Disease & Other Dementias, 22, 120-128.

Glueckauf, R. L., Fritz, S. P., Ecklund-Johnson, E. P., Liss, H. J., Dages, P., & Carney, P. (2002). Videoconferencing-based family counseling for rural teenagers with epilepsy: Phase 1 findings. Rehabilitation Psychology, 47, 8-30.

Glueckauf, R. L., & Ketterson, T. U. (2004). Telehealth interventions for individuals with chronic illness: Research review and implications for practice. Progessional Psychology: Research and Practice, 35, 615-627.

Glueckauf, R. L., Ketterson, T. U., Loomis, J. S., & Dages, P. (2004). Alzheimer' s Caregiver Support Online: Findings of strategic marketing initiative and initial program evaluation. Telemedicine Journal and e-Health, 10, 223-232.

Glueckauf, R. L., & Loomis, J. S. (2003). Alzheimer' s Caregiver Support Online: Overview, lessons learned, and future directions for research and practice. Neurorehabilitation, 18, 135-146.

Glueckauf, R. L., Nickelson, D. W., Whitton, J. D., & Loomis, J. S. (2004). Telehealth and healthcare psychology: Current developments in telecommunications, regulatory practices, and research. In R. G. Frank, A. Baum, & J. L. Wallander (Eds.), Handbook of clinical health psychology: Models and perspectives in health psychology (Vol. 3, pp. 377-411). Washington, DC: American Psychological Association.

Glueckauf, R. L., Pickett, T. C., Ketterson, T. U., Loomis, J. S., & Rozensky, R. H. (2003). Preparation for the delivery of telehealth services: A self-study framework for expansion of practice. Professional Psychology: Research and Practice, 34, 159-163.

Glueckauf, R. L., Pickett, T. C., Ketterson, T. U., Nickelson, D. W., & Loomis, J. S. (2003). Telehealth and chronic illness: Emerging issues and developments in research and practice. In S. Llewelyn & P. Kennedy (Eds.), Handbook of clinical health psychology (Chapter 26, pp. 519-545). London: Wiley.

Glueckauf, R. L., Sharma, D., Davis, S., Byrd, V., Stine, C., Jeffers, S., et al. (2007). Telephone-based cognitive behavioral intervention for distressed rural dementia caregivers: Initial findings. Clinical Gerontologist, 31, 21-41.

Glueckauf, R. L., Young, M. E., Stine, C., Bourgeois, M., Pomidor, A., & Rom, P. (2005). Alzheimer' s Rural Care Healthline: Linking rural dementia caregivers to cognitive-behavioral intervention for depression. Rehabilitation Psychology, 50, 346-354.

Grant, J. S. (1999). Social problem-solving partnerships with family caregivers. Rehabilitation Nursing, 24, 254-260.

Grant, J. S., Elliott, T. R., Weaver, M., Bartolucci, A. A., & Giger, J. N. (2002). Telephone intervention with family caregivers of stroke survivors after rehabilitation. Stroke, 33, 2060-2065.

Gray, J., Safran, C., Davis, R., Pompilio-Weitzner, G., Stewart, J., Zaccagnini, L., et al. (2000). Baby CareLink: Using the internet and telemedicine to improve care for high-risk infants. Pediatrics, 106, 1318-1324.

Haley, W. E., Levine, E. G., Brown, S. L., & Bartolucci, A. A. (1987). Stress, appraisal, coping, and social support as predictors of adaptational outcome among dementia caregivers. Psychology and Aging, 2, 323-330.

Hartke, R. J., & King, R. B. (2003). Telephone group intervention for older stroke caregivers. Topics in Stroke Rehabilitation., 9(4), 65-81.

Hauber, R., & Jones, M. (2002). Telerehabilitation support for families at home caring for individuals in prolonged states of reduced consciousness. Journal of Head Trauma Rehabilitation, 17, 535-541.

H. R. 5661. (2000). Medicare, Medicaid, and SCHIP improvement act of 2000. In 106th congress, 2nd Session, Washington, DC.

Huddelston, M. & Kobb, R. (2004). Emerging technology for at-risk chronically ill veterans. Journal of Healthcare Quality, 26(6), 12-15,24.

King, A. C., Baumann, K., O' Sullivan, P., Wilcox, S., & Castro, C. (2002). Effects of moderate-intensity exercise on physiological, behavioral, and emotional responses to family caregiving: A randomized controlled trial. Journal of Gerontology: Series A Biological Science & Medical Science, 57, 26-36.

Kozachik, S. L., Given, C. W., Given, B. A., Pierce, S. J., Azzouz, F., Rawl, S. M., et al. (2001). Improving depressive symptoms among caregivers of patients with cancer: Results of a randomized clinical trial. Oncology Nursing Forum, 28, 1149-1157.

Krishna, S., Francisco, B., Balas, E., Konig, P., Graff, G., & Madsen, R. (2003). Internet-enabled interactive multimedia asthma education program: A randomized trial. Pediatrics, 111, 503-510.

Liss, H. J., Glueckauf, R. L., & Ecklund-Johnson, E. P. (2002). Research on telehealth and chronic medical conditions: Critical review, key issues, and future directions. Rehabilitation Psychology, 47, 8-30.

Maheu, M. M., Whitten, P., & Allen, A. (2001). E-health, telehealth, and telemedicine: a guide to start-up and success. San Francisco: Jossey-Bass.

Mahoney, D. F., Tarlow, B. J., & Jones, R. N. (2003). Effects of an automated telephone support system on caregiver burden and anxiety: Findings from the REACH for TLC Intervention Study. Gerontologist, 43, 556-567.

Marziali, E., & Donahue, P. (2006). Caring for others: Internet video-conferencing group intervention for family caregivers of older adults with neurodegenerative disease. Gerontologist, 43, 398-403.

Monnier, J., Laken, M., & Carter, C. L. (2002). Patient and caregiver interest in internet-based cancer services. Cancer Practice, 10, 305-310.

Nickelson, D. W. (2000). Telehealth, healthcare services & healthcare policy: A plan of action in the new millennium. New Jersey Psychologist, 50(1), 24-27.

Pew Internet & American Life Project (2003). Internet health resources. Retrieved February 7, 2011 from http://www.pewinternet.org/Reports/2003/Internet-Health-Resources.aspx.

Pew Internet & American Life Project (2004). Older Americans and the internet. Retrieved March 8, 2010 from http://www.pewinternet.org/Reports/2004/Older-Americans-and-the-Internet.aspx.

Project ShareCare (2010). Caregiver resources. Retrieved March 5, 2010 from http://www.usm.edu/sharecare/resources.html.

Rivera, P., Elliott, T., Berry, J., & Grant, J. (2008). Problem-solving training for family caregivers of persons with traumatic brain injuries: A randomized controlled trial. Archives of Physical Medicine and Rehabilitation, 89, 931-941.

Schopp, L. H., Demiris, G., & Glueckauf, R. L. (2006). Rural backwaters or frontrunners? Rural telehealth in the vanguard of psychology practice. Professional Psychology: Research and Practice, 37, 165-173.

Schulz, R., & Quittner, A. L. (1998). Caregiving for children and adults with chronic conditions: Introduction to the special issue. Health Psychology, 17, 107-111.

Schumacher, K. L., Stewart, B. J., Archbold, P. G., Dodd, M. J., & Dibble, S. L. (2000). Family caregiving skill: Development of the concept. Research in

Nursing & Health, 23, 191-203.

Smith, T. L., & Toseland, R. W. (2006). The effectiveness of a telephone support program for caregivers of frail older adults. Gerontologist, 46, 620-629.

Smith, T., Toseland, R., Rizzo, V., & Zinoman, M. (2004). Telephone caregiver support groups. Journal of Gerontological Social Work, 44(1/2), 151-172.

Sneed, N. V., Finch, N. J., & Michel, Y. (1997). The effect of psychosocial nursing intervention on the mood state of patients with implantable cardioverter defibrillators and their caregivers. Progress in Cardiovascular Nursing, 12, 4-14.

Stamm, B. H. (2003). Bridging the rural-urban divide with telehealth and telemedicine. In B. H. Stamm (Ed.), Rural behavioral health care: An interdisciplinary guide (pp. 145-155). Washington, DC: American Psychological Association.

The Older Americans Act National Family Cargiver Support Program. (2004). Retrieved February 7, 2001 from http://www.aoa.gov/AoAroot/Program_Results/docs/Program_Eval/FINAL%20NFCSP%20Report%20July22,%202004.pdf.

Toseland, R. & Rivas, R. (2005). An introduction to group work practice (5th ed., Chapter 6, pp. 179-181). Needham Height, MA: Allyn & Bacon.

Wade, S. L., & Wolfe, C. R. (2005). Telehealth interventions in rehabilitation psychology: Postcards from the edge. Rehabilitation Psychology, 50, 323-324.

Winter, L., & Gitlin, L. N. (2007). Evaluation of a telephone-based group intervention for female caregivers of community-dwelling individuals with dementia. American Journal of Alzheimer's disease and Other Dementias, 21, 391-397.

제 8장 | 교육과 지원 성과의 지속성 : 개념적 틀

캐스린 맥그루
(Kathryn B. McGrew)

교육 및 지지적 실천, 연구, 교육, 정책과 옹호에서의 모든 프로그램 변수들 중에서 가장 중요하지만 가장 적게 주목을 받는 것이 바로 돌봄제공자 교육 및 지지 프로그램 성과의 지속성일 것이다. 프로그램 소비자나 공급자, 그리고 후원자들은 모두 프로그램에 투자한 만큼 수확을 거둬들이기를 바라며, 또한 프로그램이 긍정적이고도 지속적인 방식으로 효과를 갖기를 바란다. 단기적 성과는 오랜 시간 동안 지속될 수 있을 경우에만 유용한 것이다. 돌봄제공자가 교육 및 지지 프로그램의 즉각적이고 긍정적인 성과를 중장기 성과로 거둬들이기 위해서 어떻게 해야 하는가? 본 장에서는 이 질문에 대한 답을 제시하기 위해 프로그램 성과를 지속시키는 틀을 소개하고, 모든 돌봄제공자 교육 및 지지 프로그램이 거쳐야 하는 6개의 지속성 테스트를 기술할 것이다. 마지막으로 돌봄제공자 교육 및 지지 프로그램의 지속성에 영향을 미치는 최근동향, 그리고 앞으로의 실천에 대한 제언으로 본 장을 마무리하고자 한다.

프로그램 설계와 평가 안에 추적조사(follow-up measures)가 "장기 효과"의 척도로 포함될 때 비로소 돌봄제공자를 위한 지지적 개입 연구가 지속성을 시험하게 되는 것이라 볼 수 있다(Labrecque, Peak, & Toseland, 1992; Mittelman, Haley, Clay, & Roth, 2006; Mittelman, Roth, Coon, & Haley, 2004; Pusey & Richards, 2001; Sorensen, Pinquart, & Duberstein, 2002). 이 연구들을 검토한 결과, 대부분의 돌봄제공자를 위한 개입 프로그램의 성과는 개입 전과 후에 이루어지고 있는데, 추적조사는 이루어지지 않고 있다(Cooke, McNally, Mulligan, Harrison, & Newman, 2001; Kennet, Burgio, & Schulz, 2000; Sorenson et al., 2002). 한 거시분석에서는 추적조사가 22%의 사례에서만 이루어진 것으로 나타났다(Sorenson et al., 2002). 쿠크와 그 동료들은(Cooke et al., 2001) "개입 직후 의 성과를 개선하는 데 성공한 경우, 대체적으로 그것은 시간이 지남에 따라 유지된다"고 하지만(130쪽), 프로그램 성과의 지속성을 보여주는 최적의 수단은 추적조사라고 생각된다.

기존 문헌에서는 어떤 경우에 단기적 프로그램 성과가 장기적, 지속적 성과로 인정될 수 있는가에 대한 충분한 논의와 합의가 이루어지지 않았다. 기존 연구에서 측정되었던 가장 긴 기간은 사망과 시설입소에 관한 평균 8년간의 추적 기간이었다. (Brodaty, Gresham, & Luscombe, 1997). 치매환자의 돌봄제공자를 위한 심리사회적 연구 30개를 검토한 결과 (미국에서 진행된 연구는 그 중 16개), 퓨시와 리처드스(Pusey and Richards, 2001)는 추적 프로그램의 기간이 "개입 직후부터 2년 사이의 범주에 속한다"는 사실을 발견했는데, "대부분의 추적 프로그램은 6개월 미만"이었다고 한다(114쪽). 소렌슨과 그 동료들(Sorenson et al., 2002)에 의하면, 평균 추적기간은 7개월이라고 한다.

교육 및 지지 프로그램 성과의 지속성과 관련된 연구들은 심각한 공백과 한계가 있다. 일반적으로 돌봄제공자 지원과 관련된 연구들은 노인학 분야에서 행해지고 있고, 그 연구들은 압도적으로 치매환자 돌봄에 관한 것들이다. 또 다른 매우 중요한 한계는 인구의 다양성, 특히 인종적, 민족적 대표성을 반영하지 못한다는 데 있다(Aranda, 2001). 세 번째 한계는 우리가 통제된 개입의 성과들, 즉 연구목적을 위해서 설계된 사례들에 대해서만 알고 있다는 점이다. 우리는 사실상 현재 널리 보급되었지만 아직 평가를 받지 못한 지역사회 돌봄제공자 지원 프로그램의 장기적 효과에 대해서는 잘 알지 못하고 있다.

단기적 시점-중기적 시점-장기적 시점에서의 성과 연속선

성과의 지속성을 유지한다는 것은 분명히 도전적인 과제이다. 성과를 아래의 단기적 시점-중기적 시험-장기적 시점이라는 연속선상에 두고 논의를 해보는 것도 "지속성"이라는 어려운 변수를 가늠할 수 있는 유용한 도구가 될 것이다(표 [8. 1]과 그림 [8. 1] 참조). 세 개의 시점으로 구성된 이 연속선(three-point continuum)은 다른 연구자들이 제안한 두개 시점 연속선(근접-원격)과는 구별된다(Schulz, 2000, 2001; Sorensen et al., 2002; Zarit & Leitsch, 2001). 슐츠(Schulz, 2001)는 돌봄제공자 개입연구에서 단기적 시점과 장기적 시점을 구분하는 더욱 더 타당한 근거가 필요하다고 주장했다. 연속선에서 세 개의 시점은 성과의 종류를 가늠하게 하면서 단기적 시점과 장기적 시점 사이의 성과를 연결시키기도 한다. 세 개의 시점을 두게 되면 중간 시점에서의 성과도 알 수 있게 되며, 연속선에서 성과의 응용항목을 포함할 수 있게 된다.

[표 8.1] 성과의 예

단기적 시점에서의 성과 (개입의 목표)
- 지식의 습득
- 기술의 학습과 달성
- 사회적/정서적 지원의 인지
- 개인적 차원에서의 통찰력 달성

중간 시점에서의 성과 (의도된 개입의 효과)
- 인지적 차원에서의 스트레스/부담 감소
- 돌봄 과업 수행의 개선 또는 돌봄의 수월화
- 객관적 부담의 감소
- 기분의 개선
- 만족의 증가
- 관계의 유지/개선
- 건강의 유지/개선
- 경제적 안정감의 유지/개선
- 사회적 역할의 지속 또는 재생
- 서비스 또는 다른 지원에 대한 접근
- 돌봄수혜자의 건강/욕구/행동/기분의 변화

장기적 시점에서의 성과 (이상적인 산출)
- 돌봄제공자(그리고 돌봄수혜자)의 안녕
- 시설입소의 보류 : 돌봄의 유지

[그림 8.1] 성과 연속선

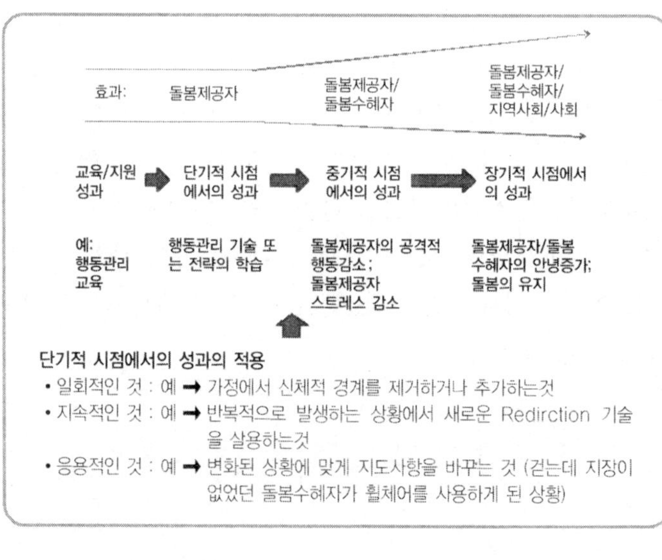

이 연속선 가운데 단기적 시점에서의 성과는 교육 및 지지 프로그램의 가장 직접적인 목표를 반영하는데, 예를 들자면, 지식의 습득, 기술의 학습, 지원의 경험과 같은 목표들이다. 단기적 시점에서의 성과는 중기적 시점에서의 성과에 도달하기 위한 도구이기도 하다. 중기적 시점에서의 성과는 개입효과의 의도된, 그러나 직접적으로는 덜 연관된 목표들이다. 예를 들자면 돌봄제공자와 돌봄수혜자 간의 의사소통 개선, 보다 더 효과적인 행동관리, 또는 돌봄제공자의 기분 개선 등과 같은 목표들이 해당된다. 중기적 시점에서의 성과들은 장기적 시점에서의 성과에 영향을 미치는 다른 요소들과도 연관된다.

장기적 시점에서의 성과들은 교육 및 지지 프로그램의 보다 더 원대하고 거시적인 목표, 예를 들자면 전체적인 웰빙 또는 가정에서의 돌봄 유지 등과 같은 목표를 반영한다. 장기적 시점에서의 성과들은 시간적으로 가장 멀리 떨어져 있으며, 또한 그 폭과 복잡성도 연속선에서 가장 크다. 장기적 시점에서의 성과는 프로그램 개입의 시점으로부터 가장 멀리 떨어져 있어도, 이를 장기적 효과로 봐서는 안된다. 실제로 단기적 시점과 중기적 시점에서의 성과는 오랜 기간 동안 지속될 수는 있지만 여전히 장기적 시점에서의 성과를 달성하지 못할 수도 있다. 또한 장기적 시점에서의 성과들은 짧은 기간 동안만 지속될 수도 있다. 장기적 시점에서의 성과들이 달성되려면 그저 시간이 많이 걸릴 뿐이다. 그 이유는 장기적 시점에서의 성과들은 단기적 시점, 그리고 중기적 시점의 성과들이 달성된다는 전제하에서 이루어질 수 있기 때문이다. 장기적 시점에서의 성과를 근본적으로 구분 짓는 특성은 그 확장된 폭과 복잡성이다. 장기적 시점에서의 성과들은 더 많은 사람들에게 영향을 미칠 수도 있고, 더 많은 사람들에 의해서 영향을 받을 수도 있으며, 단기적 시점과 중기적 시점의 성과보다 조건이나 자원의 변화에 더 많은 영향을 받을 수 있다. 이런 개념적 틀에서는 장기적 시점에서의 성과들이란 교육과 지원을 포함한 다양한 요인에서 생성되는 이상적인 성과들인 것이다.

단기적 시점에서의 성과의 적용

단기적 시점에서의 성과를 돌봄제공의 전 기간에 걸쳐 지속시키는 것은 가능한 일인데, 돌봄의 경험을 전혀 바꾸지 않고도 가능하다. 예를 들자면, 중증 자폐아동을 돌보는 엄마와 알츠하이머 환자인 아내를 돌보는 남편은 각자 자기가 교육받았던 프로그램에서 가르쳐주었던 영양상태 점검과 배변습관에 대한 내용을 숙지하고 있을 수는 있지만, 가정에서 그 기술을 적용하는 데 어려움이 따를 수도 있다. 이들은 프로그램의 단기 목표를 달성하기는 했지만, 이것을 행동 또는 감정으로 전환시키지 못했다. 돌봄 경험에서 지속성을 확보하려면 단기 시점에서의 성과를 "집으로 가져가기(take-home)"[16] 방식을 통해 가정이라는 현장에 적용시킬 수 있어야만 한다. 단기적 성과는 중기적 성과, 예를 들자면 가정에서의 영양상태의 개선, 돌봄 일과의 개선, 또는 지각한 스트레스 수준의 감소 등을 달성하는 데 꼭 필요하다.

단기적 성과의 적용은 다음 세 개의 항목, 즉 일회적인 것, 지속적인 것, 그리고 응용된 것으로 분류된다. 단기적 성과의 일회적 적용은 단 한번만 일어났다고 하더라도 중간적 성과를 달성하거나 또는 도와주는 힘을 가지고 있다. 배변훈련 교육을 위한 개입을 예로 든다면, 새로운 정보(단기적 시점에서의 성과)의 일회적인 집행은 지원을 해주는 도구, 예를 들자면 잡을 수 있는 지지대 또는 맞춤형 변기의 설치 등과 같은 것일 수도 있다. 또 다른 예로는 화장실의 위치를 기준으로 침실을 바꾸는 것을 들 수 있겠다. 이러한 일회적 집행은 돌봄의 긴 여정 동안 돌봄

---

16) 가정에서 인터넷 교육/지원 프로그램에 참여했던 사람들의 경우 "집으로 가져가기" 도전은 컴퓨터로부터 본인들을 분리시킬 때 시작된다(역자주).

제공자의 스트레스를 감소시키거나 돌봄제공자의 건강을 증진시키는 중기적 시점에서의 성과를 달성하고 지속시킬 수 있게 된다. 일회성 적용의 경우, 그 적용 자체는 지속성이 없어도, 그 효과는 지속성을 갖는다.

단기적 성과를 계속 적용할 때 지속성 있는 효과를 볼 수도 있다. 다시 배변훈련에 대한 개입 교육 프로그램을 예로 들자면, 화장실 사용 시간표를 새로 만들고 유지하는 것 또는 배변훈련과 관련된 새로운 행동수정 기술의 반복적 활용을 들 수 있겠다. 이처럼 계속 반복되는 적용은 그 적용기간에 걸쳐 지속적인 성과를 달성할 수 있다. 그 적용이 중단되었을 때 여전히 잔여 효과가 남을 수도 있지만, 지속적인 적용의 목표는 설정된 중기적 성과에 기여할 수 있도록 최대한 장기적으로 유지시키는 것이다.

단기적 성과를 응용하여 적용하는 것의 목표는 변화하는 욕구나 상황에 대응할 수 있도록 단기적 성과를 이전하거나 변형시키는 것이다. 배변훈련 교육을 하는 개입 프로그램을 통해 습득된 정보와 인식은 돌봄수혜자 또는 돌봄제공자의 능력이 달라짐에 따라 그 수준에 맞춰져야 한다. 예를 들면, 자폐인이 새로운 배변기술을 배울 때, 또는 알츠하이머 환자가 기하급수적으로 배변조절 능력을 상실하게 될 때, 배변 용무를 지원하는 돌봄제공자의 역할과 과업은 당연히 바뀌게 되어 있다. 그런가 하면 돌봄제공자 역시 시간이 지남에 따라 근력이 강해지거나 약해질 수도 있고, 돌봄을 수행하는 데 필요한 여타 능력을 터득하거나 상실할 수도 있다. 따라서 돌봄제공자는 배변훈련의 교육적 개입 프로그램에서 배운 내용을 새로운 상황에 적용할 수 있어야 하는데, 이런 응용능력이 개선된 배변 일과(routine) 또는 지각한 스트레스의 감소와 같은 중기적 성과를 달성하고 지속시키는 데 꼭 필요하다. 따라서 응용 방법들은 일회성일 수도 있고 반복적으로 적용될 수도 있는 것인데, 두 경우 모두 장기적인 효과를 거둔다.

분명한 것은 단기적 성과를 가정이라는 현장에 적용하는 것은(그것이 일회적, 반복적, 응용된 것이건 간에) 중기적 성과를 거두는 데 꼭 필요하다는 것이다. 그렇다면 중기적 성과는 장기적 성과를 어떻게 가능케 하는가? 다시 말해서, 스트레스 감소와 개선된 일과와 같은 중기적 성과는 향상된 안녕 또는 가정에서의 돌봄 유지와 같은 장기적 시점에서의 성과를 달성하는 데 어떻게 "응용"될 수 있는가의 문제이다. 지속성을 확보하기 위해서는, 다시 말해서 중기적 성과의 적용과 그 효과가 오랜 기간 동안 유지될 수 있도록 하려면, 교육 및 지지 프로그램의 설계와 실행은 지속성을 저해하는 세 가지 위협요소, 즉 성과의 한계, 성과의 손실, 그리고 성과의 지연을 고려해야만 한다.

성과의 한계, 손실, 그리고 지연

성과의 한계는 개입 프로그램이 내용이나 강도에서 돌봄제공자의 욕구와 상황과 맞지 않을 때 분명하게 드러난다. 그럴 경우에 단기적 성과는 돌봄 상황에 적용될 수 없거나 또는 의도된 중기적 성과를 달성하는 데 힘을 충분히 발휘하지 못한다. 예를 들어, 성인 중증 정신질환자의 돌봄제공자를 위한 교육 및 지지 프로그램은 부모-자녀 관계를 둘러싼 내용을 강조하는 경향이 있어서 형제가 돌봄을 제공하는 경우에 돌봄제공자의 욕구나 경험에 부합되지 않을 수도 있다. 참여자가 환자의 형제인 경우, 단기적 성과는 중기적 성과, 예를 들면 개선된 관계 또는 지각한 스트레스의 감소 등과 연결되지 않을 가능성이 많다. 또한 설사 그 프로그램에 부모인 돌봄제공자가 있다 해도 집단에서 제공되는 지원이 애매하다고 느껴지거나 교육이 형식적이라고 느껴진다면, 이러한 성과의 적용은 중기적 성과 목표치에 그다지 영향을 미치지 않을 수도 있다.

게다가 참여자의 문화적 배경과 가치관, 그리고 이러한 배경에서 파생되는 욕구가 프로그램 내용에 반영되지 않는다면 참여자는 성과를 충분히 거둬가지 못할 수도 있다. 단기적 성과의 한계는 교육 및 지지 프로그램 성과의 지속성을 유지하려고 할 때 발생하는 최초의 난관이다. 왜냐하면 주어진 성과가 그다지 효력을 발휘하지 못한다면, 그 성과를 굳이 지속시켜야만 한다는 동기가 없어지기 때문이다.

성과의 손실은 지원, 기술, 그리고 지식 등과 같은 단기적 시점에서의 성과들이 시간이 지남에 따라 쇠퇴되는 것을 가리킨다. 성과의 손실이라는 문제는 특히 단기적 성과를 유지하거나, 응용해서 유지하는 것과 유사하다. 뇌가 손상된 환자를 돌보는 돌봄제공자를 위한 프로그램은 참여자에게 의사소통 기술 또는 옹호 기술을 매우 성공적으로 가르칠 수는 있지만, 시간이 흐르면서 연습 또는 격려와 지원이 없으면 이 기술들은 퇴행할 수도 있다. 이렇게 되면 그 적용을 유지시킬 기회도 살아지게 된다. 또 다른 예를 들자면, 고령의 부모를 돌보는 성인자녀들이 한 달에 한 번씩 모이는 지지집단에 참여하는 경우, 지지의 기운이 1주 또는 2주가 지나면서 퇴색되는 느낌을 받을 수도 있다. 정서적 건강의 개선이라는 의도된 성과는 매 달마다 짧게만 지속되고, 장기적으로는 줄어든다. 자주 모이지 않는 집단 또는 시간의 제약을 받는 프로그램은 이처럼 그 성과가 손실될 수도 있다.

성과의 지연은 프로그램 성과가 변화하는 돌봄제공자의 욕구와 상황에 발을 맞춰 함께 변하지 못하여 실패하는 경우를 가리킨다. 성과가 유지된나고 하더라도 상황의 변화는 시간이 지남에 따라 교육 및 지지 성과의 지연으로 이어질 수도 있다. 변화가 생기는 것은 꼭 내용적으로 다른 이슈가 있어서가 아니라 한 때 유용했던 지식, 기술, 그리고 지원의 적용범위가 축소되거나 또는 완전히 불필요한 것으로 전락하기 때문이다. 돌봄수혜자의 욕구가 비교적 안정적인 상황에서도 시간이 지남에 따라 프로그램의 성과를 불필요한 것으로 만드는 요인들이 또 있다. 이런 요인들은 "악화시키는(exacerbating) 요인" 또는 "보호적(protective) 요인"(Brodaty, 1996)이라 할 수 있는데, 돌봄 경험에서 변화하는 맥락적 변수의 중요성을 반영하는 것으로 볼 수 있다.

돌봄제공자의 역량, 거주 조건, 재정적 상황, 고용조건, 가족의 욕구, 그리고 돌봄제공자의 일상에서의 소진은 성과의 지연을 발생시킬 수 있는 상황변화의 좋은 예들이다. 특히 알츠하이머나 파킨슨과 같은 진행성 질환의 환자를 돌보는 사람들 사이에서 성과지연의 위험성이 더 높다. 질환이 진행될수록, 돌봄제공자의 역할, 일과, 그리고 정서적 자원에 대한 요구들은 변하게 마련이다.

성과의 한계, 손실, 그리고 지연이 교육 및 지지 프로그램의 지속성을 위협하더라도, 돌봄경험의 긍정적인 과정들은 이를 약화시키거나 보완할 수도 있다. 시간이 지남에 따라, 돌봄제공자와 돌봄수혜자는 새로운 정보 또는 지식을 발견하거나 개발할 수도 있고, 또 개인적인 적응기술, 새로운 지지 자원의 개발, 개인적인 직감, 그리고 경험에 근거한 효과적인 돌봄 전략을 확보할 수도 있다. 나아가서, 개인적인 목적, 교육적인 목적, 그리고 지원 프로그램의 목적을 달성하면 그 사람의 역량 또한 강화된다. 성취의 경험은 돌봄제공자와 돌봄수혜자의 개인적 효과성을 증진시킨다(Bandura, 1997). 돌봄제공자와 돌봄수혜자는 시간이 지남에 따라 성과가 실천되는 것에서도 얻을 수 있는 것이 많다. 돌봄제공의 발견과 개발은 교육 및 지지 개입과 간접적으로 연관되거나 또는 독립적일 수도 있다. 하나의 매개과정으로서 돌봄 경험에서의 발견과 개발은 교육 및 지지 프로그램의 성과와 그것을 측정하는 데 중요한 함의를 제공한다.

6개의 지속성 테스트

돌봄제공자 교육 및 지지 프로그램은 시간이 경과함에 따라 성과를 개선시키고자 하기 때문에, 성과의 지속성은 모든 기획, 집행, 평가, 그리고 추가결정과 활동의 근간이 되어야 한다. 교육 및 지지 프로그램은 6개의 지속성 테스트를 통과해야만 한다: (1) 목표와 기대치는 현실적인가? (2) 프로그램의 내용은 참여자의 욕구에 부합하는가? (3) 프로그램의 길이와 강도는 프로그램의 목표와 부합하는가? (4) 참여자들은 돌봄제공 조건의 변화를 예측하고 이에 대비할 수 있도록 도움을 받고 있는가? (5) 프로그램은 직접적인 서비스를 포함하는 총체적인 지원계획의 일부로 작동하고 있는가? (6) 프로그램은 스스로 지속될 수 있는가? 각 지속성 테스트를 검토해보면서 우리는 그 실천적 함의를 살펴볼 것이며, 해당사항이 있을 경우 연구, 교육, 그리고 정책/권리주장에 대한 함의도 검토할 것이다. (이 지속성 테스트를 통해서 개발된 실천가를 위한 지침은 [표 8. 2]에 나와 있다.)

[표 8. 2] 실천가를 위한 돌봄제공자 교육 및 지지 프로그램 성과의 지속을 위한 지침

(1) 현실적인 목표와 기대치를 정한다.

1- 하나의 프로그램만으로 시설입소의 지연과 같은 장기적 시점의 목표를 달성하기 어려울 수도 있다.
2- 중기적 성과, 예를 들자면 배변 일과의 개선과 지각한 스트레스 수준의 감소(그것이 일시적이라 할지라도)는 그 자체로서도 중요한 성과들이다.
3- 단기적 성과 목표를 분명한 것으로 정하는 것이 중요하다. 예를 들자면, 학습된 정보와 인식된 지원의 정도: 단기적 목표를 응용하는 "집에서 적용하기"를 이해한다. 이것이 중기적 목표에 어떻게 기여할 수 있는가를 이해한다.
4- 현실적인 기대에 근거한 목표달성을 측정할 수 있는 계획을 세운다.

(2) 참여자의 욕구에 맞춰서 프로그램 내용을 맞추기

1- 참여자의 모집과 참여의 권상는 프로그램의 목표, 범위, 대상집단, 그리고 활동을 정확하게 전달할 수 있어야 한다.
2- 프로그램을 집행할 수 있는 단계에서는 프로그램 내용이 참여자의 실제 구성(예를 들자면, 인종, 종족, 문화적 특수성에 따른 집단구성 [역자])에 맞게 변형되어야 하는데, 참여자가 직접 표현한 바가 있는 자신의 욕구, 또는 기존 연구에서 언급된 욕구에 맞춰 변형시켜야 한다.

3- 즉각적으로 변형될 수 없는 내용은 대체적으로 대부분의 참여자에게 적용될 수 있을 정도로 일반적이어야 한다.
4- 내용은 문화적 차이에 민감해야 하며 문화적 적합성을 지니고 있어야 한다.

(3) 프로그램 목표에 맞춰서 프로그램 소요시간과 강도를 맞추기

1- 프로그램 소요시간과 강도는 항상 동일한 것은 아니다.
2- 프로그램이 길다고 해서 꼭 좋은 것은 아니다 (참여자가 프로그램에 참여할 때 얻어가는 것도 있지만 시간 등과 같이 여타 비용이 들기도 하다).
3- 프로그램 내용은 합리적인 시간적 범위 안에서 기획한다. 시간이 한정되어 있다면, 설정된 목표의 수도 줄여야 한다.
4- 접근을 다원화 시킨다. 예를 들자면, 상담과 교육을 함께 묶어서 프로그램의 강도와 효과성을 높인다.

(4) 돌봄상황의 변화를 예측하고 이에 대비하기

1- 프로그램 진행자와 참여자 모두 돌봄 상황의 변화를 예측하고 이에 대비할 수 있어야 한다.
2- 내용은 해당집단 외에도 적용 가능할 수 있도록 보편성을 가지고 있어야 하며, 또한 프로그램이 끝난 후에도 적용될 수 있는 내용이어야 한다. 내용은 돌봄상황의 변화에도 적용될 수 있어야 한다.
3- 내용은 참여자의 자신감을 증진시키는 전략을 포함해야 한다.
4- 프로그램 이후에도 해당 내용이 사용될 수 있도록 상기시키거나 기억시키는 자료도 제공되어야 한다.
5- 추가 모임은 도움이 될 수도 있다.

(5) 총체적인 지원전략 증진시키기

1- 돌봄제공자 교육 및 지지 분야에 종사하는 전문가들은 돌봄제공자를 위한 총체적인 지원, 예를 들자면 일시보호 또는 장기요양서비스 등을 증진시키고 주장해야만 한다.
2- 전문가들은 돌봄제공자 평가와 서비스 등이 일반 장기요양서비스 프로그램과 상황에 포함될 수 있도록 요구해야 한다.

(6) 프로그램 자체를 지속시키기

1- 프로그램이 존재한다는 것 자체가 지원이 되고 있다는 메시지이다.
2- 전문가는 지금의 참여자와 앞으로의 참여자 모두에게 "항상 대기 중"이라는 점을 보여줘야만 한다.
3- 프로그램의 효과성을 측정하고 기록할 수 있는 연구의 기회를 잡아야만 한다.
4- 지속적인 재정적 지원과 지지를 얻을 수 있는 기회를 찾아야만 한다.

합리적인 목표와 기대치

최근 진행되고 있는 돌봄제공자 교육 및 지지 프로그램은 다양한 장애와 질병을 다루는 폭넓은 프로그램의 목표들을 반영하고 있다. 혹자는 장기적 시점에서의 성과, 즉 비교적 일반적인 프로그램 목표는 대부분의 교육 및 지지 개입 프로그램에서 달성하기 힘든 것이라고 생각하기도 한다. 자리트와 레이취(Zarit and Leitsch, 2001: 90)에 의하면 "거창한 용어(예를 들자면 돌봄제공자의 부담을 줄이는 것, 안녕을 증진시키는 것)"로 성과를 개념화 하고 있는데 우려스러운 것은 "그 개입이 이들 성과를 실질적으로 초래할 것인가에 대한 고려 없이 남발되고 있다"는 것이다. 따라서 우리는 "합리적인" 프로그램의 성과를 식별하고 계획해야 하며, 그에 따른 효과를 평가해야만 하는 것이다(Kennet et al., 2000; Sorensen et al., 2002; Zarit & Leitsch, 2001). 프로그램은 현실적인 목표를 설정해야 하며 단기적 성과에 대한 적절한 기대치를 세워야 하는데, 프로그램의 적용, 프로그램의 중기적 성과나 효과, 그 효과의 길이와 폭, 장기적 성과에 대한 효과 등이 함께 고려되어야 한다. 설사 교육 및 지지 프로그램이 최상의 조건에서 이루어진다고 하더라도 성과의 한계, 손실, 지연의 문제는 언제든 발생될 수 있는 것이 현실이라는 점도 인정해야만 한다.

그렇다면 "합리적인" 그리고 지속적인 프로그램 성과를 어떻게 식별하고 계획할 수 있는가? 이 질문에 대한 답에는 두 가지 전제가 깔려있다. 첫 번째, 여기서 논의되고 있는 중기적 성과는 대부분의 교육 및 지지 프로그램에서 그 실효성을 인정받은 좋은 목표들이라는 것이다. 중기적 성과는 그 자체로도 가치가 있다(Cooke et al., 2001; Zarit & Leitsch, 2001). 그리고 중기적 성과가 지속되는 기간이 길수록, 장기적 시점에서의 성과에 기여할 가능성이 높아진다.

이와 관련된 연구들이 시사 하는 도전들도 분명히 있다. 먼저, "단기적 목표와 장기적 목표 간에 끊김이 있어서 돌봄 연구에서 적합하지 않은 기대들이 발견된다."(Schulz, 2001, p. S112). 최근까지도 측정을 위한 합리적이고도 명확한 성과들이 식별되지 못했고(Kennet et al., 2000; Zarit & Leitsch, 2001), 성과를 구성하는 요소들이 무엇인지 구분해 내는 것이 어려웠다(Schulz, 2001; Sorensen et al., 2002). 하지만 몽고메리와 그 동료들은 최근에 국가적 차원의 프로젝트를 진행하였는데, 이 프로젝트는 새로운 돌봄제공자 사정과 돌봄제공자 "사기고양(uplifts)" 같은 성과 측정 셋트를 구별해내는 추천 매뉴얼을 평가하는 것이다(Montgomery & Kwak, 2008). 두 번째로, 성과를 식별해낸 다음에는 척도를 조심스럽게 선택하여야 한다. 표준화된 척도의 장점과 단점, 변화에 대한 척도의 민감성, 그리고 질적 방법과 양적 방법의 상대적 강점 등은 모두 성과 척도를 선택할 때 고려되어야만 하는 사항이다(Zarit & Leitsch, 2001). 나아가서 기존의 성과 척도가 항상 문화적으로 민감한 것이 아니기 때문에 문화적으로 다양한 집단에서의 성과를 이해하는 데 어려움을 줄 수도 있다(Gallagher-Thompson, Arean, Rivera & Thompson, 2001). 세 번째, 개입에 대한 대부분의 연구는 사전 사후 측정에 근거하고 있다. 프로그램 성과의 장기 지속 효과는 개입에 대한 장기 추적조사에 의해서만 측정될 수 있다. 따라서 추적조사로 인한 비용의 증가와 참여자의 감소라는 문제가 발생된다 하더라도, 장기 추적조사는 프로그램 평가 설계에 꼭 포함되어야만 한다(Kennet et al., 2000). 네 번째, 단기적 시점에서의 성과는 프로그램 중에 진행하는 사전, 사후 평가처럼 상대적으로 측정하기가 쉽다. 그러나 그런 측정은 "상태"를 측정하는 것이지 역동적인 것은 포착할 수 없으므로 성과의 연속선상에서 행동의 작동방식을 모두 잡아낼 수 없다.

참여자의 욕구에 프로그램 내용 맞추기

지속성 평가는 성과의 한계라는 관점에서 주목할 필요가 있다. 앞서 언급했던 것처럼, 단기적 성과는 돌봄제공자의 욕구에 부합되지 않으면 지속될 수 없고 또 지속되지 않을 것이다. 프로그램은 이들의 욕구를 내용적인 면에서, 그리고 강도 측면에서 모두 충족시킬 수 있어야 한다. 돌봄제공자의 욕구는 능력과 조건을 포함하며, 프로그램 참여와 구체적인 내용에 따른 수준을 반영하는 "준비단계의 정도(stages of readiness)"도 포함된다(Schulz, 2000, p. 233). 시간성과 준비성에 따른 단계는 평생 장애를 안고 사는 아이를 돌보는 가족에게 적용되는 특별한 주제들이다. 가족돌봄제공은 식별가능한 단계로 체험이 되는데, 이는 각 단계에 따라 지지적 개입의 타이밍과 성과에 던지는 함의가 크다(Bowers, 1987; Grant, Nolan & Keady, 2003; Nolan, Keady, & Grant, 1995; Scddon, 1999). 지적장애가 있는 아이들을 둔 가족들은 돌봄경험의 단계에 따른 욕구가 있으며 이에 따른 적응전략도 필요하다(Grant et al., 2003). "개입의 타이밍"은 치매환자의 돌봄제공자 프로그램에서도 중요하다(Schulz, 2001). 돌봄경험의 단계에서 "주요 전환점"에 부합하는 프로그램을 설계하는 것은 대단히 중요하다(Seddon, 1999).

프로그램 내용을 참여자의 욕구에 맞추는 절차는 추천과 모집단계에서 시작되며, 개인에 대한 사정을 필요로 한다. 모집과 추천에서 중요한 것은 프로그램에 적합한 사람을 데려와야 한다는 것인데, 개입 프로그램은 그 특정한 참여집단의 욕구를 충족시킬 수 있도록 개발되어야 한다. 연구결과에 의하면 개인맞춤형 개입 프로그램이 더 "성공적"일 수 있다고 한다(Brodaty, Roberts, & Peters, 1994). 어떤 경우에는 프로그램 목표가 프로그램 진행이 시작된 후에도 수정될 수도 있다. 그러기 위해서는 개인적인 욕구, 목표, 그리고 성과의 한계를 포착하게 하는 진단이 필요하다. 임상적 진단은 다른 종류의 개입보다 심리치료 개입에 더 자주 쓰이는 경향이 있다; 사전조사 또는 기초선(baseline) 조사는 개입 프로그램의 평가를 위해서 자주 쓰이는 진단 방법들이다(Kennet et al., 2000). 개입 프로그램을 개인 맞춤형으로 진행할 수 없다면, 참여자의 다양한 욕구에 적용될 수 있을 만큼 충분히 포괄적이어야 하며 "대다수에게 적용될 수 있어야 한다."(Toseland, 1995, p. 126).

어떤 개입전략과 개입절차들이 장기적인 효과를 거두게 되는지를 알기는 쉽지 않다(Kennet et al., 2000; Sorensen at al., 2002). 기틀린과 그 동료들(Gitlin et al., 2000)은 특정한 개입방법이 "효과가 있고 없는 이유" 등을 묻는 "효과의 작동방식(mechanisms of action)"을 설명하는 다양한 이론들을 제시하고 있다(p. 225). 스트레스 진행 모델(Pearlin, Mullan, Semple, & Skaff, 1990); 동기부여 이론(Prochaska, Redding, & Evers, 1997); 그리고 자기효과성 또는 개인적 통제이론(Bandura, 1997) 등은 지속적인 성과를 거두기 위해 필요한 개입 프로그램 내용과 종류를 제시할 수 있다. 돌봄제공자 개입 프로그램에서 이처럼 효과의 작동방식을 식별해내는 연구들은 그다지 많지 않다(Gitlin et al., 2000).

프로그램 목표와 내용의 문화적 적합성은 성과의 한계를 가늠하는 데 매우 중요한 요소이다. 최근까지 가족 지원 프로그램에서의 문화적 경쟁력의 역할에 대한 관심은 전무했다. 질병에 대한 문화적 신념체계와 돌봄에 대한 가치관은 민족 집단과 문화적 집단에 따라 차이를 보인다(Gallagher-Thompson, Arean et al., 2000). 참여자 모집, 소개, 평가, 그리고 개입 프로그램의 내용과 방법을 설정할 때 문화적 요소를 고려할 필요가 있다.

문화 분야에서의 교육 자원은 나날이 증가하고 있다. 가족지원 프로그램에서 문화요인을 설계에 반영하고 있는 프로젝트들은 다음과 같다: 리치 프로젝트(REACH, Resources for Enhancing Alzheimer's Caregiver Health; Gallagher-Thompson et al., 2003, REACH I and Belle et al, 2006, REACH II); 연방 노인청가 발행한 "문화적 경쟁력" 안내책자 (2001); 조지타운 대학 산하 아동?인간발달센터(Georgetown University Center for Child and Human Development)와 발달장애발전센터(University Center for Excellence in Developmental Disabilities)에서 발행한 안내책자; 그

리고 포틀랜드 주립대학 산하 아동 정신건강과 가족지원 연구훈련 센터(Portland State University Research and Training Center on Family Support and Children's Mental Health) (Gomez, 2002). 이들 자료를 참작하여 프로그램 목표와 내용의 문화적 민감성을 증진시킬 수 있다. 이 작업은 돌봄제공자의 욕구에 부합하는 프로그램을 만드는 것에 기여할 것이며, 결과적으로 성과의 적용과 지속성을 증진시키는 데 기여할 것이다.

프로그램 목표에 기간과 강도를 맞추기

프로그램의 기간과 강도는 성과의 한계 및 손실과 관련 있다. 교육 및 지지 프로그램 중에 "지속적으로 운영"이 된다고 하는 프로그램들이 있긴 하지만 대부분은 시간적으로 제한을 받는다. 지속적으로 운영되는 프로그램들에서도 교육과 훈련의 주제들은 다양하며 따라서 시간적으로도 한정되어 있다. 노인 돌봄제공자를 위한 개입 프로그램을 분석했던 2002년도의 한 거시적 연구에서, 소렌슨과 그 동료들은 "개입프로그램 세션의 수가 1에서 180까지 이르렀고, 중앙치는 8개 세션이었다"고 밝히고 있다(Sorensen et al., p. 360).

프로그램의 길이와 세션 수가 항상 일치하는 것은 아니며 또 프로그램의 강도와 관련 있는 것도 아니다. 세션의 빈도는 "프로그램 강도를 대충 추정할 수 있는 지표"일 뿐이다 (Monahan, 1994, p. 704). 치매환자 돌봄제공자를 위한 한 프로그램은 10일 동안이지만, 강도 높은 가정에서의 훈련과 다양한 내용으로 구성되어 진행되었다. 바로 이 프로그램이 8년 후 추석평가에서 시실입소의 지연과 사망률의 감소라는 성과를 보여주었던 그 프로그램이다(Brodaty et al., 1997).

장기적인 개입 프로그램의 효과성은 미텔만과 그 동료들(Mittelman

et al., 1993, 1995), 미텔만, 페리스, 슐만, 스타인버그와 레빈(Mittelman, Ferris, Shulman, Steinberg, and Levin, 1996), 그리고 위트라치, 자리트, 굳윈과 본아이(Whitlach, Zarit, Goodwin, and von Eye, 1995)에 의해 밝혀진 바가 있다. 미텔만과 그 동료들(Mittelman et al.)에 따르면, 일대일 상담과 지지집단을 활용한 12개월간의 배우자 돌봄제공자를 위한 개입 프로그램에서, 비교집단에 비해 시설입소가 약 1년 정도 지연되었다고 한다. 그렇다고 해서 더 긴 프로그램이 항상 더 좋다는 것은 아니다. 항상 "개입 프로그램을 할 때 최적의 강도와 최적의 기간"이 있기 마련이고(Monahan, 1994, p. 710), "기간은 프로그램의 목적에 맞춰 정해져야 한다."(Sorensen et al., 2002, p. 369).

다차원적 교육 및 지지 프로그램은 또 다른 형태의 강도를 시사하는데, 이런 프로그램이 단일 요소로 구성된 프로그램보다 돌봄제공자를 더 효과적으로 지원한다는 근거가 있다 (Bourgeois, Schulz, & Burgio, 1996; Peak, Toseland, & Banks, 1995; Toseland, Labrecque, Goebel, & Whitney, 1992). 다차원적 프로그램의 예로는 상담과 기술교육의 조합(Ingersoll-Dayton, Chapman, & Neal, 1990)과 미텔만과 그 동료들이 설계한 일대일 상담과 지지집단의 활용(Mittelman et al., 1993, 1995)이 있다.

중요한 것은 프로그램 참여가 돌봄제공자 자원에 또 다른 부담을 발생시킨다는 것이다. 프로그램 참여가 또 하나의 돌봄 "과업"이 되면서 참여자는 이에 대한 비용편익 분석 (cost-benefit analysis)을 하게 된다. 참여를 하겠다는 합리적인 결정은 참석과 같은 프로그램 사용도의 측정에 반영되어 나타난다(Monahan, Greene, & Coleman, 1992). 프로그램의 기간과 강도는 구체적인 비용편익 분석의 관점에서 이루어져야 한다.

돌봄제공 조건의 변화를 예측하고 준비하기

성과 지속성을 가늠하는 핵심적인 평가는 프로그램의 "경계 밖에서" 어떤 일이 발생하는가를 알아보는 일이다(Rose, 1998). 돌봄제공의 모든 사안이 개입 프로그램에서 다루어질 수 없기 때문에, 그리고 돌봄제공의 상황이 시간이 지남에 따라 변하기 때문에, 단기적 시점에서의 성과가 보편적으로 적용될 수 있어야만 한다(Rose, 1998; Toseland, 1995; Toseland & Rivas, 2005). 개입 프로그램은 가정에서도 활용 가능할 수 있도록, 그리고 변형될 수 있도록 진행되어야 한다. 이렇게 해야만 성과의 손실과 지연이 발생하는 상황에서 적용방식을 수정하여 집행할 수 있게 된다.

토슬랜드(Toseland, 1995)는 집단 개입의 성과를 "유지하고 보편화" 하기 위한 지침을 제공한다. 이 지침에는 돌봄제공자가 "변화하는 조건을 예측하고 이에 대비해서 계획을 세울 수 있도록" 도와주는 것도 포함된다(p. 126). 성과의 손실과 지연의 과정은 프로그램 주제와 방법에 구체적인 준비전략을 포함시킴으로써 예측도 되고 이에 대비하는 것도 가능하다. 참여자는 또한 본인들의 돌봄 경험에서 발생하는 발견과 발전의 과정들을 식별하고 활용할 준비도 되어 있어야 한다. 또한 시간이 지남에 따라 연습의 효과, 경험의 숙달, 그리고 상승된 자기효과성이 발생할 수 있음을 기대해야만 한다(Gitlin et al., 2000). 같은 맥락에서 토슬랜드는 "참여자들이 자기 능력에 대한 자신감을 얻게끔" 도와주고, "자료를 조직화하고 문제를 해결할 수 있는 틀을 제공함으로써 그들 스스로 다양한 환경에서 문제를 해결할 수 있도록" 도와주는 기술들을 가르치는 것의 중요성을 역설하였다(Toseland, 2005, p. 425). 한편, 성과의 손실은 추가 세션(Toseland & Rivas, 2012); 환기 또는 재충전 세션 (Gallagher-Thompson & De Vries, 1994; Rose, 1998;

Toseland, 1990); 환기 또는 재충전 음성 또는 영상 자료(Toseland & McCallion, 1998) 또는 "자기관리" 문헌 등과 같은 인쇄물(Rose, 1998); 그리고 또래집단간의 연결망 만들기와 지원(Toseland, Rossiter, & Labrecque, 1989a, 1989b)과 같은 전략으로 보완될 수도 있다.

평가, 추적조사, 그리고 지속적 평가는 변화하는 돌봄제공자의 욕구를 발견하게 해준다. 다른 지원 프로그램과 서비스에 대한 소개와 추천은 교육 및 지지 프로그램의 성과를 지속시키는 전략에 포함되어야 한다. 쿠크와 그 동료들은(Cooke et al., 2001) 프로그램 개입의 효과가 지연될 수 있음을 보여주었다. 이러한 연구결과는 개인 그리고 서비스 제공자의 기대, 그리고 추천에 많은 함의를 담고 있다.

프로그램이 돌봄의 정서적 차원에 주목하지 않은 경우에도 참여자들에게 돌봄상황의 변화를 예측하고 준비시키는 일은 대단히 민감한 일이다. 이는 프로그램 설계자와 운영자의 교육에 대단히 중요한 함의를 던진다. 운영자들은 일반인(또래)일 수도 있고 전문가일 수도 있다(Toseland, 1990); 대부분의 전문적 훈련은 사회적 집단이라는 작업환경에서 제공된다 (Toseland, 1995; Toseland & Rivas, 2012). 지도자 훈련 교육은 교육 및 지지 집단에서 점점 더 자주 발견되는데, 메이더 고령화 연구소(Mather LifeWays Institute on Aging)의 "돌봄제공을 위한 유용한 기술(Powerful Tools for Caregiving)" 등과 같은 "최고 실천" 지원 프로그램이 좋은 예이다. 또한 로잘린카터케어기빙연구소(Rosalynn Carter Institute for Caregiving)의 "당신도 돌보고 나 자신도 돌본다(Caring for You, Caring for Me)" 프로그램도 좋은 예이다(Toseland, 2004).

교육 및 지지 집단 훈련은 그 내용을 제공해주는 실효성 있는 연구가 뒷받침이 되어야지만 유효하다. 그런데 연구를 어렵게 하는 장애물들이 있음도 여기서 앞서 밝힌 바 있다. 교육과 실천, 그리고 연구 간의 협력은 프로그램 효과성을 거둬들이기 위해서는 필수적이다.

총체적인 지원전략을 증진시키기

실천 또는 정책의 관점에서 교육 및 지지 프로그램만으로 돌봄제공자의 욕구를 모두 채우고자 하는 것은 비현실적인 것으로 보일 수도 있다. 소렌슨과 그 동료들(Sorensen et al., 2002)은 돌봄제공자를 위한 개입을 두 가지 유형으로 나눈다: "(a) 돌봄제공자가 제공하는 돌봄의 분량을 줄이는 것을 목표로 둔 개입, 그리고 (b) 돌봄제공자의 안녕과 대처기술을 향상시키는 것을 목표로 둔 개입 (예를 들자면, 심리교육적인 개입과 지지집단)"(p. 357). 돌봄경험의 복합적이고도 역동적인 특성은 개입의 상호의존성을 생성하기도 하고 반영하기도 한다. 돌봄제공자와 돌봄수혜자가 활용하는 다양한 서비스와 프로그램은 돌봄이 성공적으로 가정에서 지속이 되고 있는가에 대해 복합적인 효과로 나타난다.

"더 많은 것이 더 좋다"는 연구결과들이 있다(Bourgeois & Schulz, 1996, p. 79; Kennet et al., 2000, p. 63). 예를 들자면, 돌봄제공자는 다양한 지원을 받을 때, 그리고 직접적인 돌봄서비스를 받을 때 가장 효과적으로 지지를 얻게 된다고 한다(Hinchliffe, Hyman, Blizard, & Livingston, 1995; Kennet et al., 2000; Sorensen et al., 2002; Zarit, Gaugler, & Jarrott, 1999). 여기에는 가정과 지역사회를 기반으로 한 돌봄과 일시보호 서비스가 포함된다. 돌봄제공자들은 기술적 훈련과 일시보호를 동시에 활용하는 경우가 각각의 서비스만 받는 경우보다 더 효과적이다. 따라서 이론적으로는 교육 및 지지 프로그램 성과의 효과성은 돌봄제공자의 객관적인 욕구를 충족시키는 서비스가 제공될수록 지속된다.

정책과 옹호의 차원에서는, 이 같은 총체적 지원전략은 시스템 통합과 "빈틈없는 지원 서비스"를 필요로 한다(Feinberg, 2001, p. 8). 따라서 돌봄제공자 지지 프로그램은 일반적으로 돌봄수혜자를 위한 직접적인 서비스에 추가된 또 하나의 서비스로 봐야 한다(Feinberg, Newman, Gray, & Kolb, 2004). 인구집단과 서비스 제공자 집단 간의 연대, 예를 들자면 전국일시보호연대(National Respite Coalition), ARCH, 전국일시보호네트워크(National Respite Network), 그리고 가족돌봄제공자연대(Family Caregiver Alliance)는 모두 총체적인 서비스를 증진시키기 위해 노력하고 있다.

프로그램 자체의 유지

지금까지 본 장은 교육 및 지지 프로그램에 참여하는 개인들이 거둔 성과를 지속시키는 데 주목해왔다. 그런데 프로그램 자체의 지속성을 고려하는 것도 역시 중요하다. 다시 말하면, 지역사회에서 프로그램 자체가 지속적으로 제공될 수 있도록 하는 것도 중요하다는 것이다. 계속 증가하고 있는 돌봄제공자들에게 성공적인 프로그램을 제공하는 것은 당연히 바람직한 일이다. 그러나 이처럼 당연한 이유 말고도, 지속성을 갖는 프로그램이 있다면 그것은 과거와 현재의 참여자들이 얻은 성과를 지속시키는 데도 기여할 수 있게 된다. 프로그램은 참여자들을 위해 항상 가까운 곳에서 "돌아가고 있어야 한다." 항시적으로 운영되는 프로그램은 돌봄제공에서의 발견과 발전을 제공한다는 차원에서 뿐만 아니라, 성과 손실과 지연이 발생하는 상황에서도 계속 진행되는 교육과 자지를 제공하는 중요한 자원이 된다.

만치니와 마렉(Mancini and Marek, 2004)은 지역사회 기반 프로그램의 지속성에 대한 개념적 모델에서 7개의 "지속성 요소"를 제시하고 있다(p. 339): 리더십, 경쟁력, 관계자들 간의 효과적인 연대, 지역사회의 욕구와 자원에 대한 정확한 이해, 프로그램 결과의 공개, 전략적 재원조성, 직원 참여와 통합, 그리고 지역사회의 변화하는 욕구에 따른 프로그램의 대응력 등이다. 이 연구자들은 "지속성을 위한 계획을 세운다는 것은 시작 단계에서의 활동이지 종료시점에 해당되는 것은 아니다." (p. 346). 프로그램 성과의 지속성과 프로그램 자체는 둘 다 실천기반 연구에서 우리가 얻은 교훈의 신중한 적용을 필요로 한다. 미래를 응시하고 있는 이 시점에서 실천, 연구, 교육, 그리고 정책의 경향은 교육 및 지지의 지속성을 위한 노력의 방향성과 성공에 큰 영향을 미칠 것이다.

최근 동향과 앞으로의 방향

미래의 돌봄제공자를 위한 지원의 지속성은 다음 네 가지 경향으로 인한 영향을 받을 것이다. 첫 번째, 지금 "패러다임 전환(paradigm shift)"이 진행되고 있으며, 돌봄제공자를 위해 "구체적인 지원이 제공되고 있다. (Feinberg, Newman, & Van Steenberg, 2002, p. 7). 돌봄제공자의 욕구에 주목하는 정책과 프로그램의 증가는 "새로운 화두 (new issue)"가 나올 수 있도록 할 것이다. 이 "새로운 화두"는 아마도 "돌봄제공자를 도와주는 것과 환자를 도와주는 것" 사이에서 발생하는 갈등의 가능성, 그리고 "이 두 집단에 대한 개입 성과의 임상적 의미를 둘러싼 논의"가 될 것이다(Bourgeois & Schulz, 1996, p. 85). 슐츠(Schulz)가 제시하고 있듯이, "누구를 위한 성과인가?"(2001, p. S112). 이것은 단지 정책과 옹호에 관련된 쟁점이 아니라, 실천, 연구, 그리고 교육적인 쟁점이기도 하다. 이 전환은 다음과 같은 두 가지 방향으로 발전할 수 있다: 돌봄제공자와 돌봄수혜자 각각의 욕구와 개입의 갈등과 더 깊은 와해 또는 유의미한 통합. 합리적인 기대를 향한 노력, 적절한 프로그램 내용과 강도, 일반화 시킬 수 있는 성과, 그리고 총체적인 서비스는 관련자 모두의 욕구에 부응할 수 있어야 하며 또 부응할 수 있다. 나아가서 돌봄제공자 지지 프로그램 자체의 지속을 위한 노력은 자원을 활용할 때 경쟁적으로 활용하는 것보다 협력적으로 활용했을 때보다 더 효과적으로 발휘될 것이다.

두 번째, 인구학적 요인은 우리가 추구하는 성과, 그 성과를 추구하는 방법, 그리고 그 효과를 평가하는 데 사용하는 측정도구에 계속 영향을 미칠 것이다. 특히 인구집단의 인종적, 민족적 다양성은 지속적인 지원을 제공하는 데 있어서 문화적 경쟁력의 필요성을 여실히 보여주고 있다. 문화적 경쟁력을 키우기 위해서는 개입의 성과를 측정하는 적합한 도구를 개발하고 "다양한 욕구의 집합"에 대응하는 개입을 설계하고 실험하는 것이 필요하다 (Gallagher-Thompson, Lovett, et al., 2000, p. 107).

더불어, 고령화는 계속 큰 영향을 미칠 것이다. 특히 위험군에 속하는 사람들은 "이중고"에 시달리는 가족들이다: 다양한 돌봄이 필요한 고령가족, 예를 들자면, 취약한 노인이 지적장애, 정신질환 또는 여타 장애를 안고 있는 자식을 돌보는 경우 등이다(Kinney & McGrew, 2001). 이러한 가족은 다양한 체계로부터 다양한 개입이 필요하다. 지속성에 대한 도전은 다수의 돌봄수혜자의 욕구가 중첩되면서 커질 수 밖에 없다.

인구의 고령화와 관련해서 보조적 돌봄제공자(즉, 주 돌봄제공자가 아닌) 그리고 장거리 돌봄제공자에 대한 관심도 증가하고 있다(Metlife Mature Market Institute and National Alliance for Caregiving, 2004). 또한 다세대 가정도 주목을 받고 있다. 이들 집단에 대해 기대되는 성과는 특정한 단계에서 일반집단과 다를 수도 있다. 이들 집단의 현실에 맞는 지속성 쟁점을 도출하기 위한 연구들이 필요할 것이다.

세 번째, 원격보건과 통신기술의 발달은 돌봄이 제공되고 수혜되는 방법을 변화시킬 뿐만 아니라, 돌봄제공자와 그 가족을 위한 교육 및 지지의 방법도 변화시킬 것이다(Brennan, Moore, & Smyth, 1991; Whitten & Gregg, 2001). 프로그램의 목표를 달성하기 위해 전화와 컴퓨터의 활용이 급증하고 있다는 연구결과들이 있다(Kennet et al., 2000; Pusey & Richards, 2001; Glueckauf, 본 책의 7장; Smith, Toseland, Rizzo, & Zinoman, 2004). 기술을 활용한 프로그램 성과의 지속이 갖는 잠재력은 아직 탐색되지는 않았지만, 기술 활용의 증가는 불가피할 것으로 보인다.

네 번째, 소비자 지향 및 개인 중심 추세는 증가하고 있으며, 이런 추세는 최근의 정책 경향과 프로그램 혁신에 반영되고 있다(Doty, 2004; Dunst, Trivette, Starnes, Hamby, & Gordon, 1993; Research and Training Center on Community Living, 2003). 이러한 추세는 개인과 프로그램 목표와 기대를 식별하는 데 중요한 함의를 던질 것이다. 더불어, 프로그램 내용과 그 집행은 앞으로 더욱 더 소비자의 선택에 의해 규정될 것이다. 소비자들은 지원 프로그램의 질과 효과성에 대해 더 큰 목소리를 낼 수 있게 될 것이다. 그리고 이와 함께, 소비자들은 프로그램 성과를 지속시키는 데 더 많은 책임을 지게 될 것이다.

결론

본 장은 시간이 지남에 따라 도전받는 프로그램 성과를 이해하고 풀어내기 위한 광범위한 개념적 틀을 바련하고, 이 틀을 일종의 발견을 위한 장치(heuristic)로 쓰일 수 있도록 소개하였다. 성과의 연속선에 근거하여, 이 틀은 다음과 같은 요소들을 제시하고 있다: 성과 적용의 종류, 성과의 지속성을 위협하는 요소들, 위협요소를 매개하는 변수들; 그리고 실천, 연구, 교육, 정책, 그리고 옹호에 대한 함의. 시간경과에 따라 프로그램 참여자들이 성과의 한계와 손실, 지연에 직면하게 될 때, 본 장에서 제공하는 6개의 지속성 평가를 거친 프로그램은 이들에게 큰 도움을 줄 수 있을 것이다.

참고문헌

Administration on Aging. (2001). Achieving cultural competence: A guidebook to providers of services to older Americans and their families. Retrieved September 9, 2005, from http://www.aoa.gov/prof/adddiv/cultural/CC-guidebook.pdf.

Aranda, M. P. (2001). Racial and ethnic factors in dementia care-giving research in the US. Aging & Mental Health, 5(Suppl. 1), S116-S123.

Bandura, A. (1997). Self-efficacy: The exercise of control. New York: W. H. Freeman.

Belle, S. H., Burgio, L., Burns, R., Coon, D., Czaja, S., Gallagher-Thompson, D., et al. (2006). Enhancing the quality of life of dementia caregivers from different ethnic or racial groups: A randomized, controlled trial. Annals of Internal medicine, 145, 727-738.

Bourgeois, M. S., Schulz, R., & Burgio, L. (1996). Interventions for caregivers of patients with Alzheimer' s disease: A review and analysis of content, process, and outcomes. International Journal of Aging and Human Development, 43, 35-92.

Bowers, B. J. (1987). Inter-generational caregiving: Adult caregivers and their ageing parents. Advances in Nursing Science, 9, 20-31.

Brennan, P. F., Moore, S. M., & Smyth, K. A. (1991). ComputerLink: Electronic support for the home caregiver. Advances in Nursing Science, 13(4), 14-27.

Brodaty, H. (1996). Caregivers and behavioral disturbances: Effects and interventions. International Psychogeriatrics, 8, 455-458.

Brodaty, H., Gresham, M., & Luscombe, G. (1997). The Prince Henry Hospital dementia caregivers' training programme. International Journal of Geriatric Psychiatry, 12, 183-192.

Bourgeois MS, Schulz R. (1996). Interventions for caregivers of patients with Alzheimer's disease: a review and analysis of content, process, and outcomes. International Journal of Aging Human Development, 43, 35-92.

Brodaty, H., Roberts, K., & Peters, K. (1994). Quasi-experimental evaluation of an educational model for dementia caregivers. International Journal of Geriatric Psychiatry, 9, 195-204.

Cooke, D. D., McNally, L., Mulligan, K. T., Harrison, M. J. G., & Newman, S. P. (2001). Psychosocial interventions for caregivers of people with dementia: A systematic review. Aging & Mental Health, 5, 120-135.

Doty, P. (2004). Consumer directed home care: Effects on family caregivers (policy brief). San Francisco: Family Caregiver Alliance.

Dunst, C. J., Trivette, C. M., Starnes, A. L., Hamby, D. W., & Gordon, N. (1993). Building and evaluating family support programs. Baltimore: Paul Brookes Publishing.

Feinberg, L. F. (2001). Systems development for family caregiver support services (selected issue brief). Washington: Administration on Aging, U.S. Department of Health and Human Services.

Feinberg, L. F., Newman, S. L., Gray, L., & Kolb, K. N. (2004). The state of the states in family caregiver support: A 50-state study. San Francisco: Family Caregiver Alliance.

Feinberg, L. F., Newman, S. L., & Van Steenberg, C. (2002). Family caregiver support: Policies, perceptions and practices in 10 states since passage of the National Family Caregiver Support Program, Family Caregiver Alliance (final report). San Francisco: Family Caregiver Alliance.

Gallagher-Thompson, D., Arean, P. D., Coon, D., Menendez, A., Takagi, K., Haley, W., et al. (2000). Development and implementation of intervention strategies for culturally diverse caregiving populations. In R. Schulz (Ed.), Handbook on dementia caregiving, evidence-based interventions for family caregivers (pp. 151-185). New York: Springer.

Gallagher-Thompson, D., Arean, P. D., Rivera, P., & Thompson, L. W. (2001). A psychoeducational intervention to reduce distress in Hispanic family caregivers: Results of a pilot study. Clinical Gerontologist, 23(1/2), 17-32.

Gallagher-Thompson, D., Coon, D. W., Solano, N., Ambler, C., Rabinowitz, R., & Thompson, L. W. (2003). Changes in indices of distress among Latina and Anglo female caregivers of elderly relatives with dementia: Site specific results from the REACH national collaborative study. The Gerontologist, 43, 580-591.

Gallagher-Thompson, D., & DeVries, H. M. (1994). Coping with frustration classes: Development and preliminary outcomes with women who care for relatives with dementia. The Gerontologist, 34(4), 548-552.

Gallagher-Thompson, D., Lovett, S., Rose, J., McKibbin, C., Coon, D., Futterman, A., et al. (2000). Impact of psychoeducational interventions on distressed family caregivers. Journal of Clinical Geropsychology, 6, 91-110.

Georgetown University National Center for Cultural Competence. (2004). Planning for cultural and linguistic competence in systems of care. Retrieved September 9, 2005, from http://gucchd.georgettown.edu/nccc/documents/SOC_Checklist.pdf.

Gitlin, L., Corcoran, M., Martindale-Adams, J., Malone, C., Stevens, A., & Winter, L. (2000). Identifying mechanisms of action: Why and how does intervention work? In R. Shulz (Ed.), Handbook on dementia caregiving, evidence-based interventions for family caregivers (pp. 225-248). New York: Springer.

Gomez, A. (2002). Measuring the cultural competence of service providers. In J. Walker & K. Tullis (Eds.), Focal point: A national bulletin on family support and children's mental health: Assessing and addressing cultural competence (Vol. 16, pp. 13-15).

Grant, G., Nolan, M., & Keady, J. (2003). Supporting families over the life course: Mapping temporality. Journal of Intellectual Disability Research, 47(4/5), 342-351.

Hinchliffe, A. C., Hyman, I. L., Blizard, B., & Livingston, G. (1995). Behavioral complications of dementia-Can they be treated? International Journal of Geriatric Psychiatry, 10, 839-847.

Ingersoll-Dayton, B., Chapman, N., & Neal, M. (1990). A program for caregivers in the workplace. The Gerontologist, 30, 126-130.

Kennet, J., Burgio, L., & Schulz, R. (2000). Interventions for in-home caregivers: A review of research 1990 to present. In R. Schulz (Ed.), Handbook on dementia caregiving: Evidence-based interventions for family caregivers (pp. 61-125). New York: Springer.

Kinney, J. M., & McGrew, K. B. (2001). Evaluation of the Ohio double jeopardy demonstration project. Oxford: Scripps Gerontology Center, Miami University.

Labrecque, M., Peak, T., & Toseland, R. (1992). Long-term effectiveness of a group program for caregivers of frail elderly veterans. American Journal of Orthopsychiatry, 62, 575-588.

Mancini, J. A., & Marek, L. I. (2004). Sustaining community-based programs for families: Conceptualization and measurement. Family Relations, 53(4), 339-347.

Metlife Mature Market Institute and National Alliance for Caregiving. (2004). Miles away: The Metlife study of long-distance caregiving. Westport: Mature Market Institute.

Mittelman, M., Ferris, S., Shulman, E., Steinberg, G., Ambinder, A., Mackell, J., et al. (1995). A comprehensive support program: Effect on depression in spouse-caregivers of AD patients. The Gerontologist, 35, 792-802.

Mittelman, M., Ferris, S., Shulman, E., Steinberg, G., & Levin, B. (1996). A family intervention to delay nursing home placement of patients with Alzheimer' s disease. Journal of the American Medical Association, 276, 1725-1731.

Mittelman, M., Ferris, S., Steinberg, G., Shulman, E., Mackell, J., Ambinder, A., et al. (1993). An intervention that delays institutionalization of Alzheimer' s disease patients: Treatment of spouse caregivers. The Gerontologist, 33, 730-740.

Mittelman, M., Haley, W., Clay, O., & Roth, D. (2006). Improving caregiver well-being delays nursing home placement of patients with Alzheimer disease. Neurology, 67, 1592-1599.

Mittelman, M., Roth, D., Coon, D., & Haley, W. (2004). Sustained benefit of supportive intervention for depressive symptoms in caregivers of patients with Alzheimer's disease. American Journal of Psychiatry, 161(5), 850-856.

Monahan, D. J. (1994). Caregiver support groups: Efficacy issues for educators.

Educational Gerontology, 20, 699-714.

Monahan, D. J., Greene, V. L., & Coleman, P. (1992). Caregiving support groups: Factors affecting use of services. Social Work, 37(3), 254-260.

Montgomery, R., & Kwak, J. (2008). TCARE: Tailored caregiver assessment and referral. Journal of Social Work Education, 108(9), 59-64.

Nolan, M., Keady, J., & Grant, G. (1995). Developing a typology of family care: Implications for nurses and other providers. Journal of Applied Nursing, 21, 256-265.

Peak, T., Toseland, R., & Banks, S. (1995). Impact of caregiver support groups on the health care costs and utilization of care recipients. Journal of Aging and health, 7, 427-449.

Pearlin, L. I., Mullan, J. T., Semple, S. J., & Skaff, M. M. (1990). Caregiving and the stress process: An overview of concepts and their measures. The Gerontologist, 30(5), 583-594.

Prochaska, J., Redding, C., & Evers, K. (1997). The transtheoretical model and stages of change. In K. Glanz, F. Lewis, & B. Rimer (Eds.), Health behavior and health education: Theory, research, and practice (pp. 99-120). San Francisco: Jossey-Bass.

Pusey, H., & Richards, D. (2001). A systematic review of the effectiveness of psychosocial interventions for carers of people with dementia. Aging & Mental Health, 5, 107-119.

Research and Training Center on Community Living. (2003). Family support for families persons with developmental disabilities: Status and trends. (policy research brief). Minneapolis: University of Minnesota.

Rose, S. D. (1998). Beyond the boundaries of the group. In S. D. Rose (Ed.), Group therapy with troubled youth: A cognitive-behavioral interactive approach (pp. 404-429). Thousand Oaks: Sage Publications.

Schulz, R. (2000). Handbook on dementia caregiving, evidence-based interventions for family caregivers. New York: Springer.

Schulz, R. (2001). Some critical issues in caregiver intervention research. Aging & Mental Health, 5(Suppl. 1), S112-S115.

Seddon, D. (1999). Negotiating caregiving and employment (172-195). In S. Cox & J. Keady (Eds.), Younger people with dementia: Planning, practice, and development. London: Jessica Kingsley Publishers.

Smith, T., Toseland, R., Rizzo, V., & Zinoman, M. (2004). Telephone caregiver support groups. Journal of Gerontological Social Work, 44(1/2), 151-172.

Sorensen, S., Pinquart, M., & Duberstein, P. (2002). How effective are interventions with caregivers? An up-dated meta-analysis. The Gerontologist, 42, 356-372.

Toseland, R. W. (1990). Long-term effectiveness of peer-led and professionally led support groups for caregivers. Social Service Review. 64(2), 308-327.

Toseland, R. W. (1995). Group work with the elderly and family caregivers. New York: Springer.

Toseland, R. W. (2004). Caregiver education and support programs: Best practice models (final report). San Francisco: Family Caregiver Alliance.

Toseland, R. W., Labrecque, M., Goebel, S., & Whitney, M. (1992). An evaluation of a group program for spouses of frail, elderly veterans. The Gerontologist, 32, 382-390.

Toseland, R. W., & McCallion, P. (1998). Maintaining communication with persons with dementia. New York: Springer.

Toseland, R. W., & Rivas, R. F. (2005). An introduction to group work practice (5th ed.). Boston, MA: Allyn and Bacon.

Toseland, R. W., & Rivas, R. F. (2012). An introduction to group work practice (7th ed.). Boston: Person Education.

Toseland, R. W., Rossiter, C., & Labrecque, M. (1989a). The effectiveness of peerled and professionally led groups to support family caregivers. The Gerontologist, 29, 465-471.

Toseland, R. W., Rossiter, C., & Labrecque, M. (1989b). The effectiveness of two kinds of support groups for caregivers. Social Service Review, 63, 415-432.

Whitlach, C., Zarit, S., Goodwin, P., & von Eye, A. (1995). Influence of the success of psychoeducation interventions on the course of family care. Clinical Gerontologist, 16, 17-30.

Whitten, P., & Gregg, J. L. (2001). Telemedicine: Using telecommunication technologies to deliver health services to older adults. In M. Hummert & J. F. Nussbaum (Eds.), Aging, Communication, and Health: Linking Research and Practice for Successful Aging (pp. 3-22). Mahwah, NJ: Lawrence Erlbaum Associates, Publishers.

Zarit, S. H., Gaugler, J. E., & Jarrott, S. E. (1999). Useful services for families: Research findings and directions. International Journal of Geriatric Psychiatry, 14, 165-181.

Zarit, S. H., & Leitsch, S. A. (2001). Developing and evaluating community based intervention programs for Alzheimer' s patients and their caregivers. Aging & Mental Health, 5(Suppl. 1), S84-S98.

제 9 장 | 돌봄제공자 교육 및 지지 프로그램의 효과성 평가

로날드 토슬랜드, 타마라 스미스, 킴벌리 맥클라이브-리드
(Ronald W. Toseland, Tamara L. Smith, and Kimberley P. McClive-Reed)

이 장의 목적은 돌봄제공자 교육 및 지지 프로그램에 대한 평가연구를 효과적으로 수행하기 위한 방법을 기술하는 데 있다. 우리는 기존의 문헌을 검토하고 평가하는 새로운 관점을 취하게 되었다. 돌봄제공자를 위한 교육과 지지 프로그램의 효과성에 대한 연구는 이미 많이 이루어졌을 뿐만 아니라 지속적으로 증가하고 있어서, 또 한 편의 문헌고찰은 불필요하다고 판단되었다. 많은 우수한 문헌연구들이 돌봄제공자 교육의 효과성과 지지 프로그램 및 향후 방향성에 대한 내용을 강조하고 요약해왔다. 20년 전에 나온 토슬랜드와 로시터(Toseland and Rossiter, 1989)의 최초 문헌연구 이후로 많은 문헌연구들이 나왔는데, 여기서는 2000년 이후에 출간된 문헌연구들만 언급하기로 한다(예, Acton & Kang, 2001; Brodaty, Green & Koschera, 2003; Cooke, McNally, Mulligan, Harrison, & Neuman, 2001; Coon, Gallagher-Thompson, & Thompson, 2003; Farran, 2001; Gallagher-Thompson & Coon, 2007; Gallagher-Thompson et al., 2000; Harding & Higginson, 2003; Kennet, Burgio, & Schulz et al., 2002; Selwood, Johnston, Katona, Lyketsos, & Livingston, 2007; Sorense, Pinquart, & Duberstein, 2003; Thompson et al., 2007; Thompson, 2000; Toseland, Smith, & McCallion, 2001; Toseland, 2004; Yin, Zhou, & Bashford, 2002).[17)]

이들 문헌연구에서는 돌봄제공자 교육 및 지지 프로그램의 효과성을 평가하기 위해 다양하고도 상이한 방법들이 활용되었다. 문헌연구에 필요한 방법론적 엄격함에 있어서 메타분석적인 절차와 고찰 절차들은 다소 차이가 난다. 그러나 위에서 언급한 문헌연구들에서는 엄격한 평가 방법의 중요성을 강조하고 있으며 향후 연구들은 이처럼 엄격한 평가방법을 사용해야 한다고 주장하고 있다(예, Bourgeois, Schulz, & Burgio, 1996; Coon et al., 2003; Schulz, 2000).

따라서 본 장은 돌봄제공자 교육 및 지지 프로그램의 효과적이고도 엄격한 평가를 수행하기 위한 조건에 초점을 맞추고자 한다. 우리는 평가에서 고려되어야 하는 8개의 영역을 소개하고자 한다. 이 8개의 영역은 (1) 목표, (2) 배경과 이론, (3) 참여자 선정, (4) 설계, (5) 돌봄제공자 프로그램에 대한 구체적 명시, (6) 측정과 척도, (7) 데이터[18)] 분석, 그리고 (8) 인간 대상 연구의 윤리적 차원이다. 이 중 많은 주제들이 평가연구교재에서 다뤄지기도 하지만 이 장에서 우리의 목적은 돌봄제공자 교육 및 훈련과 지지 프로그램을 평가할 때 고려해야 하는 점, 개선되어야 하는 점을 설명하는 것이다. 이들 영역을 다루는 방법에 대한 설명과 함께, 그 내용이 실천, 연구, 교육, 훈련, 정책, 그리고 권리주장에 어떠한

17) 2000년 이전의 문헌연구 목록을 원하면 이 장의 주 저자에게 연락해도 된다.

18) 여기서 언급하는 "데이터"는 평가조사를 통해서 얻어진 원자료, 즉 raw data를 일컫는 것으로, 이 장에서는 자료라는 용어 대신 데이터로 표기한다(역자주).

함의를 갖는지도 함께 살펴볼 것이다.

물론 이 장을 읽을 현장의 실무자와 연구자들이 여기서 제시하고 있는 엄격한 기준들을 모두 준수하지 못할 것이라는 사실을 우리는 숙지하고 있다. 허약한 노인을 돌보는 돌봄제공자를 위한 창의적인 프로그램에 대해서 무작위 현장실험(randomized field trials, 이하 RFT)을 수행하기란 매우 어려울 것이다. 특히 여기서 제시하는 엄격한 기준을 적용해서 RFT를 수행하는 것은 더더욱 어려운 일일 것이다. 현장전문가, 연구자, 그리고 돌봄제공자 교육 및 지지 프로그램을 공부하는 사람들은 모두 대규모의 엄격한 연구가 이미 진행되었고 이미 많은 것들이 밝혀졌다는 것을 알고 있어야 한다. 하지만 동시에 20년 전의 토슬랜드와 로시터(Toseland and Rossiter, 1989)의 이 분야에 대한 비판적인 연구 이후에도 많은 발전이 있었음을 숙지할 필요가 있다. 그러니 더 많은 연구들이 이루어져야 하는데, 특히 보다 더 전문화된 영역에서의 연구가 필요하고, 돌봄제공에 대한 연구에서 발견되는 이러한 공백들을 어떻게 채울 것인가에 대한 제언도 이 장에서 제공하고자 한다.

우리 분야에서 연구의 세심함과 엄격함이 점점 더 중요해지고 있는데, 이 때문에 규모가 작고 통제되지 않은 연구들은 더 이상 논문으로 출간되지 않을 수도 있다. 새로운 연구를 진행하고자 하는 연구자는 자신이 하고자 하는 일이 이미 현존하는 수많은 돌봄 관련 문헌에 어떻게 기여할 수 있는가를 고민해야만 한다. 그러나 여전히 연구가 필요한 주제들이 있는데, 장거리 돌봄(long-distance caregiving), 돌봄제공자를 위한 전화와 인터넷 집단의 상대적인 장점, 그리고 "쉐어 더 케어 (Share the Care, 돌봄분담 [www.sharethecare.org])"와 "랏츠어 헬핑핸즈 (Lotsa Helping Hands, 수많은 도움의 손길 [www.lotsahelpinghands.com])"같이 돌봄제공자에게 지원 네트워크를 확대시키는 방법을 가르쳐주고 도와주는 인터넷 사이트와 웹기반

도구 등에 대한 연구들이 필요하다. 또한 희귀병이나 중풍이나 심장수술과 같이 충분한 주목을 받지 못하는 환자의 돌봄제공자를 위한 창의적인 프로그램, 그리고 특정 문화와 민족 집단의 돌봄제공자 집단에 더 많은 관심을 기울여야 한다.

목표

돌봄제공자 교육 및 지지 프로그램에 대한 평가의 첫 번째 단계는 평가의 측정 가능한 목표를 선정하고 명확하게 개념화하는 작업이다. 목표는 명확하고도 구체적인 결과와 성과를 식별할 수 있도록 해야 하는데, 프로그램은 현실적으로 이러한 성과를 달성할 수 있어야만 한다. 동시에 평가자는 선택된 목표의 정책적 함의에 대해서 잘 이해하고 있어야 하며, 향후의 임상 실천, 프로그램 개발, 그리고 가장 규모가 큰 돌봄제공자 집단에게 영향을 미치는 정책의 내용을 구성할 목표 설정에 우선권을 두어야 한다.

목표를 개발할 때에는, 무엇이 중요하며 어떻게 측정하는 것이 현실적인가에 대한 합의를 거친 후 일을 진행하는 것이 바람직하다. 이 때 평가자는 지역사회에서 돌봄제공자 프로그램을 제공하는 관리자 및 임상전문가와 긴밀하게 일할 수 있어야 한다. 적어도 관리자와 임상전문가로부터 돌봄제공자 프로그램을 구성하는 항목의 효과성에 대한 의견을 물어야 하며, 프로그램 효과성에 대한 정확한 윤곽을 잡게 하는 데이터의 종류에 대해서 물어볼 필요도 있다. 평가자는 평가가 시행되는 순간부터 관리자와 임상전문가들과 원활한 관계를 맺는 것이 필요한데, 그렇게 해야만 평가가 최소한의 방해요소 없이 진행될 수 있다. 예를 들어 미 연방 정부의 노인청(Administration on Aging)가 후원했던 프로그램 중에 전화로 돌봄제공자를 지원하는 것이 있었는데, 이 프로그램의 효과성을 연구하기 위해 지역사회에서 노인을 대상으로 서비스를 제공하는 기관과 함께 일을 추진했었다. 이 기관은 16개 군의 노인에 대한 정보를 가지고 있었고 핫라인[19]도 가지고 있었다(Smith, Toseland, Rizzo, & Zinoman, 2004). 이 기관은 핫라인에 전화를 건 사람들에게 연구에 참여해 줄 것을 권유했고, 연구자들로부터 훈련과 감독을 받은 기관의 직원이 프로그램을 진행하였다. 프로그램은 연구가 종결된 이후에도 계속 진행되었고 미국에서 모범적인 사례로 상을 받기도 하였다. 이와 같이 연구자가 지역사회의 기관들과 협력적인 관계를 맺을 때 효과적인 프로그램의 확산이 더 원활하게 이루어진다고 할 수 있다.

한편, 돌봄제공자의 욕구를 고려하는 것도 매우 중요하다. 평가자가 돌봄제공자들과 함께 일을 해본 개인적 또는 업무상의 경험이 없는 경우, 연구자는 돌봄제공자들의 욕구, 그리고 그들이 프로그램에 참여함으로써 얻고자 하는 것이 무엇인지 파악할 필요가 있다. 그렇게 함으로써 평가자는 서비스 소비자로서의 돌봄제공자가 무엇을 중시하는지 알 수 있고, 이러한 내용을 평가의 목표에 반영할 수 있게 된다.

프로그램 기획자, 관리자, 정책입안자, 그리고 돌봄제공자 교육과 훈련 프로그램 평가를 후원하는 후원자 등, 각 주체의 입장 역시 목표를 개발하는 데 매우 중요하다. 각 주체는 임상전문가 또는 클라이언트와 다른 관점을 가지는 경우가 많은데, 특히 프로그램이 이루고자 하는 성과와, 향후의 실천과 정책에 필요한 데이터가 무엇인지에 대해 각기 다른 생각을 가지고 있을 것이다. 이들은 프로그램의 확산을 위한 보다 더 총체적인 관점을 가지고 있고, 또한 다양한 지역사회의 서비스 프로그램에 대한 연구를 실천으로 전환하는 중요성에 대해서도 잘 알고 있을

19) 24시간 동안 제공되는 비상시에 긴급 상담과 지원을 받을 수 있는 전화상담체제를 말한다(역자주).

것이다.

평가의 목표는 프로그램 목표와 겹치는 경향이 있다. 예를 들자면, 어떤 돌봄제공자 프로그램의 목표 중에 돌봄제공자에게 지역사회의 자원과 서비스에 대한 교육을 제공하는 것이 있다고 가정해 보자. 프로그램이 이러한 자원과 서비스에 대한 돌봄제공자의 인지도에 영향을 미쳤는가, 그렇다면 얼마나 영향을 미쳤는가를 가늠하는 것이 평가의 목표가 된다. 하지만 평가의 목표는 더 확장될 수도 있는데, 예컨대 돌봄제공자가 지역사회의 자원을 실제로 활용했는가를 가늠함으로써 프로그램의 효과성을 조사할 수 있다는 것이다.

한편, 평가의 목표가 프로그램의 목표와 다른 경우도 있다. 예를 들자면, 돌봄제공자를 위한 교육 및 지지 프로그램을 개발하는 과정에서 임상전문가는 돌봄제공자의 우울증을 감소시키는 것을 프로그램의 목표로 설정할 수 있다. 하지만 관리자의 입장에서는 프로그램의 비용대비 효과성을 따지면서 돌봄제공자와 돌봄수혜자의 보건서비스 이용과 돌봄제공 비용의 감소에 중점을 둘 수도 있다. 보건서비스의 이용과 돌봄제공의 비용감소에 대한 평가는 관리자와 건강보험회사 모두가 활용할 수 있는 데이터를 제공해준다. 따라서 이들이 협력해서 재원을 조성하면 프로그램을 보다 더 많은 사람들에게 제공하고, 지역사회와 주 정부의 정책결정자를 대상으로 로비해서 돌봄제공자를 위한 새로운 프로그램을 확장하게끔 영향력을 행사할 수도 있다.

평가의 목표는 돌봄제공자 또는 돌봄수혜자, 또는 가족을 위한 것일 수도 있고, 또는 돌봄제공자 프로그램이 범사회적으로 어떤 영향을 미쳤는가를 가늠하기 위한 것일 수도 있다. 돌봄제공자에게 초점을 맞춘 목표로는 돌봄제공자의 심리적 또는 사회적 안녕의 변화 등과 같은 것이 있다. 한편 돌봄수혜자에게 초점을 맞춘 목표에는 이들의 신체적인 건강상태의 변화에 대한 평가 등을 예로 들 수 있다. 범사회적인 차원의 목표로는 취약한 고령인구를 최대한으로 지역사회에서 돌보는 것을 예로 들 수 있다. 돌봄제공자를 위한 건강교육프로그램(Health Education Program)의 효과성에 대한 연구에 의하면, 이 연구는 돌봄수혜자의 보건제도의 활용과 비용의 관점에서 긍정적인 영향을 미쳤고, 또한 심리적, 사회적 변수에도 긍정적인 영향을 미쳤다 (Toseland & Smith, 2006).

돌봄제공자 교육과 훈련 프로그램이 보건비용을 과연 감소시켰는가에 대한 연구는 많이 이루어지지 않았다. 미틀맨, 페리스, 슐먼, 스타인버그와 레빈(Mittleman, Ferris, Shulman, Steinberg, and Levin, 1996)의 연구와 미틀맨, 로스, 쿤과 헤일리(Mittleman, Roth, Coon, and Haley, 2004)의 연구에 따르면 치매환자를 돌보는 사람을 위한 총체적인 돌봄제공자 지지 프로그램은 시설입소를 늦출 수 있다고 한다. 그러나 이 연구들이 돌봄수혜자의 보건제도 활용과 비용에 대한 총체적인 평가를 진행한 것은 아니다. 브로대티와 그 동료들에 의하면 돌봄제공자 프로그램은 시설입소와 사망을 지연시킬 수 있고 전반적으로 보건비용을 감소시킬 수 있다(Brodaty & Gresham, 1989; Brodaty, Gresham, & Luscombe, 1997; Brodaty, McGilchrist, Harris, & Peters, 1993; Brodaty & Peters, 1991). 드러먼드와 그 동료들은 호주에서 진행된 한 돌봄제공자 교육과 훈련 프로그램이 약 2만 달러(약 2천4백만원)의 경제적 효용을 발생시켰다고 한 바 있다 (Drummond et al., 1991). 반대로 피크, 토슬랜드와 뱅크스(Peak, Toseland, & Banks, 1995)는 퇴역군인을 돌보는 돌봄제공자를 위한 프로그램이 가장 취약한 퇴역군인의 경우에만 보건비용을 감소시켰다는 연구결과를 발표했다. 브로대티 등(Brodaty et al., 2003)은 7개 중 4개의 돌봄제공자 프로그램만이 시설입소를 지연시켰다고 한 반면에 와인버거 등(Weinberger et al., 1993)은 비용절감 효과가 없다고 했다. 레이 등

(Wray et al, 2010)의 연구에 의하면 상당한 단기적 비용의 절감은 있었으나, 1년 후에 시행한 후속평가에서는 비용절감의 효과가 지속되지 못했다. 이처럼 상반된 연구결과들은 앞으로 돌봄제공자 교육과 훈련 프로그램에 대한 경제적 평가가 더 많이 필요하다는 점을 시사하고 있다.

구체적인 목표를 개발할 때 해당 프로그램이 달성하고 평가하고자 하는 목표의 수를 고려해야만 한다. 일반적으로 목표의 수가 많을수록 더 많은 성과가 측정되어야 하며, 평가는 더 복잡해진다. 평가의 범위는 그 평가를 진행하는 데 활용될 수 있는 자원에 의해 좌우된다. 또한 더 많은 성과가 평가되었을 경우, 평가자가 "1종 오류", 즉 프로그램이 유의미한 영향을 끼쳤다는 잘못된 결론을 내리기 쉽다. 예를 들자면, 0.05 유의수준에서 10개의 성과를 측정한다고 했을 때, 전반적인 평가의 오류 비율은 0.5가 된다. 이는 최소한 한 개의 성과가 사실상 유의미하지 않는 데도 불구하고 유의미한 것으로 나올 수 있을 확률이 50%나 된다는 뜻이다. 많은 평가자들이 돌봄제공자 교육 또는 지지 프로그램이 달성할 수 있는 모든 성과를 측정하고자 하는 경향이 있지만, 1종 오류가 자주 발생되지 않도록 각별한 주의를 기울여야 한다. 이는 1차 목표와 2차 목표를 구분하면 더 수월해지는데, 어떤 목표가 우선순위를 점할 것인지는 사전에 명확하게 제시하면 된다.

평가가 시작되기 전에 각 목표에 대한 가설을 개발하는 것도 매우 중요하다. 사전에 명시된 가설은 평가를 더 정교하게 진행할 수 있게 하는데, 어떤 효과가 평가되어야 하는지, 그 효과의 방향성은 어떠한지를 더 분명하게 해주기 때문이다. 예를 들자면, 일차 진료 기관에서 치료를 받고 있는 치매환자의 돌봄제공자가 특정 프로그램에 참여했을 경우, 다른 개입보다 우울증이 훨씬 더 유의미하게($p \leq 0.05$) 감소되었다고 가정해보자. 사전에 가설을 설정하게 되면 모든 가능한 성과를 평가하고자 하는 오류를 피할 수 있게 된다. 나타날 수 있는 모든 가능한 결과를 두고 이를 "낚시"에 비유하는 이유는, 소위 낚싯대에 이것 저것 다 걸릴 수 있는데, 실제로 프로그램이 의도했던 성과와 아무런 관련이 없는 것도 "건질" 우려가 있기 때문이다. 물론 앞으로의 프로그램 개발을 위해서 우연적인 성과를 발견하는 것도 유용할 수 있지만, 가장 바람직한 인과관계의 추론은 평가 전에 가설이 설정되었을 때 비로소 가능하다.

배경과 이론

돌봄제공자를 위한 프로그램을 평가할 때, 정책적 관점에서 그리고 실천적 관점에서 기존의 돌봄제공자를 다루는 문헌과 최근까지 진행되고 있는 연구(정부 지원, 그리고 비정부 단체 지원 연구 모두)에 대해서 충분히 숙지해야만 한다. 문헌검토는 연구자들에게 돌봄교육과 지지프로그램에 대해 얼마나 연구가 이루어졌고 또 어떤 주제에 대해 공백이 존재하는지를 알려준다. 문헌검토는 평가목표의 실천과 정책적인 함의를 가늠하게 해주며 이를 지식으로 발전시킬 수 있는 근간이 된다. 문헌검토는 평가자가 미처 고려하지 못했던 중요한 성과를 식별할 수 있게 하며 특정한 성과를 측정할 때 효과적인 측정도구에 대한 정보도 제공할 수 있다.

돌봄제공에 있어 근거기반실천(Evidence Based Practice, 이하 EBP)에 대한 구체적인 정보를 이제는 인터넷 상에서도 찾을 수 있게 되었다. 예를 들자면, 로잘린카터케어기빙연구소(Rosalynn Carter Institute for Caregiving, 이하 RCI는 EBP의 선택과 집행을 지원하는 웹기반 "도구모음(toolkit)"을 제공한다(2006). 이 도구모음은 돌봄제공 EBP에 대한 기사와 연구논문, 그리고 개념들을 제공하고 있으며, EBP집행을 위한 안내서, 매뉴얼과 훈련자료 등을 제공하고 있다

(http://www.rosalynncarter.org/toolsresources/toolresources/). RCI는 또한 돌봄제공자를 위한 근거기반개입 자원센터(Evidence Based Caregiver Intervention Resource Center)를 운영하고 있다(http://www.rosalynncarter.org/grid). 본 지원센터는 RCI의 돌봄네트워크(RCI National Quality Care Network)에 참여하는 학자들의 문헌조사와 평가자료를 모아 구성된 것이다. 이와 유사한 웹서비스로 가족돌봄제공자연합(Family Caregiver Alliance)이 관리하고 전국돌봄제공센터(National Center on Caregiving)가 제공하는 사이트가 있다(http://www.caregiver.org/caregiver/jsp/content_node.jsp?nodeid=368). 전국돌봄제공센터의 연구출판부는 검증된 실천프로그램에 대한 정보를 자주 업데이트하고 있으며, 기술지원부는 프로그램 개발자를 위한 전화상담과 현장지원을 제공하고 있는데, 최상의 실천프로그램을 식별하고 복제하는 데 중점을 두고 있다.

이상적으로 돌봄제공자 교육 및 지지 프로그램에 대한 평가는 인간행동을 설명하는 이론의 맥락에서 이루어져야 한다. 이론은 돌봄제공자를 위한 프로그램이 돌봄제공자에게, 돌봄수혜자에게, 또는 그 외 지원 네트워크 구성원에게 영향을 미치는 기제를 설명하는 데 유용하다. 일례로, 라자러스와 포크맨의 스트레스, 상황판단과 이에 대처하는 방법에 대한 이론은 돌봄제공자에 대한 성과를 논의할 때 자주 언급된다(Lazarus and Folkman, 1984). 이 이론을 활용하여 모라노(Morano, 2003)와 올리버(Oliver, 2002)는 돌봄제공자의 상황판단과 대처기술은 심리적인 안녕에 아주 유의미한 효과가 있음을 밝혀냈다. 심지어 올리버(Oliver, 2002)는 상황에 대한 판단이 스트레스 보다 심리적인 안녕에 더 결정적인 요인으로 작용한다고 했다.

싸이와 그 동료들은(Tsai, 2003; Tsai & Jirovec, 2005) 로이(Roy)의 적응모델을 발전시켜 돌봄제공자 스트레스 이론(Theory of

Caregiver Stress, 이하 TCS이론)을 개발했다. TCS이론은 우울증이 돌봄제공자가 의식하는 스트레스와 자존감, 그리고 결혼만족도 간의 매개변수로 작용한다고 주장한다.

돌봄제공자가 느끼는 스트레스, 상황판단, 그리고 대처능력 간의 상호작용을 설명하고자 하는 이론적 모형은 평가자들에게 매우 유용한데, 특히 돌봄제공자가 교육 및 지지 프로그램을 통해서 돌봄이라는 중노동에 적응하는 과정을 평가자가 설명하고자 할 때 활용하기 좋다. 예를 들자면, 어떤 프로그램이 돌봄제공자의 우울증과 같은 특정한 결과에 긍정적인 영향을 준다는 사실이 확인되면, 그 때 스트레스, 상황판단 및 대처이론은 이 효과 기저에 깔린 작동방식을 설명할 수 있다. 특정한 돌봄제공자 프로그램이 스트레스 감소 전략을 가르친다고 했을 때, 이론은 프로그램이 스트레스를 감소시키는 전략을 돌봄제공자들에게 가르침으로써 성공적인 성과를 거두었다는 결론을 뒷받침할 수 있다. 이 같은 전략은 돌봄제공자의 대처능력을 증진시켰고, 상황판단을 더 정확하게 하였으며, 스트레스를 감소시켰는데, 이 모든 것은 우울증 증상을 감소시켰다. 이처럼 스트레스, 상황판단, 그리고 대처이론을 활용하여 돌봄제공자를 지지하기 위한 집단개입방법이 개발되었는데, 그 예로 토슬랜드, 맥칼리온, 스미스, 그리고 뱅크스(Toseland, McCallion, Smith, and Banks, 2004)의 연구와 토슬랜드와 그 동료들(Toseland et al., 2001)의 연구를 들 수 있다.

그 외 점진적 스트레스 감소 시작선 모델(Progressively Lowered Stress Threshold model, PLST) (Hall & Laloudakis, 1999; Richards & Beck, 2004; Stolley, Reed, & Buckwalter, 2002)과 감성표현 모델(Expressed Emotion model, EE) (Hinrichsen, Adelstein, & MacMeniman, 2004; Magai, Cohen, & Gomberg, 2002; Nomura et al., 2005)은 돌봄교육과 훈련 프로그램 중에서 개

입방법의 종류를 선정하는 데 필요한 이론적 틀로서 적절하게 적용되었다. 이와 같은, 그리고 이와 유사한 이론적 틀이 돌봄제공자 교육과 훈련 프로그램에 끼치는 효과를 가늠하기 위한 연구가 더 이루어져야만 하고, 또한 돌봄제공자의 특성에 따라 어떤 이론적 틀이 가장 효과적인지 판단되어야 할 것이다.

평가에 대한 틀을 구성할 때 인간행동을 설명하는 공인된 이론을 활용하여야 하는 것도 중요하지만, 프로그램이 활용하는 개입방법 기저에 깔려 있는 이론을 구체적으로 보여주는 것도 역시 필요하다. 예를 들자면, 돌봄제공자를 위한 프로그램은 개입항목의 틀을 짤 때 사회적 지지 이론, 인지적 행동이론, 문제해결 이론, 또는 여타 이론을 활용하기도 한다. 이들 이론들이 구체적으로 명시되면 돌봄제공자 프로그램의 핵심이 보다 더 명료하게 잡히고, 결과적으로 연구자는 구체적인 프로그램 항목을 보다 더 큰 차원의 행동변화와 연관시킬 수 있게 된다. 이는 장기적으로 새롭고도 더 나은 임상 프로그램과 보다 굳건한 근거에 기반한 정책의 개발을 독려하게 된다.

앞으로 나아가야 할 방향을 잡기 위해서는 돌봄제공자를 어떻게 도와줘야 하는지를 알려주는 더 많은, 그리고 더 좋은 이론이 필요하다. 대부분의 개입프로그램은 경험적으로 수집된 돌봄제공자의 실질적인 욕구를 반영하는 자료에 근거하지 않고, 연구자와 임상전문가들이 생각하는 돌봄제공자의 욕구를 기반으로 하고 있다. 이러한 경향을 극복할 수 있는 전략으로 돌봄제공자가 노인의 시설입소를 결정할 때 어떤 요인들이 작용하는가를 알아보고, 돌봄을 계속 가정에서 수행할 수 있도록 돌봄제공자를 지원하는 개인 맞춤형 개입방법을 개발하는 것이다. 또 다른 방법은 돌봄제공자에게 그들이 무엇을 필요로 하는지 물어보고, 그 응답에 따른 개입방법을 개발하는 것이다 (Toseland, McCallion, & Banks, 2002).

참여자

돌봄제공자 교육 및 지지 프로그램을 평가하기 위해 참여자를 선발할 때 고려해야 할 사안들이 있다. 그 첫 번째는 프로그램 효과성의 크기이다. 이를 통계용어로 평가자가 확보하고자 하는 "효과의 규모(effect size)"라고 한다. 평가자가 기대하는 효과의 규모가 클수록, 평가에 필요한 참여자의 수는 더 작다. 예를 들자면, 평가자가 어떤 돌봄제공자를 위한 프로그램이 측정하고자 하는 성과에 큰 효과가 있을 것이라고 가정한다면, 이 효과를 통계적으로 증명하기 위해서 평가에 40명만 참여시켜도 충분하다. 하지만 평가자가 보통수준의 효과를 예상하고 있다면, 100명의 참여자가 필요할 것이고, 더 적은 효과가 예상되는 경우 수백명의 참여자가 필요할 것이다. 따라서 기대된 효과의 규모는 표본의 규모를 정하는 데 있어서 매우 중요하다. 연구가 제대로 수행되기 위해 필요한 참여자의 수를 계산하려면 평가자는 예상된 효과의 규모에 대한 대략적인 추정치를 가지고 있어야 한다. 예상되는 효과의 규모에 대한 추정치는 보통 같은 또는 유사한 평가를 진행한 기존 연구에 준거를 두고 있다. 이 때, 표본의 크기가 비슷하거나 참여하고자 하는 사람들을 모아놓은 작은 규모의 사전조사에 근거해도 좋다. 평가자는 특정한 효과의 규모를 도출하기 위한 통계적 검증력(statistical power)에 대한 판단도 내려야 한다. 예를 들자면, 주어진 효과의 규모를 가늠하기 위한 80~90%의 통계적 검증력을 설정하는 것이다. 평가자는 또한 긍정적인 효과와 부정적인 효과 모두를 도출하고자 하는지, 또는 긍정적인 효과만 도출하고자 하는지도 판단해야 한다. 효과규모, 검증력, 그리고 효과적인 평가를 위해 필요한 참여자의 수에 대한 포괄적이고도 복합적인 논의는 코헨의 연구에서 볼 수 있다(Cohen, 1988). 조금 더 쉬운 통계적 기법을 써서 설명을 시도하는 연구로는 다탈로(Datallo, 2007)와 크

레이머와 시먼(Kraemer and Thiemann, 1987)의 연구가 있다. 한편, 엔쿼리 어드바이저(NQuery Advisor)와 같은 통계 프로그램은 표본의 크기를 보다 더 쉽고 간편하게 계산하는 것을 도와준다. 통계적 검증력에 대한 연구는 2종 오류를 범하는 것을 예방할 수 있게 한다. 예를 들자면, 주어진 돌봄제공자 교육 또는 훈련 프로그램이 주어진 통제집단 간에 유의미한 차이가 없다는 결과가 나왔어도, 이는 사실상 유의미한 차이가 있었음에도 불구하고 참여자 수가 너무 적어서 이 같은 효과를 가늠할 수 없었던 것으로 나타날 수도 있다는 것이다.

기존의 돌봄제공자 훈련 프로그램에 대한 평가에서 표본의 크기를 결정한 과정이나 기대된 효과의 규모를 가늠하기 위한 연구의 검증력(특히 프로그램 중간에서 그만 둔 참여자가 많을 때)에 대한 내용을 찾아보기 힘들다. 평가자들은 앞으로 평가연구를 설계할 때 효과의 크기와 검증력 계산을 고려하여 포함시켜야 할 것이다. 평가자가 성과를 보고하고 결론을 논의할 때 항상 개입 이전의 상황(a priori), 기대된 효과의 규모, 그리고 실제로 관찰된 효과의 규모와 유의미한 차이를 발견하기 위한 표본의 크기에 따른 검증력을 포함시켜야 할 것이다. 참여자 수에 대한 이러한 주의는 향후 연구의 엄격함과 유용함을 증대시킬 것이다.

돌봄제공자 지지 프로그램을 평가할 때 참여자를 누구로 선정할 것인가 등의 선정 기준도 매우 중요하다. 평가의 의도된 대상이 누구인가를 보다 더 구체적으로 명시하기 위해 참여자가 연구 기준에 부합하는지 여부를 판단할 필요가 있고, 이 특정한 집단에게 프로그램이 효과가 있었는지를 따질 필요가 있다. 예를 들자면 평가가 목표로 선정한 대상은 치매환자를 돌보는 사람일 수도 있고 또는 매우 높은 수준의 스트레스를 받고 있는 돌봄제공자일 수도 있는데, 이 두 집단은 서로 겹치는 부분도 있지만 동일하지는 않다. 비슷한 맥락에서, 선정된 대상은 성인자녀 돌봄제공자일 수도 있고, 또는 배우자일 수도 있고, 남성 돌봄제공자 또는 여성돌봄제공자, 혹은 소수집단의 돌봄제공자일 수 있는 것이다. 참여자 선정 기준은 정책과 실천에 중요한 함의를 던진다. 예를 들어, 치매환자를 돌보는 돌봄제공자를 대상으로 하는 평가는 치매환자를 지역사회에서 돌보게 하는 정책에 중요한 자료를 제공하지만, 만성질환자를 돌보는 다른 돌봄제공자에 대해서는 시사하는 바가 없다. 일례로, 스미스와 토슬랜드가 진행했던 전화상담 지지집단 연구에서 전화를 통한 지지 프로그램이 성인자녀 돌봄제공자에게는 큰 효과가 있었지만 배우자 돌봄제공자에게는 효과가 없었던 것으로 나타났다(Smith and Toseland, 2006). 이처럼 효과의 차이가 나는 것은 돌봄제공자 대상을 선정할 때 돌봄수혜자와의 관계를 중요한 선정기준으로 설정했기 때문이다. 이 기준에 따라 성인자녀 돌봄제공자 집단과 배우자 돌봄제공자 집단이 별도의 항목으로 취급될 수 있었던 것이다. 일반적으로 보다 더 엄격한 선정기준은 프로그램 효과를 더 구체적인 돌봄제공자 하위집단에 따라 가늠할 수 있게 한다. 한편, 선정 기준이 더 느슨한 경우 도출된 결론은 그 엄밀성은 떨어질 수 있으나 보다 더 일반화시킬 수 있는 결론을 낼 수 있게 한다. 예를 들어 모든 종류의 장애인을 돌보는 돌봄제공자를 위한 훈련 프로그램의 효과를 연구할 때, 이 프로그램이 참여자들에게 유용했는지 여부를 가늠할 수는 있지만, 참여했던 히스패닉계 돌봄제공자나 흑인계 돌봄제공자에게도 유용했는지의 여부는 알 수 없다. 이들 소수집단에 대해 신뢰성 있는 결론을 도출하고자 한다면 히스패닉계와 흑인계 돌봄제공자를 대상으로 하는 훈련 프로그램을 별도로 진행하여 평가해야만 할 것이다.

따라서 돌봄제공자 훈련 및 지지 프로그램이 앞으로 나아가야 할 방향은 특화된 개입의 혜택을 볼 수 있는 돌봄집단을 다시 하위집단으로 나누어서 접근하는 것이다. 예를 들어, 조부모 돌봄제공자, 청년 돌봄제공자 등 연령에 따라 또는 가족관계에 따라 집단을 구분하는 것이다. 어떤 하위집단은 특별히 더 주목을 받을 필요가 있는데, 그 어떤 개입도 그다지 효과적이지 않거나 또는 돌봄연구에서 충분히 관심을 받지 못한 집단의 경우가 그렇다. 예를 들자면, 심각한 심혈관계의 사고나 풍을 겪은 사람의 돌봄제공자, 그리고 심장수술을 받고 인지적 손상이 심한 사람을 돌보는 돌봄제공자들이 그러한 경우이다.

돌봄제공자 지지프로그램을 평가할 때 평가에 참여하는 사람들을 모집하고 계속 참가하도록 독려하는 전략을 짤 필요가 있다. 현재 진행되고 있는 돌봄제공자 프로그램에 참여하는 사람을 대상으로 데이터를 수집하는 것이 가장 손쉬운 방법이지만, 이렇게 하면 참여자가 프로그램에 참여하기 전에 어떠한 상태였는지, 그 이전의 상태를 가늠할 수 없다는 단점이 있다. 새로운 참여자를 모집하기 위한 다양한 방법들이 있는데, (1) 프로그램에 대한 안내장을 붙이는 방법; (2) 참여의 가능성이 있는 돌봄제공자 명단을 가지고 있는 사회복지 기관과 시민단체의 도움을 받는 방법; (3) 전산화된 DB 또는 명단에 포함된 돌봄제공자들에게 우편, 전화, 또는 병원이나 가정에서 면대면으로 만나 참여를 독려하는 방법; (4) 라디오 또는 텔레비전 광고나 공지, 신문 기사, 또는 유료광고를 통한 프로그램 안내 등이다. 기존의 연구에 따르면 전산화된 병원자료를 통해 참여대상과 부합하는 사람을 먼저 찾고 이들에게 전화를 걸거나 병원예약이 있을 때 면대면으로 접촉하는 방법이 효과적인 모집수단이었다. 신문기사 또는 신문광고 역시 효과적인 모집방법이다. 그럼에도 불구하고 평가연구를 위해 많은 돌봄제공자를 모집하는 것은 여전히 대단히 어렵다고 보고되고 있다.

따라서 앞으로는 돌봄제공자가 지지 프로그램을 보다 더 쉽게 접근할 수 있고 꼭 필요한 것으로 인식할 수 있도록 하는 방법에 대한 연구가 많이 이루어져야 할 것이다. 예를 들어, 프로그램을 제공하는 장소까지의 거리가 멀기 때문에 또는 적절한 교통수단이 없기 때문에 프로그램에 참여하기 어려운 돌봄제공자들에게 전화를 통한 지지 프로그램의 효과성에 대한 연구가 이루어지고 있다. 이러한 돌봄제공자에게는 인터넷 동호회도 매우 유용한 대안이 될 수도 있다. "사이버" 공동체에 대한 문헌연구로는 토슬랜드와 리바스(Toseland & Rivas, 2012), 토슬랜드, 나카라토와 레이(Toseland, Naccarato, & Wray, 2007), 또는 글루코프와 노엘(Glueckauf & Noel, 2011)을 참고하면 된다.

설계

돌봄제공자 교육 및 지지 프로그램을 평가하기 위한 목적으로 다양한 종류의 연구설계가 있는데, 어떤 연구설계를 선택할 것인가 하는 문제는 참여자가 연구에서 어떤 집단군에 할당될 것인가를 통제할 수 있는 평가자의 권한과 필요한 데이터의 종류에 따라 결정된다. 진정한 의미에서의 실험적 설계, 즉 돌봄제공자를 개입집단군과 통제집단군으로 무작위 할당할 수 있는 설계는 설계의 내적 타당성에 대한 위협요인을 가장 잘 조절할 수 있게 하는 설계인데, 이는 결과적으로 정책입안자, 현장전문가, 그리고 학자들로 하여금 개입의 효과를 자신있게 가늠하게 한다. 연구설계의 내적 타당성과 외적 타당성을 위협하는 요인에 대해 더 자세히 알고자 하면 캠벨과 스탠리의 고전적인 연구를 참고하면 될 것이다(Campbell and Stanley, 1963). 상태와 무관하게 돌봄제공자를 무작위 할당하기 위해서 무작위화 프로그램을 활용할 수 있다. 이러한 무작위화 프로그램은 http://www.randomizer.org/ 같은 웹사이트에서 찾을 수 있다.

물론 개입의 종류에 따른 무작위적 할당(예를 들어, 돌봄제공자 교육 프로그램과 돌봄제공자 지지프로그램은 모두 개입이지만 그 내용과 종류는 다르다)과 특정 집단에서 무작위적으로 표본을 뽑는 것은 서로 다른 것이며 구분되어야 한다. 무작위적 할당은 돌봄제공자들을 두 개 또는 그 이상의 개입 프로그램에 무작위적으로 배치시키는 것을 의미한다. 예를 들어 돌봄제공자들을 무작위적으로 돌봄제공자 교육프로그램과 대기자 통제집단으로 할당하는 것이다. 이러한 무작위적 할당은 설계의 내적 타당성을 위협하는 요인을 줄여준다. 설계의 내적 타당성은 연구결과에 대해 연구자가 확신을 갖게 하기 때문에 무작위적 할당은 매우 중요하며, 나아가서 표본이 연구자가 관찰하고자 하는 돌봄제공자 모집단을 얼마나 잘 반영하고 있는가도 중요하다 (설계의 외적 타당성). 특정 모집단에 대한 무작위적 표본추출은 연구의 외적타당도와 관련된다. 외적 타당성은 특정한 지역이나 특정한 집단(예를 들어 모두 다 타 지역에서 돌봄을 제공하고 있는 사람들의 경우, 또는 모두 돌봄수혜자의 자녀로서 성인인 사람)으로부터 대표성을 가진 표본을 뽑을 수 있게 한다.

그러나 대부분의 돌봄제공자 평가연구에서는 무작위적 표본추출을 할 정도로 돌봄제공자의 수가 충분히 많지 않다. 표본은 대체적으로 자원하는 사람들로 구성되어 있거나 연구에 참여할 수 있는 그런 집단으로부터 뽑는 것이 관례화 되어있다. 이런 연유로 표본에 대한 구체적인 설명을 해주는 것이 필요하며, 같은 지역, 군, 또는 주 단위에서 이루어졌던 기존의 연구에 등장하는 인구집단과 비교를 하면 좋다. 이렇게 하면 연구결과를 얼마나 더 널리 일반화시킬 수 있는가를 가늠하게 된다. 가령, 돌봄제공자 교육과 훈련 프로그램이 한 지역사회에서의 한 집단에 효과가 있는 것으로 나타났을 때, 같은 프로그램이 과연 다른 지역의 다른 집단에도 역시 효과적인지 알아보는 것이다. 무작위 표본추출과 무작위적 배치에 대해서는 밀러와 솔카인드의 연구를 참조하면 된다 (Miller and Salkind, 2002).

때로는 유사-실험 설계가 사용되는 경우도 있는데, 평가자가 연구의 다양한 집단 선정을 위해 참여자를 무작위적으로 배치하는 것이 불가능할 때 사용된다. 유사-실험 설계, 그리고 유사-실험 설계가 내적 타당도와 외적 타당도에 끼치는 영향에 대한 추가적인 논의는 샤디쉬, 쿡, 그리고 캠벨을 참고하면 된다(Shadish, Cook, and Campbell, 2002). 유사-실험적인 설계가 사용된 경우, 평가자는 선택된 설계의 내적 타당도를 위협하는 요인을 찾아야 하며, 도출된 내용의 함의와 평가로부터 내릴 수 있는 결론도 구체적으로 명시할 필요가 있다.

관리자, 정책입안자, 그리고 현장전문가들이 실험설계에 근거한 평가를 진행할 때, 통제집단으로 분류되는 돌봄제공자들은 교육 또는 지지 프로그램에 참여할 기회를 박탈당한다고 생각하는데, 꼭 그렇지 않을 수도 있다. 개입에 참여할 돌봄제공자 집단군과 그렇지 않은 통제집단군을 부분교차시킬 수도 있고, 또는 대기자 명단으로 통제집단을 설계해서 모든 돌봄제공자들이 개입프로그램에 참여하도록 할 수도 있다. 예를 들어 어떤 돌봄제공자들은 개입프로그램에 바로 참여하게 하고, 나머지는 대기자 명단에 올려서 다음 회차에 참여할 수 있게 하도록 하는 것이다. 이런 설계는 특히 참여자가 너무 많이 모집되어서 한 번에 모두 프로그램에 참여할 수 없을 경우 유용하다.

관리자, 정책입안자, 그리고 현장전문가들은 돌봄제공자를 통제집단군에 배치하는 것을 윤리적인 이유 때문에 반대할 때가 있다. 이런 우려가 있을 때에는 통제집단군에 배치된 돌봄제공자들을 다음 회차에, 또는 정기적으로 제공되는 서비스에 포함하도록 설득하고 배치하면 된다. 경우에 따라서 더 심화된, 또는 대안적인 교육프로그램 또는 지지프로그램이 시행되면서 그 이전의 것보다 더 효과적인지를 평가해볼 수도 있다. 관리자, 정책입안자, 현장전문가들, 그리고 신진 연구자들은 새로운 프로그램이 나오면 옛것을 서둘러 폐기하고 새로운 것으로 교체할 수도 있는데, 평가가 이루어지기 전에 이렇게 해서는 안되며 평가자는 이 점을 설득시킬 수 있어야 한다.

설계를 할 때, 데이터를 수집하는 사람들이 개입의 내용에 전혀 노출이 되지 않았는지, 그리고 연구참여자들이 연구의 어떤 대상군에 배치되었는가를 모르게 하는 것에 주의해야 한다. 단순맹검 설계(single-blind design)는 데이터를 수집하는 사람이 돌봄제공자 참여자들로 하여금 본인이 어떤 대상군에 배치되었는지를 알지 못하게 설계하는 것을 말한다. 이중맹검 설계(double-blind study)는 자료수집가와 참여자 모두 자신이 어떤 대상군에 배치되었는가를 모르는 경우이다. 평가 전문가들은 단순맹검 설계와 이중맹검 설계를 권장하기는 하지만 이를 실제로 수행하기란 매우 어렵다. 데이터 수집가는 돌봄제공자가 개입집단군에 속해 있는지 또는 통제집단에 속해 있는지 미리 알지 못해도, 연구과정에서 돌봄제공자 본인들이 우연한 기회에 자기가 개입을 현재 받고 있다고 얘기할 수도 있고, 또는 연구가 시작된 이후로 그 어떠한 개입도 받지 못했다고 말할 수도 있다. 이중맹검 연구는 거의 불가능한데, 왜냐하면 돌봄제공자가 개입에 참여할 것인지 여부가 당사자에게 안 알려질 수 없기 때문이다. 제약실험에서의 통제집단군은 겉으로 봤을 때 똑같은 약을 복용하기 때문에 자신이 통제집단에 속하는지 여부를 알 수 없다. 하지만 돌봄제공자의 경우는 직접 참여를 해야하기 때문에 사정이 다르다. 대부분의 연구에서 맹검의 원칙을 지키는 것이 쉽지는 않지만, 평가자는 편향성(bias)을 최소화해야 하는데, 그 방법으로는 (1) 기초선 면접과 같은 이전의 면접에 대한 응답을 보아서는 안되며; (2) 데이터 수집가들과 돌봄제공자들에게 평가측정이 진행될 때 돌봄제공자 프로그램에 대해서 말하는 것을 삼가게 하고; (3) 데이터 수집가들이 현재 수집되고 있는 자료를 해석하는 여지를 없애거나 줄이는 방법 등이 있다. 이런 주의사항들은 프로그램을 제공하는 현장에 다소 부담을 줄 수는 있지만, 개입프로그램을 진행하는 당사자들은 자료수집가가 절대로 되어서는 안된다. 왜냐하면 이들이 직접 평가를 한다면 참여자들은 개입의 효과에 대해서 충분히 솔직하게 답변하지 않을 수도 있다. 특히 참여자들이 개입프로그램이 효과가 없다고 판단할 때, 직접적으로 이를 집행한 개입프로그램 진행자들에게 표현하는 것을 꺼릴 수 있다.

한 연구에서 상이한 개입조건 또는 집단군들이 독립적으로 있는 것이 이상적이지만 서로 본의 아니게 영향을 미치는 편향성이 발생하기도 한다. 한 연구집단군에서의 돌봄제공자가 다른 연구집단군의 돌봄제공자들과 상호작용을 했다면, 개입에 대한 생각을 서로 교환할 수가 있기 때문에 개입에 대한 순수한 평가를 내리기 어려워진다. 이때 우리는 개입의 순수성이 "오염(contamination)" 되었다고 한다. 오염이 갖는 함의가 꼭 이해가 되지는 않더라도, "두 집단 간의 차이가 없음"으로 연구를 편향시킬 수 있다. 다시 말해서, 프로그램이 효과가 없다는 결과를 낼 수 있다는 것인데, 그 이유는 통제집단의 돌봄제공자들이 개입을 받은 돌봄제공자들로부터 개입에 대한 내용을 듣고 숙지하게 되어서 직접 개입프로그램에 참여를 하지 않더라도 개입을 받은 집단과 유사한 응답을 할 수 있기 때문이다. 이런 종류의 오염은 특히 비교적 통제된 공간, 즉 요양원이나 노인 데이케어 센터처럼 사람들이 서로 잘 알고 교류하는 곳에서 특히 많이 발생한다. 이럴 경우, 돌봄제공자들에게 연구가 진행되는 동안 다른 사람들과 정보를 나누지 말라는 주의를 주어야 할 것이고, 또한 다양한 개입프로그램들이 제공될 때 상호작용하는 것을 최소화하는 방향으로 지도해야 한다. 오염수위를 가늠하기 위해서는 돌봄제공자들에게 정기적으로, 그리고 연구 끝에 다른 집단군에 제공되었던 개입프로그램에 대해 얼마나 알고 있었는가를 물어보면 된다.

설계에 대해서 또 고려되어야 하는 점은 평가자가 치료목적 방법론(intention-to-treat methodology)을 취할 것인지, 또는 치료받음 방법론(treatment received methodology)을 취할 것인지를 결정하는 것이다. 치료목적 방법론은 참여자를 특정한 실험적 상황(개입 또는 일상적 돌봄)에 데이터를 분석할 목적으로 지속적으로 유지시키는 것을 의미한다. 이 때 참여자가 개입을 모두 거부하고 본인이 일상적으로 수행했던 돌봄으로 되돌아가고자 하여도, 분석에서는 자신이 속해 있던 본래의 연구집단군에 계속 남아있는 것으로 집계된다. 이것은 자료분석에 대한 신중한 접근이며 많은 연구자들이 이렇게 하도록 권장하고 있다. 반면에 치료받음 방법론은 돌봄제공자가 본인이 처음에 배치되었던 참여한 연구군이 아니어도, 본인들이 참여하게 된 개입연구군에 속한 돌봄제공자들을 분석한다.

돌봄제공자 지지와 훈련 프로그램 평가연구에서 치료목적 방법론이 활용되었는지 여부를 보고하는 연구는 거의 없다. 엄격한 현장연구에서 이러한 방법론을 권장하고 있음에도 불구하고 대부분의 기존 연들은 이 방법론을 취하지 않았었다. 앞으로의 돌봄제공자 지지프로그램 평가는 성과분석을 진행할 때 이처럼 보다 엄격하게 설계되어야 할 것이다. 치료목적 방법론에 대한 내용은 브라운과 그 동료들(Brown et al., 2008), 쿠지크, 에드워즈와 세그난(Cuzick, Edwards, and Segnan, 1997), 또는 크루즈와 그 동료들(Kruse et al., 2002)을 참고하면 될 것이다.

돌봄제공자 프로그램의 구체적 명시

평가가 시작되기 전에 돌봄제공자 프로그램을 구성하는 요소들을 신중하게 명시하는 것은 매우 중요하다. 프로그램 내용, 시기성, 강도, 그리고 각 개입항목의 제공형식을 명확하게 묘사하는 매뉴얼이 개발되면 이를 복제하는 것이 용이해진다. 프로그램에 대한 이와 같은 기술은 프로그램을 홍보하는 데 사용될 수도 있고 프로그램이 효과 있다고 판단되었을 때 확산시키는 데도 일조할 수 있다. 매뉴얼화 된 돌봄제공자 개입 프로그램에 대한 인식이 많이 확산되었지만, 양질의 연구에 근거를 둔 더 많은 매뉴얼 프로그램을 생성하는 것이 앞으로 나아가야 할 방향이다. 가족돌봄연대(Family Caregiver Alliance)은 토슬랜드(Toseland, 2004)에게 가장 많이 활용되고 있는 5개의 돌봄제공자 프로그램에 대한 정보를 구하는 방법에 대한 보고와 돌봄제공자 지지프로그램에 대한 평가를 의뢰했다. 이 리뷰와 분석의 결과는 돌봄제공자연대의 웹사이트에서 볼 수 있다 (http://www.caregiver.org/caregiver/jsp/content/pdfs/Education_Monograph_01-20-05.pdf).

그에 못지않게 중요한 것은 개입프로그램이 의도된 대로 제공되고 있는가를 확인하는 일이다. 돌봄제공자 교육 또는 지지프로그램을 평가할 때 프로그램 진행자들을 체계적으로 훈련시키는 것도 큰 도움이 된다. 또한 프로그램이 매뉴얼에 충실하게, 또는 준비된 절차에 따라 잘 제공되고 있는지를 보장할 수 있는 메카니즘을 배치하는 것도 중요하다. 지난 20년간 돌봄제공자 프로그램을 평가한 경험에 따르면 프로그램진행자들이 그 개입의 의도된 목표대로 프로그램을 진행하는 데 어려움이 많이 따른다. 실제 개입상황을 녹음하거나 영상으로 녹화하게 되면 원 프로그램에 대한 충실성과 일관성을 다소 확보할 수 있게 된다. 개입진행자들과의 논의와 수퍼비전 세션에서 녹음테이프를 활용할 수도 있다. 테이프를 들으면서 평가자는 주어진 양식에 따라 프로그램이 원래의 의도대로 제공되었는가를 항목별로 체크할 수 있다. 평가자는 프로그램 제공을 개선하기 위해, 그리고 프로그램을 개발했던 연구진이 의도를 최대한으로 반영하기 위해 어떠한 점이 개선되어야 하는가를 꾸준히 생각하고 메모해야 한다. 앞으로의 평가연구에서는 더 많은 평가자들이 프로그램 일관성/충실성을 확인할 것을 제언하고자 한다. 이러한 확인 절차를 실제로 시행해보니 경험이 많은 프로그램 진행자들 중에도 프로그램을 의도된 바대로 진행하지 않고 있음을 알 수 있었다. 녹음테이프를 듣고 수퍼비전을 받게 되면 진행자들도 돌봄제공자 훈련 및 교육프로그램을 진행할 때 직면하게 된 문제들에 대한 해답을 얻을 수 있게 될 것이다.

측정과 척도

수집되는 데이터의 신뢰성과 타당성을 보장하기 위해서, 자료수집과정이 표준화될 필요가 있다. 이를 위해서 다음 몇 가지 사항만 지켜지면 된다. 첫 번째, 가능한 한 신뢰도와 타당도가 공인된 표준화된 척도를 활용한다. 두 번째, 변화에 민감한 척도를 활용한다. 어떤 척도는 개입이 실행되었음에도 불구하고 변하기 어려운 항목만을 측정하도록 설계되는 경우도 있다. 그리고 표준화된 척도라 할지라도 측정된 결과가 변할 수 있는 그 민감도에 대한 데이터를 포함시키지 않는 경우가 많다(예를 들어, 개입 프로그램이 파생시킨 변화를 포착하는 것 등). 따라서 평가자는 주어진 척도가 돌봄제공자 교육 또는 지지프로그램이 초래할 수 있는 변화를 민감하게 포착할 수 있는가에 대해 결단을 내려야 할 때가 있다. 세 번째, 평가자는 설문에서의 모든 지시문과 주의사항이 평가에 참여하는 돌봄제공자들이 이해할 만한 언어로 서술되었는가를 확인해야만 한다. 네 번째, 데이터를 수집하는 사람들은 적절한 훈련을 받은 사람이어야만 한다. 훈련은 구두로 이루어진 훈련이어서만은 안 된다. 개인적인 면접, 또는 전화면접을 계획하고 있다면, 연습 삼아 면접을 진행해보는 것이 좋다. 연습은 먼저 연구진과 함께 하고, 두 번째로는 평가에 참여하는 돌봄제공자들과 비슷한 입장에 있는 돌봄제공자들과 하는 것이 좋다. 면접자는 연습 삼아 한 면접의 응답자들로부터 피드백을 받아서 반영하는 것도 좋다. 이렇게 하면 데이터 수집과정과 절차의 명확성, 길이, 그리고 내용의 핵심이 보다 더 명확해질 수 있을 것이다.

측정과정을 표준화시키는 것은 또한 누가, 언제, 그리고 어느 정도의 기간 동안 데이터를 수집할 것인지를 보다 분명하게 해줄 수 있다. 많은 평가 프로젝트에서 데이터 수집가는 보통 한 사람 이상인 경우가 많다. 어떤 상황에서는 면접을 하거나 관찰을 하기 위해서는 많은 사람이 필요할 때도 있을 것이다. 또 다른 상황에서는 데이터 수집가들은 서로 다른 데이터 원천에서 데이터를 수집하고 있을지도 모른다. 예를 들어, 한 사람은 면접내용을 수집하고 또 다른 사람은 의료기록으로부터 데이터를 수집할 수도 있는 것이다. 이처럼 다양한 수집가가 동원되었을 때 데이터의 종류에 따른 수집가의 정체에 대한 내용도 기록되어야 하는데, 이렇게 해야만 데이터 수집방법의 다양성에 따른 차이를 통계적으로 검증할 수 있다. 또한 각 수집가의 데이터는 표준화된 수집방법을 따르고 있는지 정기적으로 체크할 필요가 있다.

데이터수집가를 훈련하는 것과 더불어 데이터를 어떻게 수집할 것인가에 대한 절차도 함께 개발되어야만 한다. 예를 들어, 한 평가에서는 데이터를 개입 일주일 전과 개입 일주일 후에 돌봄제공자들과 각각 한 시간의 면접을 통해서 수집될 수 있다. 한편, 다른 평가에서의 자료는 개입 사전과 사후의 데이터를 개입시점에서 각각 한 달이라는 기간 내에 여러 번의 면접을 통해서 수집될 수도 있다.

우리가 평가자로서 측정하고자 하는 돌봄제공자 교육과 지지프로그램의 성과를 종류별로 모두 제시할 수는 없지만, 가장 많이 측정되는 영역은 다음과 같다: (1) 지각된 부담, 스트레스와 같은 정서적 영역; (2) 우울증, 걱정과 같은 심리적 영역; (3) 사회적 지지, 사회적 네트워크와 같은 사회적 영역; (4) 인지적/기능적 능력, 생존과 같은 신체적 영역; 그리고 (5) 보건제도의 활용과 비용에 대한 영역 등이다. 부담을 측정하기 위해 가장 많이 활용되는 척도로는 재리트 부담 설문 척도(Zarit Burden Inventory), 몽고메리 보르고타 돌봄제공 부담척도(Montgomery Borgotta Caregiving Burden Scale), 돌봄제공자 부담 척도(Caregiver Strain Index), 하셀스 돌봄제공자 척도(Caregiving Hassels Scale), 그리고 돌봄제공 부담 식별 척도(Screen for Caregiving Burden)등이 있다. 몽고메리와 그 동료들은 현장에서 검증되고 있는 맞춤형 돌봄제공자 상황평가 위탁 도구(Tailored Caregiver Assessment and Referral)를 개발하고 있다 (Montgomery, 2007). 그 외 측정도구에 대한 내용은 피셔와 코코란(Fischer and Corcoran, 2007), 갈로(Gallo, 2006), 케인과 케인(Kane and Kane, 2004), 그리고 맥다웰과 뉴웰(McDowell and Newell, 1987)의 연구에서 찾아볼 수 있다. 각 영역에 있어서 데이터의 수 또는 권장된 척도가 있는 것은 아니지만, 몽고메리는 현재 이를 개발 중이고 그 활용을 장려하고자 한다. (Montgomery, 2007). 미국의 보훈처에서도 이와 비슷한 노력이 진행되고 있다. 따라서 앞으로 우리가 나아가야 할 방향은 척도를 구성하는 공통적인 영역을 설정하는 데 의견을 수렴하는 것이다. 이는 메타분석적인 연구에 도움이 될 것인데, 연구자들은 같은 또는 유사한 척도를 활용하여 연구결과로 드러난 다양한 성과의 규모들을 통합할 수 있게 될 것이기 때문이다.

앞서 제시했던 영역들을 측정할 수 있는 표준화된 척도가 있어도, 돌봄제공자 교육 또는 지지프로그램의 목표에 부합하는 평가를 수행하기 위해서 표준화되지 않은 척도를 활용할 수 밖에 없는 경우가 생길 수도 있다. 예를 들어, 지역사회 서비스와 자원에 대한 참여자들의 인지도를 측정하기 위해 척도를 개발한다고 가정해보자. 이 때 평가자는 최소한 평가 때 수집된 측정치에 대한 크론바크의 알파 수치를 계산함으로써 등간척도의 내적 타당도를 측정해야만 한다. 더 바람직한 것은, 새로운 척도를 개발하는 평가자는: (1) 연구 초반부에 평가항목을 개발할 때 전문가로부터 조언을 얻어야 하고; (2) 신뢰도를 높이기 위해 척도에 충분한 항목을 포함시켜야 하며; (3) 측정도구를 실험하는 사전조사를 수행해야만 한다. 척도개발에 대한 추가적인 내용은 로웬달(Loewenthal, 2001) 또는 드벨리스(DeVellis, 2003)에 나와 있다.

평가를 진행할 때 측정과 관련해서 발생할 수 있는 문제에 대해서도 주의해야 한다. 예를 들어, 사회적으로 바람직한 응답을 최소화하는 것은 매우 중요하다. 돌봄제공자들은 본인의 생각이 다름에도 불구하고 사회적으로 바람직한 응답을 기입하는 경우가 많다. 이 사안에 대한 연구에 의하면, 돌봄제공자들은 자신들이 긍정적으로 표현되고 인식되기를 바라는 나머지 응답을 솔직하지 않게 하는 경향이 있다고 한다. (Chou, Chu, Tseng, & Lu, 2003; Kaub-Wittemer, von Steinbuchel, Wasner, Laier-Groeneveld, & Borasio, 2003). 글로 정리된 주의사항, 면접을 수행하는 사람의 태도, 그리고 질문의 성격은 모두 사회적으로 바람직한 응답을 하는 경향에 영향을 미친다.

측정과 관련해서 발생할 수 있는 또 다른 문제는 상한선 효과(ceiling effects)와 하한선 효과(floor effects)이다. 이 문제는 돌봄제공자들이 시작선에서 주어진 척도의 질문에 너무 긍정적으로 또는 너무 부정적으로 응답을 하는 경우인데, 사후 평가에서도 다른 응답을 할 확률이 거의 없는 경우이다 (Cooke et al., 2001; Harding & Higginson, 2003). 돌봄제공자 만족도에 대한 측정은 특히 상한선 효과에 부딪치기 쉽다. 보건과 관련된 측정에서 만족도 수준은 일반적으로 높게 나타나는데, 돌봄과 관련된 총체적인 만족도뿐만 아니라 구체적인 돌봄의 질과 관련된 질문에서 그렇게 나타난다. 예를 들어, 마이어스와 그레이(Meyers and Gray, 2001)는 돌봄제공자들이 요양원의 돌봄서비스에 대해 높게 평가하면서도 돌봄부담과 삶의 질의 저하에 대해서도 높은 점수를 준 것으로 나타났다.

이처럼 만족도가 높게 나타나는 것은 돌봄제공자들 본인들이 처한 상황이 개선의 여지가 없다고 판단해서 생길 수도 있고; 사회적으로 바람직한 응답을 내리는 경향으로, 영향력이 막강한 보험회사의 비위를 맞추고자 해서 또는 이미 받은 지원을 감사하는 마음으로 받았다는 표현을 하기 위해 생길 수도 있고; 상황에 대한 불만족을 줄이기 위해서 긍정적인 면만 부각시키고자 하는 인지적 불일치 때문에 생길 수도 있는 것이다 (Fakhoury, McCarthy, & Addington-Hall, 1996). 만족도 측정에서 상한선 효과는 돌봄제공자들이 직면하는 구체적인 문제에 대한 항목을 포함시켜 응답자가 답하지 않으면 안 되게 복합적으로 배치하여, 이어지는 질문에 바로 문제영역에 대한 만족도를 측정하는 것이다 [표 9.1 참조].

[표 9.1] 돌봄제공자 만족도 측정을 위한 샘플 질문

1. 지난 3개월 동안, 귀하의 부모가 재가돌봄서비스를 받을 때 특별한 문제가 있었습니까?

- 그렇다 ( ) - 그렇지 않다 ( )

2. 귀하는 재가돌봄서비스에 대해 전반적으로 얼마나 만족하십니까?

1	2	3	4	5
전혀 만족스럽지 못하다	다소 만족스럽다	대체적으로 만족스럽다	아주 만족스럽다	대단히 만족스럽다

데이터 분석

돌봄제공자 교육 및 지지프로그램 평가에서 데이터 분석을 어떻게 해야 하는가를 논의하는 것은 본 장의 취지를 벗어난 것일 수도 있지만 몇 가지 주제를 짚고 넘어갈 필요가 있다. 이들은 (1) 시작선 비교 (baseline comparison); (2) 표본의 비균등한 감소 (differential attrition); (3) 이상치 (outliers); (4) 변형 (transformations); (5) 종단적 데이터 분석에 대한 접근; 그리고 (6) 불확실한 데이터(uncensored data)에 대한 분석적 접근이다. 시작선 비교의 차원에서는, 참여자들이 개입군과 통제군에 무작위적으로 배치되었어도 인구학적인 데이터와 그 외 시작선 데이터를 비교하는 것이 중요한데, 이는 무작위적 표본추출이 성공적으로 이루어졌는지, 다시 말해서 서로 비교되는 집단간의 차이들이 충분히 제거되었는지를 확인하기 위함이다. 평가자는 일반적으로 비교집단이 인구학적인 측면에서나 여타 유의미한 변수에서 차이가 있지 않기를 바란다. 그러나 차이가 발견되었을 때에는 공변이 분석(covariance analysis)과 같은 통계적인 기법을 활용하여 이 차이를 통제할 수 있다. 한편, 평가에서 활용된 척도가 사전에 적용되었던 다른 모집단에 관한 데이터나 규범적 데이터를 시작선 데이터와 비교해보는 것도 유용하다. 이 같은 비교를 통해서 평가에 참여한 돌봄제공자들과 그 외의 대표성을 가진 돌봄제공자들과 어떤 차이가 있는지를 설명할 수 있게 된다.

성과에 대한 평가를 진행하기 전에 각 집단 표본간의 비균등한 감소(differential attrition)는 없었는지 데이터를 확인해야 한다. 이상치를 발견하고 따져보는 것도 중요한데, 그렇게 해야만 데이터에 대한 변형이 필요한지 판단할 수 있기 때문이다. 개입집단 또는 통제집단에서 표본의 비균등한 감소는 정교한 데이터 분석을 방해하는데, 조사에 참여하다가 일찍 그만두는 참여자와 끝까지 조사에 응하는 참여자는 나름의 체계적인 방식으로 차이가 난다. 따라서 일찍 그만두는 참여자와 끝까지 참여자하는 참여자를 비교하는 것도 중요하다. 비균등한 감소가 발견되었을 때에는 성향점수(propensity scoring) 등의 통계적인 기법을 사용하여 두 집단을 균등하게 만들어주는 것이 필요하다(Cochran, 1968; Rosenbaum & Rubin, 1984). 이상치는 대다수의 평가 참여자들과 현저하게 다른 관찰치를 보여준 참여자들에 대한 데이터이다. 일반적으로 이상치는 참여자들의 평균치로부터 표준편차가 2점을 넘어서는 관찰치에 부여된다. 이상치는 활용(utilization)과 비용데이터(cost data)에서 자주 나타나는 경향이 있다. 예를 들어, 어느 참여자의 돌봄수혜자가 장기입원을 했을 때 발생하는 보건비용은 모든 참여자들의 보건비용의 평균치보다 훨씬 높을 수가 있는 것이다. 이처럼 이상치가 발견될 때 데이터를 루트 또는 로그로 변형하는 것이 데이터를 정상화 할 수 있는 방안인데, 이로써 비로소 활용된 통계분석의 전제를 충족시키는 데이터 분석이 가능하다.

돌봄제공자 교육과 지지프로그램 평가에서 나온 데이터는 보통 반복적인 측정에서 생성되었을 가능성이 많다. 반복적인 측정은 시작선 데이터, 개입 후의 데이터, 그리고 한 번의 또는 그 이상의 추적조사 데이터(프로그램의 장기적 효과를 측정하기 위한)를 수집하기 위해 이루어진다. 이런 데이터를 분석하는 방법은 다양하다. 만일 사전과 사후의 평균치만 비교할 목적이라면 간단한 상관 t-검증(correlated t-test)을 실시할 수 있다. 한편, 개입집단군과 통제집단군을 구분하고, 또 데이터를 시작선과 개입 후에 수집하는 경우라면, 다음 세 가지 종류의 분석을 활용할 수 있다. 첫 번째는 변화점수(change score)를 계산하는 것이다. 변화점수는 개입 전과 후의 점수의 차이를 계산한 다음에 비상관 t-검증(uncorrelated t-test)을 실행하여 개입군과 통제군의 성과를 비교하는 것이다. 이 기법은 개입집단과 통제집단이 각각 하나일 경우에만 사용될 수 있다. 두 번째 방법은 두 개 또는 그 이상의 집단군을 비교할 때 사용할 수 있는데 시작선 점수를 공변이 분석에서 공변인으로 설정하는 것이다. 세 번째 방법은 반복측정 변이분석(repeated measures analysis of variance)이다. 반복측정 변이분석은 다른 두 방법보다 더 유연한데, 그 이유는 두 번 이상의 측정시기에서 생성된 데이터를 다룰 수 있기 때문이다 (예를 들어 시작선에서 수집한 데이터, 돌봄제공자 교육 또는 지지집단 개입 직후, 그리고 한참 후의 장기적 효과를 측정하기 위한 조사).

최근에 새로운 데이터 분석 기법들도 개발되었는데, 대표적으로 확률효과 회귀모형(Random Effects Regression Models, 이하RERMs)과 혼합효과 회귀모형(Mixed Effects Regression Models, 이하 MERMs) 등이 있다. RERMs과 MERMs는 기존의 반복측정 데이터 분석들에 비해 많은 장점이 있다 (Hedeker, 1995; Molengerghs & Verbeke, 2005; Singer & Willett, 2003). 일단 참여자의 데이터가 부분적으로 또는 완전히 빠져 있어도 참여자 전원이 데이터 분석에 포함될 수 있다. 시간에 따른 성과 측정은 고정효과로 설정하면서 조사대상자 각각의 차이를 통제하기 위한 확률효과를 MERMs에 포함시킬 수 있다. RERMs와 MERMs는 변이-공변이 매트릭스(variance covariance matrix)에 대한 보정도 가능케 하는데, 1차 자동회귀 오차항의 보정도 가능하다 (가까운 시간대에 관찰된 상관성의 높은 수치와 같이). 예를 들어, 한 시점에서 3개월에 들어간 보건비용은 그 바로 다음의 3개월에 발생되는 보건비용과 높은 상관관계가 있는 반면, 6개월, 9개월 후의 보건비용과의 상관관계는 그다지 높지 않을 확률이 더 높다. 돌봄제공자와 지지프로그램 평가에 대한 종단연구 데이터를 분석하는 기법과 RERMs와 MERMs에 대한 더 상세한 정보는 싱거와 윌레트(Singer and Willett, 2003)에 나와 있다.

마지막으로, 생존분석(survival analysis)은 돌봄제공자 교육과 지지 프로그램의 효과를 가늠하기 위한 평가연구에서 유용하게 쓸 수 있는 통계적 기법이다. 생존분석은 불확실한 데이터(uncensored data), 즉 생성된 데이터가 없을 때 이를 메워주어 분석한다. 예를 들어, 돌봄수혜자가 아직 시설입소를 하지 않았는데(불확실한 데이터) 평가자가 교육 또는 지지프로그램이 시설입소의 시기를 늦추는 데 효과가 있었는가를 가늠하고자 할 때 이 기법을 사용할 수 있다. 생존분석에 대한 추가적인 논의는 호스머와 레메쇼(Hosmer and Lemeshow, 1999), 그리고 클라인바움과 클라인(Kleinbaum and Klein, 2005)의 연구를 참고하면 되겠다.

인간대상 연구의 윤리적 차원

행동과학(behavioral science)에서 인간을 대상으로 연구를 진행하고자 할 때 대상에 대한 연구진행 프로토콜(research protocol)을 지켜줘야 하는데, 이는 합법적이고도 윤리적인 접근이 필요하다. 돌봄제공자 교육프로그램을 진행하기에 앞서, 연구 프로토콜은 해당기관의 윤리위원회(Institutional Review Board, 이하 IRB)의 검토를 받아야 한다. 어떤 경우에는 지역사회의 윤리위원회가 이를 진행할 수도 있다. 그러나 대개의 경우, 지역사회의 서비스 기관들은 지역에 명망있는 연구기관, 즉 대학이나 병원에 이를 의뢰하는 경향이 있다. 돌봄제공자 교육과 지지프로그램에 대한 평가는 평가자와 IRB에게 난감한 문제를 제기하는 경우도 있다. 예를 들어, 평가자가 돌봄제공자와 치매 돌봄수혜자로부터 데이터를 수집하고자 할 때, 허락서를 서명하는 절차 등을 정확히 이해하지 못할 수도 있는 치매환자의 권리를 보호하는 다른 장치가 충분히 마련되어 있어야 한다.

평가자가 의료기록에 있는 데이터를 활용하고자 할 때 또 다른 난제가 발생한다. 미국의 건강정보 이전과 책임에 대한 법안(또는 의료정보관련 법으로도 표기, Health Information Portability and Accountability Act of 1996, 이하 HIPAA)은 인간대상 연구에서 의료기록과 의료정보를 사용하는 것을 제한하고 있다[20]. 특히, HIPAA는 한 사람의 개인 건강정보(personal health information)가 한 기관에서 다른 기관으로 이전되는 것을 제한하고 있는데, 이는 많은 연구자들에게 어려움을 줄 수 있다. 예를 들자면, 돌봄에 대한 연구는 대부분 돌봄제공자와 돌봄수혜자의 건강기록에서 나온 데이터를 다루게 되어 있다. 과거에는 돌봄제공자 또는 돌봄수혜자의 동의, 또는 데이터에 대한 비밀을 보장한다는 서약만 있으면 연구가 가능했지만 지금 HIPAA는 보다 더 엄격한 보호시책을 요구하고 있다.

대부분의 기관들은 제한된 데이터 세트(limited data set)를 구성하여 HIPAA의 까다로운 요구사항을 맞추고 있다. 제한된 데이터 세트를 받기 위해서는 데이터 사용 합의서(Data Use Agreement)에 이전시키고자 하는 데이터의 내용을 명시해서 데이터 보유기관(건강보험회사, 보건소 등)과 제한된 데이터 세트를 받는 기관(수신기관, 즉 일반적으로 연구자)이 모두 서명하면 된다. 데이터 사용 합의서는 수신기관이 데이터의 비밀을 지키기 위해 마련한 보호시책과 데이터가 어떻게 활용될 것인지, 그리고 연구자가 데이터를 파기 또는 반환하기 전에 얼만한 기간 동안 가지고 있을 수 있는지 등에 대한 내용이 포함된다.

HIPAA가 명시하는 제한된 데이터 세트란 개인건강 정보에 대한 몇 가지의 구체적인 식별항목이 포함되나 또 몇 가지는 배제된 그런 데이터

20) 우리나라의 경우 의료기관은 의료법(제21조), 심사평가원의 경우 개인정보보호법과 공공기관의 정보공개에 관한 법률에 의해 개인 의료 정보 사용을 제한 받는다(역자주).

를 일컫는다. 제한된 데이터 세트는 날짜(예를 들어, 입원/퇴원 날짜, 그 외의 의료서비스를 받은 날짜, 출생/죽음 날짜 등), 우편번호, 주, 군, 시 또는 면 등의 거주지 표시 항목을 포함시킬 수는 있으나 번지수까지 포함된 주소는 안 된다. 제한된 데이터 세트에는 개인이나 그 가족, 고용자, 그리고 같은 세대에 거주하는 자 등의 정체성을 직접적으로 알릴 수 있는 항목을 절대적으로 포함시킬 수 없다. 이 금지된 항목들은 다음과 같다: 성명, 번지수가 있는 주소 (그러나 주, 군, 시, 또는 면 등의 거주지역은 표시가능), 전화번호, 팩스번호, 이메일 주소, 주민등록번호, 의료기록번호, 건강보험번호, 은행계좌번호, 자격증 번호, 보조기구 등의 등록번호, 인터넷 URL, 인터넷 프로토콜(IP) 주소 번호, 지문 또는 목소리와 같은 생체인식 정보, 전면이 포함된 증명사진 또는 그 유사한 사진 등.

데이터 세트에서 개인의 정체성을 알릴 수 있는 구체적인 항목을 모두 제거하면 (제한된 데이터 세트에 포함된 항목까지도), 데이터 사용 합의서가 필요 없을 수도 있다. 그러나 많은 보건기관과 연구기관들은 HIPAA의 규정을 따르기 위한 자기 나름의 규정을 두면서 따르고 있다. 보건기관과 연구자들이 연구를 목적으로 개인건강정보를 이전받고자 할 때 해당기관의 IRB에 문의하여 양쪽 기관에서 모두 준수해야 할 조항을 확인해야만 한다. HIPAA에 대한 더 상세한 정보를 미국의 보건복지부 웹사이트 http://www.hhs.gov/ocr/hipaa/ 에서 찾을 수 있다.

결론

최근에 돌봄제공자 교육과 지지프로그램을 평가하는 연구들은 그 수도 많아졌고 평가의 질도 많이 향상되었다. 이 평가 연구들을 검토한 결과 돌봄제공자 프로그램이 돌봄제공자의 안녕과 지식수준을 개선하는

데 약간의 효과성이 있다는 결론을 낼 수 있다 (예를 들어 Schulz et al., 2002를 볼 것). 어떤 연구들은 집단 프로그램 보다는 개인을 대상으로 하는 프로그램이 더 많은 효과가 있다고 하지만 (예를 들어, Knight, Lutzky, & Macofsky-Urban, 1993), 이들 결과는 거시적 분석에서 나온 것이지 같은 모집단에서 교육과 지지프로그램에 참여한 개인과 집단을 비교한 데서 생성된 것은 아니다. 개인에 대한 개입과 집단개입의 효과를 같은 모집단에서 연구하여 집단개입도 효과성이 있다고 나온 경우도 있다 (예, Toseland & Siporin, 1986). 따라서 동일한 교육과 훈련 프로그램에 대한 개인과 집단에의 성과를 비교하는 추가적인 연구가 꼭 필요할 것이다.

이 장에서 제안하는 앞으로 나아가야 할 방향 외에도, 돌봄제공자 교육과 지지프로그램은 특정한 돌봄제공자 집단, 즉 하위집단을 대상으로 하는 프로그램 평가에 더 집중을 해야 할 것이다. 예를 들자면, 상이한 인종/민족집단에 적용할 수 있게 교육과 지지프로그램을 변형한 경우들이 더러 있어도, 이 영역에서 더 많은 노력들이 있어야 할 것이다 (Ramos, Jones & Toseland, 2005; Toseland & Rivas, 2012). 마찬가지로, 특정한 질병을 앓고 있는 돌봄수혜자를 돌보는 사람을 대상으로 하는 프로그램들이 개발되기는 했으나, 대부분의 연구는 치매환자의 돌봄제공자에 국한되어 있다 (예, Bourgeois et al., 1996; Schulz et al., 2002). 구체적인 질병에 초점을 맞춘 교육 및 지지프로그램을 개발하게 되면, 프로그램 지도자들은 대상자의 욕구에 더 명중할 수 있게 되고 또한 그들의 문제를 해결할 전략을 짜는 데도 더 구체적인 도움을 줄 수 있을 것이다.

함의

임상실천과 관련해서 돌봄제공자 교육과 지지프로그램에 대한 평가는 효과적이거나 효과적이지 않은 개입전략을 식별하게 하며 상이한 성과 변수에 상이한 개입전략들이 끼친 효과의 강도를 가늠하게 해준다. 엄밀한 의미에서 보자면, 어쩌면 우리는 돌봄제공자에게 효과적인 개입을 하는 방법을 이제 막 이해하기 시작한 것인지도 모른다. 돌봄제공자 교육과 훈련프로그램에 있어 EBP는 여전히 초기단계에 있다. 미국에서 가장 많이 시행되고 있는 표준화된 돌봄제공자 지지프로그램을 날카롭게 해부하다 보면 이들이 아주 엄격한 근거에 기반하고 있지 않음을 알 수 있다(Toseland, 2004). 현장에서 실시되는 형태 그대로, 보다 다양한 집단이 참여하는 프로그램에 대한 평가가 더 많이 필요할 것이다.

연구와 관련해서 본장에서 내린 결론은 성공적인 평가란 평가자, 프로그램 관리자, 그리고 임상전문가들이 좋은 파트너십을 구축했을 때 비로소 가능하다는 것이다. 평가자는 엄격한 평가를 내리기 위해 요구되는 연구지식을 보유하고 있고, 프로그램 관리자는 임상적인 상황에서 평가를 어떻게 진행해야 하는가에 대한 전문성을 보유하고 있고, 임상전문가는 효과적인 개입전략에 대한 지식을 보유하고 있는데, 각자가 자기 고유 영역의 지식과 경험을 공유하면 그만큼 평가의 질을 좋아진다. 본 장에서는 양적인 평가방법을 주로 다루었지만, 질적인 평가도 역시 유용하다. 질적인 평가는 특정한 개입전략의 효과를 상세하게 기술해줄 수 있으며 또한 여타 교육과 지지프로그램에서 사용되는 효과적인 대처방법을 밝혀내는 데도 도움을 줄 수 있다.

교육, 훈련과 관련해서 내릴 수 있는 결론은, 돌봄제공자 교육과 지지프로그램의 평가를 보다 더 엄격하게 하고자 한다면 사회과학 조사방법론과 통계학에 대한 교육과 훈련이 보다 강화되어야 한다고 할 수 있다.

프로그램 운영자와 임상전문가가 고도의 평가기술을 가지고 있지 못하더라도 최소한 자신들의 실천을 개선하고 최상의 서비스를 제공하려고 하는 다짐만은 가지고 있어야 한다. 휴먼 서비스 관련 학부와 대학원 과정에서 연구의 중요성을 가르치고 있고, 많은 대학원 과정은 학생들에게 평가의 결과와 그 외 다른 연구결과를 올바르게 이해하고 해독할 수 있도록 교육시키고 있다. 운영자와 임상전문가들이 데이터를 수집하고 분석할 역량이 없어도, 그들이 평가를 지지해주기만 해준다면 평가자의 전문성에 힘입어 자신들이 제공하는 프로그램을 보다 더 생산적으로 검토하게 할 것이다. 따라서 운영자와 임상전문가의 지지는 매우 중요하며, 이들이 연구자들과 함께 흔쾌히 일을 했을 때 보다 더 엄격한 평가가 가능할 것이며, 돌봄제공자 교육과 지지프로그램을 통해서 돌봄제공자와 돌봄수혜자에게 제공하는 서비스에 대한 보다 더 확신에 찬 인정과 이해가 있을 것이다.

정책과 권리주장 활동과 관련해서, 돌봄제공자 교육과 지지프로그램 평가는 지역사회의 돌봄제공자 프로그램이나 작업장의 상황에서 정책입안자 또는 활동가들이 활용할 수 있는 데이터를 제공해준다. 대부분의 돌봄제공자 프로그램은 "효력성(efficacy)" 연구로 분류되는 종류인데, 단일장소에서 진행되는 이 연구는 특정 모델 프로그램을 평가하는데 자주 활용된다. 반면에 "효과성(effectiveness)" 연구는 주목을 덜 받아왔다. 효과성 연구란 단일장소에서 효과가 있다고 평가받은 특정 모델 프로그램이 다른 상황이나 장소에서 역시 효과가 있는가를 검증하는 것이다. 앞으로 돌봄제공자 교육과 지지프로그램에 대한 지식이 계속 증가하면서 보다 더 다양한 지역사회와 제도적 배경에서의 돌봄제공자 프로그램의 효과성에 대한 데이터도 역시 증대될 것이다.

참고문헌

Acton, G., & Kang, J. (2001). Interventions to reduce the burden of caregiving for an adult with dementia: A meta-analysis. Research in Nursing & health, 24(5), 349-360.

Bourgeois, M., Schulz, R., & Burgio, L. (1996). Interventions for caregivers of patients with Alzheimer' s disease: A review and analysis of content, process, and outcomes. International Journal of Aging and Human Behavior, 43(1), 35-92.

Brodaty, H., Green, A., & Koschera, A. (2003). Meta-analysis of psychosocial interventions for caregivers of people with dementia. Journal of the American Geriatric Society, 51(5), 657-664.

Brodaty, H., & Gresham, M. (1989). Effect of a training programme to reduce stress in carers of patients with dementia. British Medical journal, 299(6712), 1375-1379.

Brodaty, H., Gresham, M., & Luscombe, G. (1997). The Prince Henry Hospital dementia caregivers training programme. International Journal of Geriatric Psychiatry, 12(2), 183-192.

Brodaty, H., McGilchrist, C., Harris, L., & Peters, K. (1993). Time until institutionalization and death in patients with dementia. Archives of Neurology, 50(6), 643-650.

Brodaty, H., & Peters, K. (1991). Cost effectiveness of a training program for dementia caregivers. International Psychogeriatrics, 3(1), 11-22.

Brown, C., Wang, W., Kellam, S., Muthen, B., Petras, H., Toyinbo, P., et al. (2008). Methods for testing theory and evaluating impact in randomized field trials: Intent-to-treat analyses for integrating the perspectives of person, place, and time. Drug and Alcohol Dependence, 95(6), S74-S104.

Campbell, D., & Stanley, J. (1963). Experimental and quasi-experimental designs for research. Chicago: Rand McNally College Publishing.

Chou, K., Chu, H., Tseng, C., & Lu, R. (2003). The measurement of caregiver burden. Journal of Medical Science, 23(3), 73-82.

Cochran, W. (1968). The effectiveness of adjustment by sub-classification in removing bias in observational studies. Biometrics, 24(2), 205-213.

Cohen, J. (1988). Statistical power analysis for the behavioral sciences. New York: Lawrence Erlbaum.

Cooke, D., McNally, L., Mulligan, K., Harrison, M., & Newman, S. (2001). Psychosocial interventions for caregivers of people with dementia: A systematic review. Aging & Mental Health, 5(2), 120-135.

Coon, D., Gallagher-Thompson, D., & Thompson, L. (Eds.). (2003). Innovative interventions to reduce dementia caregiver distress: A clinical guide. New York: Springer.

Cuzick, J., Edwards, R., & Segnan, N. (1997). Adjusting for non-compliance and contamination in randomized clinical trials. Statistics in Medicine, 16(9), 1017-1029.

Dattalo, P. (2007). Determining sample size: Balancing power, precision, and practicality. Oxford: New York.

DeVellis, R. (2003). Scale development: Theory and applications (2nd ed.). Thousand Oaks: Sage.

Drummond, J., Mohide, E., Tew, M., Streiner, D., Pringle, D., & Gilbert, J. (1991). Economic evaluation of a support program for caregivers of demented elderly. International Journal of Technology Assessment in Health Care, 7(2), 209-219.

Fakhoury, W., McCarthy, M., & Addington-Hall, J. (1996). Determinants of informal caregivers' satisfaction with services for dying cancer patients. Social Science & Medicine, 42(5), 721-731.

Farran, C. (2001). Where have we been? Where are we going? Journal of Gerontological Nursing, 27(7), 38-45.

Fischer, J., & Corcoran, K. (2007). Measures for clinical practice and research. A sourcebook (4th ed., Vol. II). New York: Oxford.

Gallagher-Thompson, D., & Coon, D. (2007). Evidence-based psychological treatments for distress in family caregivers of older adults. Psychology and Aging, 22(1), 37-51.

Gallagher-Thompson, D., Lovett, S., Rose, J., McKibbin, C., Coon, D., Futterman, A., et al. (2000). Impact of psychoeducational interventions on distressed family caregivers. Journal of Clinical Geropsychology, 6(2), 91-110.

Gallo, J. (Ed.). (2006). Handbook of geriatric assessment (4th ed.). Sudbury: Jones and Bartlett Publishers.

Glueckauf, R., & Noel, L. (2001). Telehealth and family caregiving: Developments in research, education, policy, and practice. In R. Toseland, D. Haigler, & D. Monahan (Eds.), Education, training and support for caregivers. New York: Springer.

Hall, G., & Laloudakis, D. (1999). A behavioral approach to Alzheimer' s disease. The progressively lowered stress threshold model. Advance for Nurse Practitioners, 7(7), 39-44.

Harding, R., & Higginson, I. (2003). What is the best way to help caregivers in cancer and palliative care? A systematic literature review of interventions and their effectiveness. Palliative Medicine, 17(1), 63-74.

Hedeker, D. (1995). Longitudinal data analysis. In A workshop, manual, and computer program offered at the JFK School of Government. Harvard University, Cambridge.

Hinrichsen, G., Adelstein, L., & McMeniman, M. (2004). Expressed emotion in family memebers of depressed older adults. Aging & Mental Health, 8(4), 355-363.

Hosmer, J., & Lemeshow, S. (1999). Applied survival analysis: Regression modeling of time to event data. New York: Wiley.

Kane, R., & Kane, R. (2004). Assessing older persons: Measures, meaning, and practical applications. New York: Oxford University Press.

Kaub-Wittemer, D., von Steinbuchel, N., Wasner, M., Laier-Groeneveld, G., & Borasio, G. (2003). Quality of life and psychosocial issues in ventilated patients with amyotrophic lateral sclerosis and their caregivers. Journal of Pain and Symptom Management, 26(4), 890-896.

Kennet, J., Burgio, L., & Schulz, R. (2000). Interventions for in-home caregivers: A review of research 1990 to present. In R. Schulz (Ed.), Handbook on dementia caregiving, evidencebased interventions for family caregivers (pp. 61-125). New York: Springer.

Kleinbaum, D., & Klein, M. (2005). Survival analysis: A self-learning text (2nd ed.). New York: Springer.

Knight, B., Lutzky, S., & Macofsky-Urban, F. (1993). A meta-analytic review of interventions for caregiver distess: Recommendations for future research. The Gerontologist, 33(2), 240-249.

Kraemer, H., & Thiemann, S. (1987). How many subjects? Statistical power analysis in research. Thousand Oaks: Sage.

Kruse, R., Alper, B., Reust, C., Stevermer, J., Shannon, S., & Williams, R. (2002). Intention-to-treat analysis: Who is in? Who is out? Journal of Family Practice, 51(11), 969-971.

Lazarus, R., & Folkman, S. (1984). Stress, appraisal, and coping. New York: Springer.

Loewenthal, K. (2001). An introduction to psychological tests and scales (2nd ed.). Philadelphia: Psychology Press.

Magai, C., Cohen, C., & Gomberg, D. (2002). Impact of training dementia caregivers in sensitivity to nonverbal emotion signals. International Psychogeriatrics, 14(1), 25-38.

McDowell, I., & Newell, C. (1987). Measuring health. Oxford: New York.

Meyers, J., & Gray, L. (2001). The relationships between family primary caregiver characteristics and satisfaction with hospice care, quality of life, and burden. Oncology Nursing Forum, 28(1), 73-82.

Miller, D., & Salkind, N. (2002). Handbook of research design and social measurement (6th ed.). Thousand Oaks: Sage.

Mittleman, M., Ferris, S., Shulman, E., Steinberg, G., & Levin, B. (1996). A family intervention to delay nursing home placement of patients with Alzheimer' s disease. Journal of the American Medical Association, 276(21), 1725-1731.

Mittleman, M., Roth, D., Coon, D., & Haley, W. (2004). Sustained benefit of supportive intervention for depressive symptoms in caregivers of patients with Alzheimer' s disease. American Journal of Psychiatry, 161(5), 850-856.

Molenberghs, G., & Verbeke, G. (2005). Models for discrete longitudinal data. New York: Springer.

Montgomery, R. (2007). The league of experienced family caregivers. Experienced Family Caregivers, 1(3), 1.

Morano, C. (2003). Appraisal and coping? Moderators or mediators of stress in Alzheimer' s disease caregivers? Social Work Research, 27(2), 116-128.

Nomura, H., Inoue, S., Kamimura, N., Shimodera, S., Mino, Y., Gregg, L., Tarrier, N. (2005). A cross-cultural study on expressed emotion in carers of people with dementia and schizophrenia: Japan and England. Social Psychiatry and Psychiatric Epidemiology, 40(7), 564-570.

Oliver, J. (2002). Cognitive appraisal, negative affectivity and psychological well-being. New Zealand Journal of Psychology, 31(1), 2-7.

Peak, T., Toseland, R., & Banks, S. (1995). Impact of a spouse-caregiver support group on care recipient health care costs. Journal of Aging and Health, 7(3), 427-449.

Pinquart, M., & Sorensen, S. (2006). Helping caregivers of persons with dementia: Which interventions work and how large are their effects. International Psychogeriatrics, 18(4), 577-595.

Pusey, H., & Richards, D. (2001). A systematic review of the effectiveness of psychosocial interventions for carers of people with dementia. Aging and Mental Health, 5(2), 107-119.

Ramos, B., Jones, L., & Toseland, R. (2005). Culturally competent social work practice with elderly of color. In D. Lum (Ed.), Social work practice and people of color: A process stage approach (pp. 320-358). Belmont: Brooks Cole.

Richards, K., & Beck, C. (2004). Progressively lowered stress threshold model: Understanding behavioral symptoms of dementia. Journal of the American Geriatrics Society, 52(10), 1774-1775.

Rosenbaum, P., & Rubin, D. (1984). Reducing bias in observational studies using sub-classification on the propensity score. Journal of the American Statistical Association, 79(387), 516-524.

Roy, C. (1980). The Roy adaptational model. In J. P. Riehl & C. Roy (Eds.), Conceptual models for nursing practice (2nd ed.). New York: Appleton-Century-Crofts.

Schulz, R. (Ed.). (2000). Handbook on dementia caregiving: Evidence-based interventions for family caregivers. New York: Springer.

Schulz, R., O' Brien, A., Czaja, S., Ory, M., Norris, R., Martire, L., et al. (2002). Dementia caregiver intervention research: In search of clinical significance. The Gerontologist, 42(5), 589-602.

Selwood, A., Johnston, K., Katona, C., Lyketsos, C., & Livingston, G. (2007). Systematic review of the effect of psychological interventions on family caregivers of people with dementia. Journal of Affective Disorders, 101(1-3), 75-89.

Shadish, W., Cook, T., & Campbell, D. (2002). Experimental and quasi-experimental designs for generalized causal inference. Boston: Houghton-Mifflin.

Singer, J., & Willett, J. (2003). Applied longitudinal data analysis: Modeling change and event occurrence. New York: Oxford University Press.

Smith, T., & Toseland, R. (2006). The evaluation of a telephone caregiver support group intervention. The Gerontologist, 46(5), 620-630.

Smith, T., Toseland, R., Rizzo, V., & Zinoman, M. (2004). Telephone caregiver support groups. Journal of Gerontological Social Work, 44(1/2), 151-172.

Sorensen, S., Pinquart, M., & Duberstein, P. (2002). How effective are interventions with caregivers? An updated meta-analysis. The Gerontologist, 42(3), 356-372.

Stolley, J., Reed, D., & Buckwalter, K. (2002). Caregiving appraisal and interventions based on the progressively lowered stress threshold model. American Journal of Alzheimer' s Disease and Other Dementias, 17(2), 110-120.

Thompson, C., Spilsbury, K., Hall, J., Birks, Y., Barnes, C., & adamson, J. (2007). Systematic review of information and support interventions for caregivers of people with dementia. BMC Geriatrics, 7(18), 1-12.

Thompson, L. (2000). Impact of psychoeducatonal interventions on distressed caregivers. Journal of Clinical Geropsychology, 6(2), 91-110.

Toseland, R. (2004). Caregiver education and support programs: Best practice models. San Francisco: Family Caregiver Alliance.

Toseland, R., McCallion, P., Gerber, T., & Banks, S. (2002). Predictors of health and human services use by persons with dementia and their family caregivers. Social Science & Medicine, 55(7), 1255-1266.

Toseland, R., McCallion, P., Smith, T., & Banks, S. (2004). Supporting caregivers of frail older adults in an HMO setting. American Journal of Orthopsychiatry, 74(3), 349-364.

Toseland, R., Naccarato, T., & Wray, L. (2007). Telephone groups for older persons and family caregivers: Key implementation and process issues. Clinical Gerontologist, 31(1), 59-76.

Toseland, R., & Rivas, R. (2012). An introduction to group work practice (7th ed.). Needham Heights: Allyn & Bacon.

Toseland, R., & Rossiter, C. (1989). Group intervention to support caregivers: A review and analysis. The Gerontologist, 29(4), 438-448.

Toseland, R., & Siporin, M. (1986). When to recommend group treatment: A review of the clinical and the research literature. The International Journal of Group Psychotherapy, 36(2), 171-201.

Toseland, R., Smith, G., & McCallion, P. (2001). Helping family caregivers. In A. Gitterman (Ed.), Handbook of social work practice with vulnerable and resilient populations (2nd ed., pp. 548-581). New York: Columbia University Press.

Toseland, R., & Smith, T. (2006). The impact of a caregiver health education program on health care costs. Research on Social Work Practice, 16(1), 9-19.

Tsai, P. (2003). A middle-range theory of caregiver stress. Nursing Science Quarterly, 16(2), 137-145.

Tsai, P., & Jirovec, M. (2005). The relationships between depression and other outcomes of chronic illness caregiving. BMC Nursing, 4(3), 1-10.

Weinberger, M., Gold, D., Divine, G., Cowper, P., Hodgson, L., Schreiner, P., et al. (1993). Social service interventions for caregivers of patients with dementia: Impact on health care utilization and expenditures. Journal of the American Geriatric Society, 41(2), 153-156.

Wray, L., Shulan, M., Toseland, R., Freeman, K., Vasquez, B., & Gao, J. (2010). The effect of telephone support groups on costs of care for veterans with dementia. The Gerontologist, 50, 623-631.

Yin, T., Zhou, Q., & Bashford, C. (2002). Burden on family members caring for frail elderly: A meta-analysis of interventions. Nursing Research, 51(5-6), 199-208.

제 10 장 | 돌봄제공자 교육 및 지지 프로그램의 현재와 미래

로날드 토슬랜드, 데이비드 헤이글러, 데보라 모나한
(Ronald W. Toseland, David H. Haigler and Deborah J. Monahan)

이 책에서는 돌봄제공자 교육 및 지지 프로그램의 현주소 및 향후 방향을 (1) 전문적인 실천, (2) 교육과 훈련, (3) 연구, (4) 정책과 옹호라는 네 가지 영역에서 살펴보았다. 베이비부머의 연령 및 수명연장에 따라 미국사회는 돌봄제공과 가족돌봄제공자들에 대한 지원을 상당히 중요하게 여겨왔다. 그러나 보건비용의 증가를 억제하기 위한 방안들에 대해서만 격론이 오고갈 뿐, 정작 가장 핵심이 되는 가족의 돌봄제공에 대해서는 아무런 의구심을 품지 않고 있다. 따라서 결론 부분인 마지막 장에서는 가족돌봄제공자 교육 및 지지 집단의 현재 상황을 고찰하고 실천을 향상하기 위한 제언을 제공하고자 한다.

전문적 실천

미국에서는 지난 30년간 가족돌봄제공자를 위한 교육 및 지지 프로그램이 놀랄 만큼 증가해 왔다. 이에 따라 가족돌봄제공자가 이용할 수 있는 지원 프로그램들이 전국의 여러 지역사회와 기관에서 제공되고 있으며, 이 프로그램들은 낮은 연령의 돌봄제공자를 위한 것에서부터 높은 연령의 조부모 돌봄제공자를 위한 것까지 다양하다. 그러나 가장 많은 수의 돌봄제공자 교육 및 지지 집단은 성인자녀와 배우자를 대상으로 하는 프로그램이어서, 어린 연령의 돌봄제공자와 조부모 돌봄제공자를 위한 프로그램이 더 많이 필요한 상황이다.

지금까지 살펴본 바와 같이, 돌봄제공자 지지집단에 대한 연구는 주로 치매환자를 중심으로 한 프로그램에 집중되어 있다. 그러나 이 영역에서 조차 상당한 공백이 존재하는데, 예를 들면, 진단 초기에 이용 가능한 프로그램이나 혹은 초기단계의 치매환자와 그 가족을 위한 지지 프로그램은 부족한 실정이다. 또한 치매가 진행되면서 돌봄제공자가 갖게 되는 단계별 욕구는 변화하는데 반해 이러한 차이를 고려한 차별성 있는 프로그램이 현재로서는 없다. 21세기에는 치매환자가 더욱 증가할 것이 분명하므로 치매환자를 돌보는 돌봄제공자를 위해 단계별 교육 및 지지 프로그램을 제공하는 것이 필요할 것이다.

전문적 실천과 관련한 우리의 첫 번째 제언은 기존의 문헌들이 뇌혈관질환(CVAs나 뇌졸중), 당뇨, 만성 심부전 그리고 만성 폐쇄성 폐질환, 말기 신장 질환과 같은 주요 건강문제를 가진 사람의 돌봄제공자를 위한 프로그램에 대해 충분한 주의를 기울이지 못했다는 점이다. 이 영역과 관련된 돌봄제공자의 욕구에 대해서 아는 바가 거의 없을 뿐 아니라 특정 질환에 초점을 둔 교육 및 지지 프로그램을 운영한다면 과연 돌봄제공자들이 반응을 보일 것인가에 대해서도 알지 못한다. 예를 들어 뇌졸중은 정신적 신체적 능력에 만성적인 영향을 미친다. 이는 다시 말해 치매환자의 돌봄제공자에게 제공되고 있는 것과 유사한 종류의 지원 프로그램이 뇌졸중 환자를 돌보는 돌봄제공자에게도 필요할 것이라는 것을 의미한다. 그러나 이와 반대로, 심부전증과 같은 다른 주요 질환을 가진 사람을 돌보는 돌봄제공자의 욕구는 어쩌면 더 일화적일 수 있으며, 전혀 다른 종류의 교육 및 지지 프로그램을 필요로 할런지도 모른다. 그러므로 21세기가 진전될수록 여러 만성적 질환에 따른 지원 프로그램에 대한 연구가 더 많이 필요하다고 할 수 있다.

또한 성인을 돌보는 나이 어린 돌봄제공자들과 아동이나 청소년을 돌보는 조부모 돌봄제공자와 같은 특정인구집단에 대해서도 더 많은 주의를 기울일 필요가 있다. 140만명의 돌봄제공자가 8~18세라는 것을 밝혀낸 연구가 있기는 하지만 낮은 연령대의 돌봄제공자들을 찾아내거나 서비스를 제공하는 것은 결코 쉽지 않다. 물론 학교와 병원을 통해 찾아낼 수는 있겠지만 그렇다 하더라도 이들을 위한 적절한 서비스를 찾는 것은 결코 쉬운 일이 아니다. 왜냐하면 8세에서 18세 아동들을 포함하는 집단 프로그램은 보편적이지 않을 뿐 아니라, 연령별로 집단을 구성한다해도 해당 연령집단에 속하는 돌봄제공자들이 충분치 않을 것이기 때문이다. 따라서 이런 집단의 돌봄제공자들을 어떻게 찾아내고 어떻게 서비스를 제공할 것인가에 대한 연구가 필요하다. 이에 비해, 조부모 돌봄제공자들은 최근 들어 더욱 많은 관심을 받고 있는 상황이다. 그러나 좀 더 많은 연구가 이들을 위한 서비스, 특히 빈곤에 처한 조부모 돌봄제공자와 도심 거주 및 농어촌 지역 거주 조부모 돌봄제공자들을 위한 서비스에 초점을 맞출 필요가 있다.

이 책 저자들의 두 번째 제언은 소수집단의 돌봄제공자에게 좀 더 많은 관심을 기울여야 한다는 것이다. 미국 인구는 점점 더 다양화되고 있고, 2042년에 이르면 백인계 미국인이 오히려 소수자가 될 것으로 전망된다(U.S. Census Bureau, 2008). 그 뿐 아니라 많은 소수집단의 가족돌봄제공자들이 그렇지 않은 경우보다 접근하기가 훨씬 어려운 상황임을 우리는 알고 있다. 따라서 돌봄제공자의 문화적 규범에 대해 더욱 민감해져야 할 필요가 있다. 어떤 문화집단은 집단적으로 돌봄제공의 문제를 해결하기를 꺼려하는 반면, 어떤 문화집단은 확대가족의 돌봄제공을 통해 그들이 선호하는 바를 실현하려는 경향이 있다. 우리에게는 새로운 전문적 모델이 필요한데, 특히 문화적 선호도나 차이를 이해하기 위한 전문적 모델 뿐 아니라 소수 돌봄제공자들을 찾고 이들이 교육 및 지지 집단에 지속적으로 참여할 수 있게 하기 위한 최선의 실천 모델이 필요하다. 비록 새로운 모델들이 꾸준히 등장하고는 있지만(예, Cox, 이 책 5장; Gallagher-Thompson et al., 2004, 2006; Knight & Sayegh, 2010; Nichols et al., 2004), 이 분야에 대한 더 많은 노력이 요청된다.

소수집단의 돌봄제공자들이 지지적 교육적 서비스를 이용하지 못하도록 가로막는 장애물이 무엇인지를 사정하기 위해 이 책에서는 엔더슨의 행동주의 모델을 기성요인, 조력요인, 욕구요인들로 구분하여 사용하였다. 돌봄제공자의 교육 및 지지 프로그램에 대한 소수집단의 접근성에 장애를 주는 어떤 요인들은 단순히 가장 적합한 프로그램 스폰서를 찾는 것만으로도 해결될 수 있을 것이다. 소수집단 클라이언트가 거의 없는 지역사회의 조직체보다는 소수집단 공동체에 잘 알려져 있으며 그들로부터 신뢰받고 있는 스폰서들인 경우가 오히려 소수집단 돌봄제공자를 모집하고 유지하는 데 유리하다. 마찬가지로, 모집자나 교육 및 지지 프로그램의 진행자가 가진 민족적 인종적 배경이 그 프로그램에 참여하는 돌봄제공자들의 배경과 동일하다면, 모집과정에서부터 참여자들이 보다 편안하게 느낄 것이다. 참여자들과 유사한 배경을 지닌 프로그램 운영진은 교육 및 지지 프로그램에 참여하는 소수집단 돌봄제공자들이 경험하는 장애물을 줄일 수 있을 것이며, 그렇게 함으로써 소수집단 돌봄제공자가 지닌 특별한 욕구를 충족시키는 프로그램을 제공할 수 있을 뿐 아니라 지속적인 참여를 이끌어 낼 수 있을 것이다. 세 번째 제언은 면대면 집단에 참여하는 것을 선호하지 않거나 참여할 수 없는 사람들에게 전략적으로 다가가기 위해서는 첨단기술을 더 많이 사용하라는 것이다. 글루카우프와 노엘(이 책 7장)은 접근하기 어려운 돌봄제공자들을 대상으로 서비스를 제공하는 데 통신기술이 효과적일 수 있다는 것을 보여주었다. 또한 스미스와 토슬랜드(Smith & Toseland, 2006)는 성인자녀 돌봄제공자 중 어떤 사람들은 면대면 만남보다는 통신기기를 이용한 회의를 선호한다는 것을 발견했는데, 이는 그들의 바쁜 일상에 더 적합한 방법이기 때문이다. 최근에는 스카이프(Skype)나 이와 유사한 인터넷 통신 공급자들이 저가로 서비스를 제공하고 있기 때문에 전화회의가 점차 더 저렴한 대안이 되고 있다. 따라서 미래에는 통신기술을 이용한 교육 및 지지 집단이 더 널리 활용될 것으로 보인다. 의료나 간호영역에서는 화사회의도 널리 사용되고 있다. 그러나 문제는 대부분의 시스템이 두 방향의 상호작용만 허용하기 때문에 여러 사람이 다중적인 상호작용을 하는 집단 화상회의는 불가능하다는 것이다. 물론 기술의 진보를 통해 이 역시 가능해 질 수 있을 것이지만 말이다.

교육 및 지지 세미나에 컴퓨터를 사용한 경우도 있는데, 이 방법은 발표자가 전화상으로 발표를 하면서 슬라이드나 다른 디지털화된 컴퓨터 미디어를 이용하는 것이 가능하며, 발표 후에는 전화상으로 돌봄제공자들과 질의응답시간을 가질 수 있다. 또한 실시간 채팅과 게시판을 제공하는 온라인 교육 및 지지 집단도 있다. 물론 고속 인터넷 서비스가 제공되지 않는 지역이라면 이러한 기술도 소용이 없을 것이다. 게다가 노인들의 경우 컴퓨터가 없는 경우도 있고, 컴퓨터를 이용할 생각이 없거나 혹은 있어도 고속 인터넷을 설치할 경제적 여유가 없는 사람들도 있다. 하지만 점차로 노인들이 컴퓨터에 대해 해박해지고, 고속 인터넷 접속이 더욱 쉬워진다면 미래에는 분명 변화가 있을 것이다.

네 번째는 지지 및 교육 프로그램에서 '돌봄제공자'라는 개념에 대해 재검토해야 할 것을 제언한다. 가족치료 프로그램에 대한 연구에서는 이 개념에 대한 검토가 있지만 노년학 문헌에서 이 같은 보고서는 거의 없다. 우리는 프로그램에 참여하는 돌봄제공자들 뿐 아니라 가족의 친구 그리고 소위 '이웃사촌(fictive kin)'이라 부를 수 있는 친지들을 포함한 돌봄의 가족체계에 대해 더 잘 이해할 필요가 있다. 돌봄제공은 가족의 문제이다. 그리고 돌봄제공에는 한 사람 이상의 가족구성원이 관여한다. 그러나 우리의 교육과 지지 프로그램은 여러 명의 돌봄제공자를 상정하지 않으며, 가족돌봄제공자들 간의 갈등도, '이웃사촌'이라 불리는 돌봄제공자와 그 가족의 친구들도 포함하지 않는다. 그러므로 돌봄제공자 교육 및 지지 프로그램을 가족과 친구까지 확대하고, 가족관련 쟁점들을 포함하는 것은 전문적 실천을 향상시키는 길이 될 것이다. 돌봄제공자 지지 및 교육 프로그램에서 가족돌봄제공자들과 그들의 가까운 가족친구들(family friends)을 위해 사용할 수 있는 자원으로는 "쉐어 더 케어(Share the care: 돌봄분담)"와 "랏츠어 헬핑 핸드(Lotsa Helping Hands; 많은 도움의 손길)"라는 프로그램이 있다.

프로그램의 개발과 확산을 위해, 교육자들은 돌봄제공과정의 특정 단계들에 대해 보다 세밀한 관심을 가지는 것이 필요하다. 대부분의 교육 및 지지 프로그램은 돌봄제공의 중간단계에 있는 돌봄제공자들에게 초점을 두고 있다. 그러나 돌봄제공자들이 필요한 서비스를 제때 제공받을 수 있도록 돕고, 좀 더 이른 시기부터 돌봄제공자 지원체계 속에 편입되어 지원을 받을 수 있도록 하기 위해서는 돌봄제공이라는 여정을 이제 막 시작한 돌봄제공자들에게 좀 더 초점을 맞추어야 한다. 그렇게 함으로써 돌봄제공자들이 돌봄제공의 단계를 더 잘 알게 되며, 자신들에게 필요한 서비스와 지역사회자원에 대한 이해를 높일 수 있을 것이다. 우리는 또한 돌봄제공의 후기단계에서 돌봄제공자들이 호스피스나 사별 프로그램을 이용할 수 있게 하거나 어려운 시기의 대처기술을 제공하는 여러 자원을 활용할 수 있도록 해야 한다. 경미한 인지적 손상에 대한 돌봄 파트너의 반응에 초점을 둔 블리즈너와 로베르토(Blieszner & Roberto, 2010)의 연구를 포함한 최근 논문들은 돌봄제공자를 위한 단계별 개입 프로그램의 발달에 박차를 가하는 데 도움이 될 것이다.

교육과 훈련

21세기 교육과 훈련에 대한 첫 번째 제언은 돌봄제공자 교육과 지지 모델의 보급 방법을 개선할 필요가 있다는 것과 모델 활용에 대한 보다 효과적인 지침과 훈련을 제공하는 것이 필요하다는 것이다(아마도 지역 노인센터가 이 과정을 가능케 할 수 있을 것이다). 최근 집단 매뉴얼과 훈련 프로그램들이 개발되었고, 이들 중 서너 개는 가족돌봄제공자연합의 돌봄제공에 대한 전국센터웹사이트www.caregiving.org에 올려져 있다. 돌봄제공자나 전문가들에게 조언이나 지침을 제공하는 다른 웹사이트나 조직들도 많다. 이들 조직과 자원 중 상당수는 연합병원기금(United Hospital Fund)의 웹사이트 www.nextstepincare.org, 로잘린카터케어기빙연구소 웹사이트 www.rosalyncater.org, 그리고 전국돌봄제공연합 웹사이트 www.caregiving.org에서 찾아볼 수 있다. 이와 같은 정보에도 불구하고 돌봄제공자 교육 및 지지 모델 프로그램에 대한 체계적 고찰은 소수에 불과하다. 그 소수가 바로 갤러허-톰슨과 쿤 Gallagher-Thompson & Coons,(2007)이 연구한 돌봄제공자에 대한 근거기반 프로그램에 대한 고찰이지만 여기에는 이 책에서 초점을 두고 있는 심리교육 및 지지 프로그램 외에도 심리치료와 다중요소 개입 프로그램을 포함하고 있다. 기존의 돌봄제공자 교육 및 지지 프로그램과 이용 가능한 훈련 프로그램, 비용, 근거 기반에 관한 최신의 고찰 그리고 진행자 매뉴얼과 참여자 워크북에 대한 접근 방법에 대한 고찰은 진행자나 전문가 둘 다에게 매우 유용할 것이다.

두 번째 제언은 교육 및 지지 프로그램의 집단 진행자에 대한 훈련은 보다 집중적으로 진행되어야 할 필요가 있으며, 최신의 실천과 연구를 바탕으로 업데이트 되어야 하며, 진행자의 교육적 배경과도 관련되어 있어야 한다는 것이다. 이 책에서 매스와 스펙트는 돌봄제공자 지지집단을 어떻게 이끌어 갈 것인가에 대해 전문가들과 준전문가들을 더 많이 훈련시켜야 한다고 언급하였다. 그러나 돌봄제공자 교육 및 지지 프로그램의 리더십과 협력 리더십에 대한 글은 거의 없다. 리더십 기술 외에도 어떻게 도움이 되는 집단역동을 발전시킬 수 있을 것인가에 대한 교육 역시 필요하며, 교육 및 지지 집단이 진행되면서 나타나는 발달단계들을 인식하고 이에 맞게 집단을 이끌어 는 것에 대한 교육도 필요하다. 교육 및 지지집단의 계획단계, 시작단계, 중간단계, 종결단계에서의 기술들이 가장 기본이 되는 것들이다. 그러나 집단지도에 대해서 그리고 프로그램에 참여한 돌봄제공자에게 공식적 비공식적인 진행자 역할을 부여함으로써 그들의 역량을 강화하는 것에 대해서 훈련받은 사람은 거의 없다.

세 번째 제언은 교육 및 지지 프로그램에 대한 가장 효과적인 기본틀에 대한 교육과 훈련 그리고 연구들이 더 많이 필요하다는 것이다. 들리는 바에 따르면, 상당수의 지역사회 지지집단들은 장기간에 걸쳐 매 월 1회 만나는 것으로 알려져 있다. 또한 상호부조와 정보교환을 강조하는 상당히 비구조화된 방식으로 집단이 진행된다. 이와 달리 지금까지 진행된 대부분의 연구들은 6~12주라는 단기간 동안 매주 만나는 형식으로, 상당히 구조화된 집단에 초점을 두었다. 이와 마찬가지로 지역사회 집단은 실제로 개방집단으로 운영되지만 연구에서는 프로그램이 시작된 후에는 신입회원을 받지 않는 폐쇄집단이 대부분이다. 프로그램이 효과적이거나 효과적이지 않은 이유, 지역사회집단의 대다수가 어떤 구체적인 방식으로 진행되는지 그리고 시간제약이 있는 구조화된 집단이 어떻게 하면 지역사회 내에서 잘 실행될 수 있을지에 대해 좀 더 체계적인 정보들이 필요하다.

교육 집단에 대해서는 알려진 게 더 없다. 많은 지역사회조직들이 반나절 혹은 1일간의 워크숍 돌봄제공자에게 제공하고 있지만 이런 워크숍은 거의 평가된 바가 없다. 자리트(Zarit, 2009)의 주장에 따르면, 압도당하고 있는 돌봄제공자에게 정보를 주고 조언을 주는 것만으로는 충분치 않은데, 왜냐하면 그 정보나 조언들은 무시되거나 거부되기 일쑤며, 알려지지 않은 여러 가지 이유들 때문에 돌봄제공자들이 그 조언을 제대로 따르지 않기 때문이다. 그는 돌봄제공자가 자기 가족이나 개인의 복잡한 이슈를 풀기위해 일정 기간 동안 전문가들과 함께 일할 필요가 있다고 제안한다. 따라서 우리는 몇 시간 동안만 또는 하루 동안만 진행되는 교육 세미나와 워크숍에 대해서, 일정 기간 동안 돌봄제공자들이 참여하는 보다 집중적인 개입노력과 비교해서 좀 더 많이 알아야 할 필요가 있다. 노인들을 돌보는 나이 어린 돌봄제공자와 아동이나 청소년을 돌보는 조부모 돌봄제공자와 같은 특정 인구집단에 대해서도 역시 더 많은 관심을 기울여야 한다.

연구

연구 분야와 관련한 우리의 첫 번째 제언은 어떤 문제를 가진 돌봄제공자를 연구대상으로 삼고 있는지를 명확히 하여 그에 맞게 참여자를 선별하라는 것이다. 돌봄제공자 모두가 우울이나 불안 또는 돌봄제공자 부담 때문에 힘들어하는 것은 아니기 때문에 만약 개입을 통해 해결하고자 하는 문제를 지닌 사람을 선별해 내지 못할 경우, 개입 프로그램으로부터 아무런 도움을 받지 못하는 사람들이 생겨나게 된다. 예를 들어 우리가 우울을 극복하도록 돌봄제공자를 돕는 개입 연구를 개발 중이라면, 우리는 연구에 참여하는 사람들이 개입을 통해 완화될 수 있는 우울 증상을 가지고 있거나 혹은 우울 진단을 받은 사람들인가를 분명히 해야 한다. 대부분의 돌봄제공자에 대한 연구는 이와 같은 접근을 취하지 않았기 때문에 참여자 중 많은 사람들이 개입을 통해 도움을 받지 못했고 따라서 개입 효과는 당연히 약할 수밖에 없다.

우리의 두 번째 조언은 돌봄제공자에 대한 개입 연구가 돌봄제공자의 욕구에 맞게 진행되어야 한다는 것이다 (Foster, Layton, Qualis, & Klebe, 2009). 돌봄제공자는 대체로 우울이나 불안과 같은 한 가지 문제만을 가지고 있는 것이 아니다. 그러므로 돌봄제공자가 개입 프로그램 참여를 통해 원하는 바가 무엇인지를 스스로 구체화시키고, 목표성취척도를 사용하여 그 목표를 달성했는지 아닌지를 직접 평가하도록 하는 것이 한 가지 방법이 될 수 있을 것이다(Kiresuk, Smith, & Cardillo, 1994; Marson & Dran, 2010). 이것은 돌봄제공자에게는 그리 중요하게 부각되지 않는 목표("부담감 감소"와 같은)를 연구자들이 개발하게되는 오류를 피할 수 있게 해준다. 예를 들어 치매환자를 돌보고 있는 배우자는 돌봄제공의 부담을 수용하고 사랑하는 이를 돌보는 것이 자신의 의무라고 느낄 수도 있다. 이런 경우 그들이 원하는 것은 주관적인 부담감을 줄이는 것이 아니라 돌봄 받는 사람의 문제행동증상을 줄이는 것을 더 원할지도 모른다. 우리는 교육 및 지지 프로그램의 시작단계에서, 돌봄제공자들에게 그들이 해결하고 싶은 문제가 무엇인지를 질문해야 하며, 특정한 개별 목표에 초점을 둘 수 있도록 프로그램을 통한 개입을 재단해야 한다. 이것은 돌봄제공자의 역량을 강화하기 위한 강점기반운동과도 맥을 같이 하며, 그들이 사랑하는 사람에 대해 그들 자신의 돌봄계획을 선택할 수 있는 자유를 최대한 보장하는 방법이기도 하다 (McClive-Reed &

Toseland, in press). 그리고 가능하다면 언제든 돌봄수혜자와 다른 가족구성원들을 초대하여 서로의 욕구에 관심을 가질 수 있는 기회를 제공하며, 주 돌봄제공자와 돌봄수혜자 그리고 다른 가족구성원들이 적합하면서도 수용 가능한 돌봄계획을 함께 논의할 수 있도록 해야 한다.

세 번째 제언은 개별개입이 집단개입보다 더 효과적이라고 결론짓는 메타분석 연구에 대해 주의할 필요가 있다는 것이다. 집단개입에 관한 문헌을 통해서 우리가 아는 바와 같이, 개인 또는 집단개입이 직접 비교되었을 경우 그 결과에서는 어떤 차이도 나타나지 않으며, 어떤 경우는 오히려 집단개입이 더 나을 수도 있다(Toseland & Rivas, 2012). 메타분석연구는 개별적으로 맞춤화된 개입을 그렇지 않은 집단개입과 비교하기 때문에 우리가 아는 바와 다른 결과가 나타나는 것이다. 우리는 동일한 인구집단에 대하여 같은 개입방법을 사용하였을 때 개별개입이 더 효과적인지 아닌지를 보기 위해 개별연구와 집단연구를 추가할 필요가 있다. 교육적 지지적 집단 프로그램에 대한 대중의 선호가 높다는 것은 개별적 개입에서는 얻을 수 없는 지지망 확대라든가 공유 및 상호지지와 같은 특정 이득을 집단 프로그램이 참여자들에게 제공하고 있다는 것을 의미한다. 따라서 개별적 개입과 집단적 개입 프로그램을 비교할 때 우리는 두 가지 유형의 접근에 대한 결과를 측정하는 것을 조심스럽게 고려해야만 한다. 예를 들어, 집단 교육 및 지지 프로그램은 사회적 지지와 사회적 네트워크를 증가시킬 수 있는 반면, 개별적 프로그램은 특정 기술을 훈련하거나 우울을 다루기에 더 나은 방법일 수 있다. 향후 연구에서는 효율성과 효과성을 개별 프로그램 대 집단적 지지 교육 프로그램으로 구분하여 직접 비교하는 것이 필요할 것이다.

네 번째 제언은 치료적 개입은 그것이 의도하는 산출이 무엇인가에 따라 조심스럽게 재단되어야 할 뿐 아니라 그것이 정해진 방법으로 전달되었다는 것을 확인할 수 있는 충실성 점검이 있어야 한다는 것이다(Zarit

& Femia, 2008). 어떤 경우는 개입 모듈과 원하는 산출 사이의 연결성을 찾기가 어려운데, 연결성이 높을수록 개입의 효과는 더 큰 경향이 있다. 충실성 점검을 통해 치료적 개입이 표준화된 방법으로 전달되고 있다는 것을 분명하게 하는 것이 바로 그 개입이 원하는 결과를 가져오는데 효과적인가 아닌가를 결정하는 필수요소가 된다.

다섯 번째 제언은 보건서비스 활용과 비용에 대한 돌봄제공자 교육 및 지지 프로그램의 효과에 대해 좀 더 많은 연구가 필요하다는 것이다. 이 책 중 토슬랜드(Toseland), 스미스(Smith) 그리고 맥클리브-리드(McClive-Reed)가 쓴 장에서 몇 가지 연구가 언급되긴 했지만 돌봄제공자 지지 및 교육 프로그램의 비용효과성에 대해서는 좀 더 많은 연구가 필요하다. 비용효과성 연구를 통해 이 프로그램의 공헌을 증명할 수 있는 자료가 축적되면 보다 더 성공적인 정책과 옹호를 이끌어 낼 수 있을 것이다. 교육 및 지지 프로그램은 외래환자, 입원환자 또는 시설보호 등을 비교적 쉽게 비교할 수 있기 때문에 요양원 입소를 늦추고, 입원율을 감소시키며, 누구에게 도움을 요청해야 하는지도 모르는 돌봄제공자에 의해 돌봄을 받는 외래환자들이 없어진다는 것을 보여줌으로써 잠재적으로는 장기적인 돌봄비용에 대한 지출을 줄인다.

정책과 옹호

정책과 관련해서는 돌봄제공자들의 특정한 욕구를 판단하는 통일된 하나의 사정 도구가 개발되어야 한다는 것이 우리의 첫 번째 제언이다. 다른 많은 연구자들도 이와 같은 제언을 하고 있다(Feinberg, 2004; Feinberg, Newman, Gray, Kolb, & Fox-Grage, 2004; Feinberg, Wolkwitz & Goldstein, 2006). 통일된 사정은 돌봄제공자 교육 및 지지 프로그램 간의 비교를 가능하게 할 것이다. 비록 하나의 완전한 사정이 어떤 지역사회 프로그램에서는 불가능할 수도 있지만 포괄적이고 통일된 사정 도구 중 일부분만을 사용한다 하더라도 이것은 프로그램 간의 비교를 가능하게 할 것이다.

두 번째는 전국 가족돌봄제공자 지지프로그램과 함께 지역노인센터의 전국시스템을 통한 진입체계의 일원화를 강조해야 한다는 것이다. 진입체계의 일원화는 표준화된 선발과 사정도구의 활용을 촉진시킬 것이다. 물론 진입체계 일원화가 쉽지 않다는 것을 잘 알고 있다. 각 기관들은 자기 기관의 초기접수 절차를 포기하지 않으려고 할 것이고 그러는 동안 의뢰기관들은 일원화된 창구를 통한 접수와 사정 외에도 그들 자신의 사정과 접수 과정을 또 시행할 것이기 때문에 서비스의 중복이 일어날 수 있을 것이다. 따라서 그 출발점으로, 페인버그와 그 동료들(Feinberg et al., 2006)은 보건체계와 고령화 네트워크 간의 보다 폭넓은 협력을 권유하고 있다. 돌봄제공자로 하여금 지역사회내의 교육 및 지지 프로그램에 접근할 수 있도록 도움을 주는 돌봄제공자자원센터(resource centre)와 800명의 구성원들 역시 진입체계의 일원화를 실행하기 위한 첫 단추가 될 수 있을 것이다. 진입체계의 일원화를 어떻게 실행할 것인가에 대해 고려할 때, 서로 다른 투자자들 간의 갈등이 존재하는지 아닌지를 검토하는 것 역시 중요하다. 예를 들어 메디케이드 재가 및 지역기반 면제프로그램 (Home and Community-Based Waiver Programs)과 메디케어 프로그램은 서로 각자가 장기요양의 단일창구가 되어야 한다고 경쟁할 것이며, 이것은 지역노인센터에 의한 진입체계 일원화의 기반을 취약하게 할 것이다. 이와 같은 갈등을 다루고 가장 광범위한 돌봄제공자 집단을 가진 단일 진입체계가 개발될 수 있도록 하기 위해, 범정부적인 과업중심팀을 구성하여 정책적 논의를 해야 한다. 정책적 논의가 진행되는 동안 고령화 네트워크와 지역노인센터가 최선의 단일창구라는 것을 옹호하는 것이 중요한데 이것이 가장 최선의 선택이라 여겨지는 이유는 고령화 네트워크와 지역노인센터는 가족돌봄제공자의 욕구에 대해 가장 잘 알고 있을 뿐 아니라 돌봄제공자와 돌봄수혜자에 대한 광범위한 지역사회 자원에 친숙하기 때문이다.

세 번째로는 좀 더 많은 돌봄제공자들이 교육과 지지 프로그램에 참여할 수 있도록 하기 위해, 1993년의 가족 및 의료 휴가법을 지속적으로 확대하는 것이다. 유급휴가를 제공하고, 공공부문 이외의 근로자들에게까지 법의 적용을 확대하며, 생애 전 과정에 걸쳐 제공한 돌봄에 대하여 급여를 제공하도록 하는 것 등은 아직 이 같은 내용을 갖추지 못한 주(state)에서 택할 수 있는 몇 가지 확대 방안이 될 것이다. 프로그램 확대는 좀 더 많은 돌봄제공자들이 교육 및 지지 프로그램이나 고령화 네트워크에 의해 제공되는 여타의 많은 서비스로부터 이득을 얻을 수 있게 할 것이다. 비단 가족 및 의료 휴가법 만이 아니라 옴스테드 결정(Olmstead Decision)[21)]과 미국장애인법 같은 경우도 주 정부가 이 법안들을 확대하여, 시설입소를 지연시키는 지역사회기반 서비스의 한 부분으로 돌봄제공자 교육과 지지를 포함시키도록 옹호할 수 있을 것이다.

네 번째 제언은 공적 장기요양보험계획을 옹호하거나 또는 공적 장기요양보험 대신 돌봄제공자 교육 및 지지 프로그램에 대해 보험이 적용되는 사적 장기요양보험을 지지하는 것이다. 현재 대부분의 사적 장기요양보험이나 공공-민간 파트너십 보험들은 재가서비스와 재가돌봄에 대한 급여를 제공하고 있다. 그러나 피보험자의 삶에서 가족돌봄제공자가 하는 중요한 역할을 인정하거나, 전체적인 돌봄계획 안에서 어떻게 가족과 다른 돌봄제공자들의 역할을 유지하고 향상시킬 것인가에 대한 인식이 거의 없는 실정이다.

정책 및 옹호와 관련된 마지막 다섯 번째 제언은 21세기에는 돌봄제

21) 정신질환도 미국장애인법에 의해 보호받는 장애로 인정한 것을 말함(역자주).

공자 프로그램의 질 향상을 위해 정책형성자와 임상가 그리고 서비스 이용자들 간의 협력을 증진해야 한다는 것이다. 협력은 보조가 필요한 사람들에게 최상의 돌봄을 제공하고 돌봄제공자의 노력을 유지하기 위한 가장 효과적인 접근이다(Haigler, Mims & Nottingham, 1998). 로잘린카터케어기빙연구소는 전문돌봄제공자와 가족돌봄제공자 그리고 생애 전 과정에서 다양한 질병과 장애를 얻게 된 돌봄수혜자 간의 공통된 기반(common ground)을 추구해왔다(Haigler, Bauer, & Travis, 2004). 이런 접근은 연구자와 임상가들에 의해 관심을 얻게 되었으며, 향후 협력을 위한 중요한 이론적 틀을 제공할 것이다(Roberto & Jarrott, 2008)

결론

돌봄제공자와 그 가족을 지원하는 교육 및 지지 프로그램은 지난 30년 동안 급성장하였다. 그러나 이 같은 발전에도 불구하고 효과성과 효율성에 대한 연구뿐만 아니라 추가적인 서비스에 대한 필요성은 여전히 존재하고 있다(Toseland, McCallion, Gerber, & Banks, 2002; Zarit, 2009). 근거기반 접근을 살펴보면서, 돌봄제공자 교육 및 지지 프로그램에 대해 21세기에 던지게 되는 세 가지 중요한 질문은 가장 효과적인 개입은 무엇인가, 바람직한 산출을 가장 잘 예견하는 요소는 무엇인가, 어떤 사정도구와 개입도구들을 사용해야 할 것인가이다(Rubin, 2008). 비록 미래는 불확실한 것이지만 이 책에서 제언한 것들이 실행되고, 이 질문에 우리가 답하기 시작한다면, 돌봄제공자 교육 및 지지 프로그램의 성과가 향상되는 것을 21세기 동안 우리의 눈으로 확인할 수 있게 될 것이다.

참고문헌

Blieszner, R., & Roberto, K. (2010). Care partner responses to the onset of mild cognitive impairment. Gerontologist, 50(1), 11-22.

Feinberg, L. (2004). The state of the art of caregiver assessment. Generations, 27(4), 24-32.

Feinberg, L., Newman, S., Gray, L., Kolb, K., & Fox-Grage, W. (2004). The state of the states in family caregiver support: A 50-state study. San Francisco: Family Caregiver Alliance.

Feinberg, L., Wolkwitz, K., & Goldstein, C. (2006). Ahead of the curve: Emerging trends and practices in family caregiver support. Washington, DC: AARP Public Policy Institute.

Foster, S., Layton, H., Qualis, S., & Klebe, K. (2009). Tailored caregviver therapy: Consumer response to intervention. Clinical Gerontologist, 32(2), 177-197.

Gallagher-Thompson, D., & Coon, D. (2007). Evidence-based psychological treatments for distress in family caregivers of older adults. Psychology and Aging, 22(1), 37-51.

Gallagher-Thompson, D., Rabinowitz, Y., Tang, P., Tse, C., Kwo, E., Hsu, S., et al. (2006). Recruiting Chinese Americans for dementia caregiver intervention research: suggestions for success. American Journal of Geriatric Psychiatry, 14(8), 676-683.

Gallagher-Thompson, D., Singer, L., Depp, C., Mausbach, B., Cardenas, V., & Coon, D. (2004). Effective recruitment strategies for Latino and Caucasian dementia family caregivers in intervention research. American Journal of Psychiatry, 12(5), 484-490.

Haigler, D. H., Bauer, L., & Travis, S. S. (2004). Finding common ground of family and professional caregiving: The education agenda of the Rosalynn Carter Institute. Educational Gerontology, 30, 95-105.

Haigler, D. H., Mims, K. B., & Nottingham, J. A. (1998). Caring for you, caring for me: Education and support for caregivers. Americus, GA: Georgia Southwestern State University.

Kiresuk, T., Smith, A., & Cardillo, J. (1994). Goal attainment scaling: Applications, theory, and measurement. Hillsdale, NJ: Lawrence Erlbaum.

Knight, B., & Sayegh, P. (2010). Cultural values and caregiving: The updated sociocultural stress and coping model. Journal of Gerontology: Psychological Sciences, 65B(1), 5-13.

Marson, S., & Dran, D. (2010). Goal attainment scaling. Retrieved on 8/10/10 from http://www.marson-and-associates.com/GAS/GAS_index.html.

McClive-Reed & Toseland, R. (submitted) Strengths-based Case Management: Impact on care planning for an In-Home Service Program for frail older adults.

National Alliance for Caregiving in Cooperation with the United Hospital Fund (2005). Young caregivers in the U.S.: Findings from a national survey. Retrieved on 8/10/10 from http://www.uhfnyc.org/assets/358.

Nichols, L., Martindale-Adams, J., Burns, R., Coon, D., Ory, M., Mahoney, D., et al. (2004). Social marketing as a framework for recruitment: Illustration form the REACH study. Journal of Aging and Health, 16(5 suppl), 157S-176S.

Roberto, K. A., & Jarrott, S. E. (2008). Family caregivers of older adults: A life span perspective. Family Relations, 57(1), 100-111.

Rubin, A. (2008). Practitioner's guide to using research for evidence-based practice. Hoboken, NJ: Wiley.

Smith, T., & Toseland, R. (2006). The evaluation of a telephone caregiver support group intervention. The Gerontologist, 46(5), 620-630.

Toseland, R., McCallion, P., Gerber, T., & Banks, S. (2002). Predictors of health and human services use by persons with dementia and their family caregivers. Social Science & Medicine, 55(7), 1255-1266.

Toseland, R., & Rivas, R. (2012). An introduction to group work practice (7th ed.). Boston: Pearson Education.

U.S. Census Bureau (2008). An older and more diverse nation by midcentury. Retrieved on 1/26/11 from http://www.census.gov/newsroom/releases/archives/population/Cb08-123.html.

Zarit, S. (2009). Future directions in family caregiving: Clinical, policy and research initiatives. In S. Qualls & S. Zarit (Eds.), Aging families and caregiving (pp.

311-317). Hoboken, NJ: Wiley.

Zarit, S., & Femia, E. (2008). A future for family care and dementia intervention research? Challenges and strategies. Aging & Mental Health, 12(1), 5-13.

감사의 글

이 책의 한국어 번역본이 출판되기까지 도움을 주신 분들께 이 지면을 빌어 감사의 뜻을 전하고자 한다. 먼저, 돌봄제공자를 지원하는 것이 얼마나 중요하고 보람있는 일인지를 일깨워 주고, RCI-Korea에 무한한 관심과 시시를 보내주신 로잘린 카터 여사님께 깊은 존경과 감사의 마음을 전한다. 또한 한국의 돌봄제공자를 위한 프로그램을 시작해야겠다는 비젼을 가지고 RCI-Korea 설립의 초석을 마련해 주신 조지아 사우스웨스턴 주립대학교의 블랜차드 총장님 내외분과 고려사이버대학교의 김중순 총장님께 깊은 감사를 드린다. 이 분들의 열정과 수고가 없었다면 지금의 RCI-Korea는 탄생할 수 없었을 것이다.

아울러 미국 로잘린 카터 연구소의 책임을 맡고 있는 리사 이슴 박사와 소속 연구원들에게도 감사의 마음을 전한다. 이 분들은 돌봄제공자를 위한 교육과 연구를 함께 해나가는 동료이자 친구로서 역자들의 든든한 지원군이 되어주었다. 또한 역자들이 연구소 업무를 잘 감당할 수 있도록 학부와 학과를 든든히 지켜준 고려사이버대학교의 사회복지학부와 문화미디어예술학부 교수님들께도 감사를 전한다. 마지막으로 문서작업과 원고교정에 도움을 준 연구소 손미영 조교와 출판에 흔쾌히 응해주신 하나의학사 오무근 사장님께 감사드린다.

역자소개

김윤정

연세대 사회복지학과를 졸업하고 영국 바스대학교 사회 및 정책 대학에서 박사학위를 받았다. 현재 고려사이버대 사회복지학과 부교수로 재직 중이며, 삼성복지재단 자문위원, 한국 로잘린기디 게어기빙 연구소(RCI-Korea) 연구위원으로 활동하고 있다. 연구 및 관심 분야는 일과 가정의 양립, 아동 및 노인 돌봄이며, 저서로는 여성복지론, 가족정책론, 알기쉬운 인간행동과 사회환경이 있다. RCI-Korea 설립 초기부터 연구위원으로 활동하면서 돌봄제공자 지원 프로그램 'Caring For You, Caring For Me' 매뉴얼 번역에 참여하였으며, 고려사이버대학교 케어기빙 전문교육과정 개발에 참여해 왔다.

조경진

연세대 사회학과를 졸업하고 미국 시카고대 인류학과에서 박사학위를 받았다. 현재 고려사이버대 문화콘텐츠학과 부교수로 재직 중이며 같은 대학 한국로잘린카터 케어기빙 연구소 연구위원으로 활동하고 있다. 문화인류학 전공자로서 라틴아메리카 지역개발과 발달장애에 대한 의료인류학적인 접근에 대한 논문들을 집필했으며, 현재는 이주여성 돌봄제공자에 대한 연구를 진행 중이다. RCI-Korea연구위원으로 고려사이버대학교 케어기빙 전문과정 개발에 참여하였고, RCI에서 시행한 Caring For You, Caring For Me 돌봄제공자 지지 프로그램 지도자 과정을 수료하였다.

돌봄제공자를 위한 교육 및 지지 프로그램 : 연구·실천·정책

초판인쇄일	2013년 2월 20일
초판발행일	2013년 2월 27일
저 자	Ronald W. Toseland · David H. Haiger Deborah J. Monahan
옮 긴 이	김윤정 · 조경진
펴 낸 이	오 무 근
펴 낸 곳	도서출판 **하나의학사**
출판등록	제300-2011-21호(1988. 4. 1)
주 소	서울시 서대문구 거북골로7-7(홍은동402-11) 하나빌딩 1층
전 화	(02)730-2555, 2556
팩 스	(02)730-2557
이 메 일	hanampc1@naver.com

정가 17,000원

ISBN 978-89-92141-89-5 93510